# 当代五官科诊疗技术

杜珍 等/主编

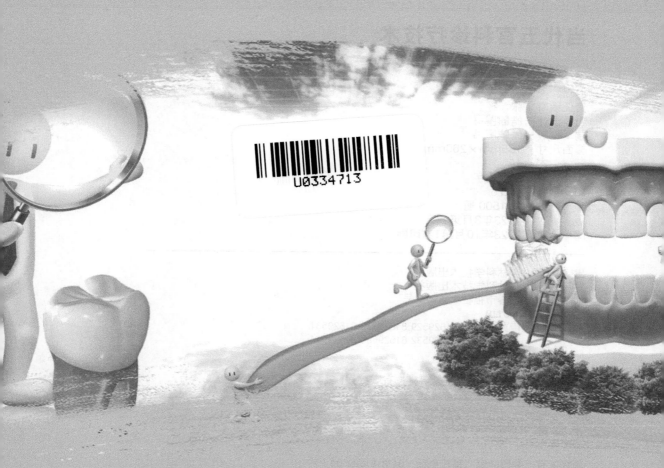

吉林科学技术出版社

图书在版编目（ＣＩＰ）数据

当代五官科诊疗技术 / 杜珍等主编. -- 长春 ：吉林科学技术出版社，2023.3
ISBN 978-7-5744-0284-3

Ⅰ．①当… Ⅱ．①杜… Ⅲ．①五官科学－疾病－诊疗 Ⅳ．①R76

中国国家版本馆 CIP 数据核字 (2023) 第 065311 号

# 当代五官科诊疗技术

主　　编　杜　珍等
出 版 人　宛　霞
责任编辑　张　楠
封面设计　皓麒图书
制　　版　皓麒图书
幅面尺寸　185mm×260mm
开　　本　16
字　　数　310 千字
印　　张　13.25
印　　数　1－1500 册
版　　次　2023年3月第1版
印　　次　2023年10月第1次印刷

出　　版　吉林科学技术出版社
发　　行　吉林科学技术出版社
地　　址　长春市福祉大路5788号
邮　　编　130118
发行部电话/传真　0431-81629529 81629530 81629531
　　　　　　　　　　81629532 81629533 81629534
储运部电话　0431-86059116
编辑部电话　0431-81629518
印　　刷　廊坊市印艺阁数字科技有限公司

书　　号　ISBN 978-7-5744-0284-3
定　　价　90.00元

版权所有　翻印必究　举报电话：0431-81629508

# 编 委 会

主 编　杜　珍（临沂市人民医院）

　　　　钱　涛（聊城市眼科医院）

　　　　郭冉冉（汶上县第二人民医院）

　　　　阎　冬（昌乐县人民医院）

　　　　高艳蕾（昌乐县人民医院）

　　　　昝淑莹（菏泽市牡丹人民医院）

# 目　　录

第一章　眼睑病 ……………………………………………………………… 1
　第一节　眼睑皮肤病 ……………………………………………………… 1
　第二节　睑缘炎 …………………………………………………………… 5
　第三节　眼睑与睫毛位置异常 …………………………………………… 7
　第四节　眼睑遗传性和先天性疾病 ……………………………………… 11
　第五节　眼睑肿瘤 ………………………………………………………… 16
第二章　结膜病 ……………………………………………………………… 21
　第一节　感染性结膜炎 …………………………………………………… 21
　第二节　变态反应性结膜炎 ……………………………………………… 27
　第三节　结膜变性 ………………………………………………………… 32
　第四节　结膜肿瘤 ………………………………………………………… 35
第三章　角膜病 ……………………………………………………………… 39
　第一节　感染性角膜炎 …………………………………………………… 39
　第二节　角膜肿瘤 ………………………………………………………… 48
　第三节　角膜变性与营养不良 …………………………………………… 51
第四章　耳部先天性疾病 …………………………………………………… 59
　第一节　先天性耳前瘘管 ………………………………………………… 59
　第二节　第一腮裂瘘管 …………………………………………………… 60
　第三节　先天性耳畸形 …………………………………………………… 61
第五章　耳聋 ………………………………………………………………… 65
　第一节　先天性耳聋 ……………………………………………………… 65
　第二节　大前庭水管综合征 ……………………………………………… 67
　第三节　传导性聋 ………………………………………………………… 69
　第四节　中毒性聋 ………………………………………………………… 70
　第五节　感染性聋 ………………………………………………………… 71
　第六节　老年性聋 ………………………………………………………… 74
　第七节　噪声性及爆震性听力损失 ……………………………………… 75

第八节 突发性聋 ............................................................ 77
第九节 自身免疫性内耳病 .............................................. 79
第十节 耳聋的治疗 ........................................................ 80

第六章 耳鸣 .................................................................. 88

第七章 鼻部先天性疾病 ................................................ 92
第一节 面部及外鼻畸形 ................................................ 92
第二节 脑膜脑膨出 ........................................................ 93
第三节 先天性鼻孔闭锁 ................................................ 94

第八章 鼻腔炎性疾病 .................................................... 96
第一节 急性鼻炎 ............................................................ 96
第二节 慢性鼻炎 ............................................................ 98
第三节 变应性鼻炎 ........................................................ 100
第四节 血管运动性鼻炎 ................................................ 110
第五节 萎缩性鼻炎 ........................................................ 112

第九章 咽部脓肿 ............................................................ 115
第一节 扁桃体周围脓肿 ................................................ 115
第二节 咽后脓肿 ............................................................ 116
第三节 咽旁脓肿 ............................................................ 118

第十章 咽部及咽旁肿瘤 ................................................ 120
第一节 咽部良性肿瘤 .................................................... 120
第二节 鼻咽癌 ................................................................ 122
第三节 咽旁间隙肿瘤 .................................................... 128
第四节 喉咽恶性肿瘤 .................................................... 129

第十一章 喉部先天性疾病 ............................................ 132
第一节 先天性喉蹼 ........................................................ 132
第二节 先天性喉软化症 ................................................ 133
第三节 先天性喉囊肿 .................................................... 135
第四节 婴幼儿喉喘鸣 .................................................... 136

第十二章 牙周病 ............................................................ 139
第一节 牙龈病 ................................................................ 139
第二节 牙周炎 ................................................................ 145
第三节 牙周炎伴发疾病 ................................................ 151
第四节 牙周病的治疗 .................................................... 158
第五节 牙周与修复学及正畸学的相互关系 .................. 180
第六节 牙周病的预防及种植体周围组织的维护 .......... 192

参考文献 ........................................................................ 204

# 第一章　眼睑病

## 第一节　眼睑皮肤病

### 一、眼睑湿疹

眼睑湿疹又称眼睑湿疹性皮炎,是由于眼睑皮肤接触致敏原引起过敏反应或接触不能耐受的刺激性物质而引起的皮肤炎症。前者多呈急性发病,后者常为慢性经过。眼睑湿疹可以为全身或面部湿疹的一部分,也可以单独出现在眼睑。

【临床表现】

1.有致敏原或刺激性物质接触史。

2.患处奇痒、烧灼感。

3.急性者眼睑突然红肿,继而出现丘疹、水疱、糜烂、结痂、脱屑等。

4.亚急性者表现为眼睑皮肤暗红斑块,伴有结痂、鳞屑、少量丘疹、渗出等。

5.慢性者起病缓慢,眼睑皮肤增厚,表面鳞屑脱落,也可伴有结膜和角膜炎症表现。

6.多见于过敏体质者。

【诊断】

根据致敏原或刺激性物质接触史,患处奇痒及临床表现可以诊断。

【治疗原则】

1.仔细询问病史,寻找接触的致敏原或刺激性物质,去除病因,避免接触外界刺激因素。

2.急性期可应用生理盐水或2%~3%硼酸溶液湿敷,每次30分钟。待炎症控制后改用糖皮质激素软膏、氧化锌油剂或糊剂局部涂用,每日3~4次。

3.全身应用抗组胺药,如口服苯海拉明、阿司咪唑、特非那定等,可减轻局部反应。

4.严重病例可口服或静脉给予糖皮质激素,以便迅速控制症状。

5.如有继发感染应给予敏感的抗菌治疗。

【治疗目标】

1.症状消失。

2.湿疹消退。

## 二、单纯疱疹病毒性睑皮炎

单纯疱疹病毒性睑皮炎是由单纯疱疹病毒感染所引起的眼睑皮肤病变。本病多发生于感冒、高热或身体抵抗力降低时,易复发;也可以并发单纯疱疹病毒性角膜炎。

**【临床表现】**

1.常有感冒发热史。

2.自觉眼睑患处刺痒和烧灼感。

3.病变多发生在下眼睑的三叉神经眶下支分布的范围内。

4.眼睑或睑缘部出现多个或成群的针尖大小、半透明的疱疹,多在 7 日后结痂脱落,通常不留痕迹。

5.鼻翼皮肤以及口唇部也可出现疱疹。

6.严重者耳前淋巴结肿痛。

**【诊断】**

1.根据病史和典型的眼部表现,可以做出诊断。

2.实验室检查,如疱液涂片检查、疱液病毒培养与接种、间接荧光抗体检查、血清抗体测定等,有助于诊断。

**【治疗原则】**

1.保持局部清洁,防止继发感染。

2.结膜囊内滴用抗病毒滴眼液。皮损处涂敷抗病毒眼膏,如3%无环鸟苷眼膏或0.15%更昔洛韦眼用凝胶。

3.支持疗法:多饮水,适当休息。

4.可酌情选用干扰素。

**【治疗目标】**

1.症状消失。

2.眼睑皮损消退。

## 三、带状疱疹病毒性睑皮炎

带状疱疹病毒性睑皮炎是由带状疱疹病毒感染三叉神经半月神经节或三叉神经第一支所致的眼睑皮肤病变。也可在某一次感染后潜伏的病毒在感染或外伤等诱因下再次发病。前者多见于老年人或体弱者,后者多发生于年轻人,容易复发。

**【临床表现】**

1.多有发热、乏力、全身不适的前驱症状。

2.随后病变区出现剧烈的神经痛和皮肤知觉减退或消失。

3.数日后可出现相应部位额部和眼睑皮肤潮红、肿胀,出现成簇的透明小泡,呈带状分布。小泡基底有红晕,疱疹间可见正常皮肤。随之水疱破溃、结痂、色素沉着及皮肤永久性瘢痕。

4.病变常局限于单侧,以颜面正中为分界线。

5.带状疱疹除侵犯眼睑前额皮肤外,常合并角膜炎、虹膜炎等。

6.炎症消退后,皮肤感觉数月后才能恢复。

## 【诊断】

根据病史和典型的眼部表现,可以做出诊断。

## 【治疗原则】

1.适当休息,提高机体抵抗力。

2.必要时给予镇痛剂和镇静剂。

3.疱疹未溃破时,局部无需用药治疗。

4.疱疹破溃无继发感染时,患处可涂敷抗病毒眼膏,如 3% 无环鸟苷眼膏或 0.15% 更昔洛韦眼用凝胶。

5.患处如有继发感染,加用抗菌药物滴眼液湿敷,每日 2～3 次。

6.滴用抗病毒滴眼液,如 0.1% 无环鸟苷滴眼液,防止角膜受累。

7.对重症患者应全身应用抗病毒药物,如无环鸟苷,以及抗菌药物及糖皮质激素。

8.伴有角膜炎、虹膜睫状体炎患者,除抗病毒治疗外,应滴用睫状肌麻痹剂。

9.给予辅助治疗,包括非甾体抗炎药、左旋咪唑及维生素 $B_1$、维生素 $B_{12}$。

## 【治疗目标】

1.尽快解除症状。

2.眼睑皮损消退。

# 四、眼睑脓疱病

眼睑脓疱病是由金黄色葡萄球菌或溶血性链球菌感染所致的眼睑皮肤脓疱病。病变位于真皮内,为广泛的皮肤表层化脓性炎症。

## 【临床表现】

1.眼睑出现鲜红色丘疹及水疱,水疱很快变成黄色脓疱,破溃后形成一层黄色的痂皮,脱落后不留瘢痕。

2.新生儿的脓疱病称为新生儿脓疱病,多发生在颜面并常伴有全身症状。

3.成人眼睑脓疱病常波及眉弓部、面部、头部等。

## 【诊断】

根据临床表现可以诊断。

## 【治疗原则】

1.局部治疗　用 3%～4% 硼酸溶液或 1∶5000 高锰酸钾溶液清洗局部,除去皮痂,涂抗菌眼药膏。

2.全身治疗　选择敏感的抗菌药物进行治疗。较大的脓疱可切开排脓。

## 【治疗目标】

炎症消退。

# 五、眼睑疖

眼睑疖又称毛囊炎,是由葡萄球菌感染所致的眼睑毛囊及毛囊周围的急性或亚急性化脓性炎症。皮肤有轻微擦伤或体质虚弱者容易发生。

## 【临床表现】

1.毛囊口处发炎,其周围逐渐形成硬结。

2.硬结周围皮肤肿胀充血,数日后疖的顶端形成脓栓。

3.脓栓和坏死组织脱落、溃疡形成、结瘢。

4.眼睑患病处局部明显触痛。

5.可伴有全身发热、耳前淋巴结肿大。

## 【诊断】

根据临床表现可以做出诊断。

## 【治疗原则】

1.局部热敷或理疗。大脓点可切开排脓,避免挤压以免感染扩散。局部涂抗菌眼药膏。

2.全身应用抗菌、磺胺药物。

3.给予支持疗法及局部超短波治疗。

## 【治疗目标】

炎症消退。

# 六、眼睑寄生虫感染

眼睑寄生虫感染少见,可通过蚊虫叮咬传播或毛囊蠕螨造成眼睑感染,也可因阴虱侵犯而致眼睑感染。

## 【临床表现】

1.多无自觉症状。但少数患者可有眼睑红肿、奇痒、皮肤丘疹、眦部结膜充血、溃疡或泪道受累等。

2.病程缓慢。

3.镜下可见蠕螨或成虫阴虱。

## 【诊断】

根据临床表现和镜下可见寄生虫,可以诊断。

## 【治疗原则】

1.去除病因,局部清洁。

2.针对感染寄生虫治疗。

**【治疗目标】**

眼睑寄生虫消失。

# 第二节 睑缘炎

睑缘炎是指睑缘皮肤、睫毛毛囊及腺体发生的亚急性或慢性炎症,根据病变形态、位置和病理特点,临床上可分为三种类型,鳞屑性睑缘炎、溃疡性睑缘炎和眦部睑缘炎。

## 一、鳞屑性睑缘炎

睑板腺分泌旺盛,在烟尘、风沙等因素刺激下,过多的分泌物使其开口处发生慢性炎症,而形成鳞屑性睑缘炎。

**【诊断】**

1.临床表现 睑缘部充血、潮红,有许多鳞屑附着在睫毛周围,睑缘表面有点状皮脂渗出,皮脂集于睫毛根部,形成黄色蜡样分泌物,干燥后结痂。去除鳞屑和痂皮后,暴露出充血的睑缘,但无溃疡或脓点。睫毛容易脱落,但可再生。患者自觉眼痒、刺痛和烧灼感。长期的慢性炎症,可使睑缘肥厚、外翻,导致溢泪。

2.辅助检查 患部有时可发现卵圆皮屑芽孢菌,可有助于诊断,做镜检及培养没有固定的病原菌发现,所见者大多为污染杂菌,或真菌,均非真正的病原菌。

3.诊断要点

(1)睑缘干痒、刺痛和异物感。

(2)睑缘充血,有的可有鳞屑或痂皮。眼睑边缘结痂、变红、增厚或见眼睑边缘浓缩的油脂腺分泌物。

(3)结膜充血,眼睑肿胀,黏液样分泌物,浅层点状角膜炎;可有痤疮、酒渣鼻,并可见角膜浸润。

4.鉴别诊断 本病注意与溃疡性眼缘炎、眦部睑缘炎、干燥性睑缘炎、脂溢性睑缘炎、酒渣性睑缘炎等相鉴别。

**【治疗】**

1.3%硼酸溶液或生理盐水清洁局部,用玻璃棒蘸金霉素或四环素眼膏按摩睑缘,除掉鳞屑,有睑板腺分泌过多者,用玻璃棒压眼睑缘,迫使分泌物从睑板腺排泄口溢出,每日1次,睑缘涂1%煌绿酒精,再涂含有抗生素的软膏按摩睑缘20秒,每日3次,愈后可每日1次,至少持续两周,以防复发。1%碳酸氢钠滴眼液,每日3次,以中和脂肪酸。

2.去除诱因,避免刺激因素,有屈光不正、视疲劳、全身慢性疾病等情况时,应予以矫治。注意眼部卫生,锻炼身体,增强抵抗力。

## 二、溃疡性睑缘炎

溃疡性睑缘炎是由葡萄球菌在睑缘感染引起的睑缘性炎症,亦有称之为化脓性睑缘炎。

## 【诊断】

1.临床表现　睑缘充血,痛、痒、烧灼感,皮脂分泌多,睫毛根部可见散在小脓头,干痂覆盖并将睫毛粘成束。去除痂皮后脓液渗出,露出睫毛根端和出血性溃疡,睫毛毛囊因感染而遭破坏,睫毛易脱落,而不宜重生,形成秃睫。炎症后组织破坏,也可导致局部瘢痕,瘢痕收缩使睫毛失去原来的整齐排列,引起睫毛乱生,形成倒睫,摩擦角膜。炎症过久或反复发作者,可引起慢性结膜炎和睑缘肥厚变形,破坏眼睑与眼球间的毛细管作用,从而导致溢泪;同时有泪点肿胀或阻塞等情况,溢泪现象更加严重。下睑皮肤由于泪液浸渍,形成湿疹,也有称湿疹性睑缘炎。湿疹日久皮肤增厚瘢痕收缩致睑外翻。外翻增加溢泪,溢泪促进外翻,结膜及角膜常受牵累,导致长年不愈的慢性角膜炎或反复发作的麦粒肿。

2.辅助检查　细菌培养常可查出金黄色葡萄球菌。药物过敏试验有助于选用敏感的抗菌药物。

3.诊断要点

(1)睑缘充血,眼睑边缘结痂、变红、增厚或见眼睑边缘浓缩的油脂腺分泌物。

(2)结膜充血,眼睑肿胀,有溃疡形成,黏液样分泌物,浅层点状角膜炎;可有痤疮、酒渣鼻,并可见角膜浸润。

4.鉴别诊断　本病注意与鳞屑性睑缘炎、眦部睑缘炎、干燥性睑缘炎、脂溢性睑缘炎、酒渣性睑缘炎等相鉴别。

## 【治疗】

1.去除有关局部和全身的诱发因素。

2.用生理盐水或3%硼酸溶液每日清洗睑缘,除去脓痂,拔出患有毛囊炎的睫毛,引流毛囊中的脓液。滴注抗生素如0.5%新霉素、0.3%庆大霉素、10%磺胺醋酰钠,涂红霉素眼膏并睑缘按摩,每日4次。治疗需持续至炎症完全消退后2～3周,以防复发。

# 三、眦部睑缘炎

眦部睑缘炎主要是莫-阿双杆菌感染所致,多发生于内外侧眦部,故称为眦部睑缘炎。

## 【诊断】

1.临床表现　本病多为双侧发生,主要病变部位为外眦部。患者自觉眼痒、异物感和烧灼感。眦部睑缘及皮肤充血、肿胀、伴有糜烂。表面有鳞屑及痂皮。邻近的结膜常出现慢性炎症。严重者内眦部也可受累,常同时伴有口解火。

2.辅助检查　细胞学检查见莫-阿双杆菌有助于诊断。

3.诊断要点

(1)睑缘充血。

(2)结膜充血,眼睑肿胀,有溃疡形成,黏液样分泌物,浅层点状角膜炎;可有痤疮、酒渣鼻,并可见角膜浸润。

(3)细胞学检查可见莫-阿双杆菌。

4.鉴别诊断　本病注意与鳞屑性睑缘炎、溃疡性睑缘炎、干燥性睑缘炎、脂溢性睑缘炎、酒渣性睑缘炎等相鉴别。

## 【治疗】

1.基本治疗同溃疡睑缘炎。保持个人卫生,清洁眼睑。

2.滴用 0.25%～0.5%硫酸锌滴眼液,每日 3～4 次。此药可抑制莫-阿双杆菌所产生的酶。

3.如有慢性结膜炎,应同时进行治疗。

4.适当服用维生素 B2 或复合维生素 B 可能有所帮助。

# 第三节　眼睑与睫毛位置异常

## 一、倒睫与乱睫

倒睫是指睫毛向后生长,乱睫是指睫毛不规则生长。两者都是导致睫毛触及眼球的不正常状况。凡能引起睑内翻的各种原因,均能造成倒睫,如沙眼、睑缘炎、睑腺炎、睑外伤或睑烧伤等。乱睫也可由先天畸形引起。

### 【临床表现】

1.倒睫多少不一,少的仅 1～2 根,多则全部睫毛受累。

2.常有眼痛、流泪和异物感。

3.睫毛长期摩擦眼球后,导致结膜充血,角膜浅层混浊、血管新生、上皮角化和溃疡。

### 【诊断】

肉眼下检查即可发现倒睫或乱睫。

### 【治疗原则】

1.如仅有 1～2 根倒睫,可用拔睫镊拔除。重新生长时可予再次拔除。

2.较彻底的治疗应采用电解法,破坏倒睫的毛囊,减少睫毛再生机会。

3.如倒睫较多,应予手术矫正,方法与睑内翻矫正术相同。或在手术显微镜下切开倒睫根部,清除毛囊。

### 【治疗目标】

1.睑位矫正,睫毛不触及眼球表面。

2.症状消失。

## 二、睑内翻

睑内翻是指眼睑,特别是睑缘向眼球方向卷曲的位置异常。睑内翻常与倒睫同时存在。睑内翻分为三类。

1.先天性睑内翻多见于婴幼儿,大多由于内眦赘皮、睑缘部轮匝肌过度发育或睑板发育不全所引起。如果婴幼儿较胖,鼻梁发育欠饱满,可引起下睑内翻。

2.痉挛性睑内翻多发生于下睑,常见于老年人,是由于下睑缩肌无力,眶膈和下睑皮肤松弛失去牵制眼睑轮匝肌的收缩作用,以及老年人眶脂肪减少,眼睑后面缺少足够的支撑所致。

3.瘢痕性睑内翻上下睑均可发生。由睑结膜及睑板瘢痕性收缩所致。最主要是由沙眼引起。此外结膜烧伤、结膜天疱疮等疾病之后也可发生。

## 【临床表现】

1.先天性睑内翻常为双侧,痉挛性和瘢痕性睑内翻可为单侧。

2.患眼有畏光、流泪、刺痛、眼睑痉挛等症状。

3.睑板,特别睑缘部向眼球方向卷曲。

4.倒睫摩擦角膜,角膜上皮可脱落,荧光素弥漫性着染。

5.如继发感染,可发展为角膜溃疡。

6.如长期不愈,则角膜有新生血管,并失去透明性,导致视力障碍。

## 【诊断】

根据眼睑改变和倒睫,可以诊断。

## 【治疗原则】

1.先天性睑内翻随年龄增长可自行消失,不必急于手术。如果患儿已5～6岁,睫毛仍然内翻,严重刺激角膜,流泪增多时,可考虑手术治疗,行穹窿部-眼睑皮肤穿线术。

2.痉挛性睑内翻可行肉毒杆菌毒素局部注射。如无效可手术切除多余的松弛皮肤和切断部分眼轮匝肌纤维。如有结膜炎症,应加以控制。

3.瘢痕性睑内翻必须手术治疗,可采用睑板楔形切除术或睑板切断术。

## 【治疗目标】

1.矫正睑内翻和倒睫,手术伤口愈合。

2.症状消失。

# 三、睑外翻

睑外翻指睑缘向外翻转离开眼球,睑结膜常有暴露,常合并睑裂闭合不全睑外翻可分为三类。

1.瘢痕性睑外翻眼睑皮肤面瘢痕性收缩所致。

2.老年性睑外翻仅限于下睑。发生原因为老年人眼轮匝肌功能减弱,眼睑皮肤及外眦韧带较松弛,使睑缘不能紧贴眼球,并因下睑本身重量使之下坠而引起下睑外翻。

3.麻痹性睑外翻仅限于下睑。由于面神经麻痹,眼轮匝肌收缩功能丧失,又因下睑本身重量使之下坠而发生睑外翻。

## 【临床表现】

1.轻者仅睑缘离开眼球,重者则睑缘外翻,部分或全部睑结膜暴露在外,使睑结膜失去泪液的湿润,局部充血,分泌物增加,结膜干燥粗糙,高度肥厚,呈现角化。

2.泪溢。

3.严重睑外翻常有眼睑闭合不全,使角膜失去保护,角膜上皮干燥脱落,导致暴露性角膜炎或溃疡。

**【诊断】**

根据眼睑位置的改变,可以诊断。

**【治疗原则】**

1.瘢痕性睑外翻需手术治疗,游离植皮术是最常用的方法,原则是增加眼睑前层的垂直长度,消除眼睑垂直方向的牵引力。

2.老年性睑外翻可行整形手术,做"Z"形皮瓣矫正,或以"V""Y"改形术。

3.麻痹性睑外翻关键在于治疗面瘫,可涂用眼膏或牵拉眼睑保护角膜和结膜,或做暂时性睑缘缝合。

**【治疗目标】**

1.矫正眼睑位置,手术愈合。

2.眼睑能够闭合。

# 四、眼睑闭合不全

眼睑闭合不全又称兔眼,指上下眼睑不能完全闭合,导致部分眼球暴露的情况。原因:①面神经麻痹后导致眼睑轮匝肌麻痹,使下睑松弛下垂,最为常见。②瘢痕性睑外翻。③其他:为眼眶容积与眼球大小比例失调,如甲状腺病性突眼、先天性青光眼、角巩膜葡萄肿和眼眶肿瘤引起的眼球突出。④全身麻醉或重度昏迷时:可发生暂时的功能性眼睑闭合不全。少数正常人睡眠时睑裂也有一缝隙,但角膜不会暴露,称为生理性兔眼。

**【临床表现】**

1.轻度眼睑闭合不全时,下方球结膜暴露,引起结膜充血、干燥、肥厚和过度角化。

2.重度眼睑闭合不全时,因角膜暴露,表面无泪液湿润而干燥,导致暴露性角膜炎,甚至角膜溃疡。

3.眼睑不能紧贴眼球,泪小点也不能与泪湖密切接触,引起泪溢。

**【诊断】**

根据眼睑的改变和眼球暴露的状况,可以诊断。

**【治疗原则】**

1.首先应针对病因进行治疗。例如瘢痕性睑外翻者应手术矫正;甲状腺病性突眼时可考虑紧急放射治疗垂体及眼眶组织,减轻组织水肿,制止眼球突出。否则可考虑眶减压术。

2.在病因未去除前,应及早采取有效措施保护角膜。轻度患者结膜囊内可涂抗菌眼膏,然后牵引上下睑使之互相靠拢,再用眼垫遮盖。或用"湿房"保护角膜。

3.针刺疗法可能对部分面神经麻痹患者有效。

**【治疗目标】**

眼睑能够闭合。

## 五、上睑下垂

上睑下垂指上睑的提上睑肌和 Muller 平滑肌的功能不全或丧失，导致上睑部分或全部下垂。轻者影响外观。重者部分或全部遮盖瞳孔，则影响视功能。

上睑下垂可分为：①先天性：主要由于动眼神经核或提上睑肌发育不良，为常染色体显性遗传。②获得性：其原因有动眼神经麻痹、提上睑肌损伤、交感神经疾病、重症肌无力及机械性开睑运动障碍，如上睑的炎性肿胀或新生物。

### 【临床表现】

1.先天性上睑下垂常为双侧，但不一定对称。有时为单侧。常伴有眼球上转运动障碍。

2.双眼上睑下垂明显的患者眼睑皮肤平滑、薄且无皱纹。

3.如瞳孔被眼睑遮盖，患者常有额肌紧缩，形成较深的横行皮肤皱纹，牵拉眉毛向上呈弓形凸起，以此提高上睑缘位置；或仰头视物。

4.获得性上睑下垂多有相关病史或伴有其他症状，如动眼神经麻痹可能伴有其他眼外肌麻痹；提上睑肌损伤有外伤史；交感神经损害有 Horner 综合征；重症肌无力所致上睑下垂具有晨轻夜重的特点，注射新斯的明后明显减轻。

### 【诊断】

根据病史和临床表现可诊断。

### 【治疗原则】

1.先天性上睑下垂以手术治疗为主。如果遮盖瞳孔，为避免弱视应尽早手术，尤其是单眼患儿。

2.获得性上睑下垂因神经系统疾病或其他眼部或全身性疾病所致的上睑下垂应先进行病因治疗或药物治疗，如无效时再考虑手术治疗。较为合乎生理和美容要求的手术方式为提上睑肌缩短术。

### 【治疗目标】

上睑下垂的状态得到改善或矫正。

## 六、睑球粘连

睑球粘连指眼睑与球结膜、角膜的黏着状态。凡是能在睑结膜面和球结膜形成创面的病变，如酸碱烧伤、热烧伤、重度沙眼、Stevens- Johnson 综合征、结膜天疱疮及结膜手术等，都可导致睑球粘连。

### 【临床表现】

1.严重睑球粘连可使眼球运动受限，产生复视，也可形成睑内翻或眦角畸形。如累及角膜，可导致视力障碍。

2.根据粘连范围，可分为部分睑球粘连，仅为索条状瘢痕造成的睑球粘连；广泛睑球粘连，常使睑球结膜全部破坏，穹窿部消失，眼睑大面积与角膜黏着；全睑球粘连，为上睑或下睑完全与眼球粘连,睑缘完全丧失,甚至眼睑部分缺损。

## 【诊断】

根据睑球结膜和眼睑的改变,可以诊断。

## 【治疗原则】

1.手术治疗原则是分开粘连,切除瘢痕,在两个新分离的创面上,各自植上一层健康上皮组织,如羊膜、球结膜或口唇黏膜,使其不再黏着。

2.决定手术前,应根据患者年龄、眼部情况和全身情况进行综合分析,了解患者的要求。

## 【治疗目标】

睑球粘连的状态得到改善或矫正。

# 第四节　眼睑遗传性和先天性疾病

## 一、双行睫

双行睫为睫毛发育异常。通常在正常睫毛后方,相当于睑板腺开口处另长出一排睫毛。大多数双行睫是先天性的,有时也会出现在 Steven-Johnson 综合征、眼睑类天疱疮、严重外伤后,有作者认为属于异型发育,Begle(1912)及 Szily(1923)认为是远祖遗传征象之一。此种现象常在动物中发生。

## 【病因】

为显性遗传。有学者报告母子女三人均有双行睫,并且也报告一家四代人中有 6 例患双行睫。近来研究显示,双行睫与 FOXC2 基因突变有关。

## 【临床表现】

在正常睫毛后方睑板腺开口处另长出一行睫毛,数目少者 3～5 根,多者 20 余根。可见于双眼上下眼睑,也有只发生于双眼下睑或单眼者。此副睫毛细软短小,色素少,亦有与正常睫毛相同者。睫毛直立或向内倾斜,常引起角膜刺激症状。因副睫毛较细软,角膜上皮长期受刺激已能适应,所以有的儿童直到 5～6 岁因外观上有轻度"红眼"症状,才引起家长的重视。裂隙灯检查时角膜下半部可被荧光素染色。

## 【病理】

发现本病的睑板腺缺如,该处被睫毛囊所代替。

## 【本症合并的其他先天异常】

眼部异常可见畏光、外斜视、上睑下垂、先天性睑内翻、先天性白内障等。全身异常包括肢体淋巴水肿、心脏结构缺如、腭裂、硬膜外囊肿等。

## 【治疗】

如副睫毛少可行电解术。有学者曾对 7 例(14 眼)患者行毛囊摘除术,系将毛囊随同副睫毛一并摘除,远期效果符合眼睑生理的功能与外观。也有学者报告一种手术方式,即将睑缘劈开,暴露双行睫睫毛之毛囊,再逐个摘除,其认为符合生理和美容要求。

## 二、眼睑缺损

先天性眼睑缺损为较少见的先天性眼睑全层结构缺损畸形,文献报告中女多于男。多单眼受累,也可累及双眼,但双眼眼睑缺损程度往往不同,多见于上睑缺损,偶见于下睑及上下睑同时受累者。缺损部位以中央偏内侧为多,其缺损形状多为三角形,范围可从小切迹状至大于1/2眼睑的缺损。

### 【病因】

其发病原因不明,可能为多种原因导致的胚胎发育期内角膜上下方的外胚叶组织发育不全所致;亦可能为遗传性疾病,患儿可伴有染色体异常。

### 【临床表现】

本病可单侧或双侧发病,女性多见,缺损的大小和形状各异,轻者仅为睑缘部分缺损,较大者累及整个眼睑的全层组织。多数眼睑缺损的部位为中央偏内侧,形状为三角形,基底在睑缘。也有呈梯形或横椭圆形者。当上下睑同时受累时,缺损多位于上睑内侧和下睑外侧。一般情况下,缺损部位的结膜和皮肤形成较光滑、圆钝的边缘,但亦有缺损边缘与球结膜或角膜形成条带状黏连,严重者影响眼球运动。

### 【本症合并的其他先天异常】

1.眼部合并畸形　多数患儿伴有眉畸形,包括眉毛位置异常、眉毛缺失等。大部分患儿伴有不同程度的睑球黏连,眼睑缺损部皮肤呈条索状向角膜移行。可伴有角膜皮样肿及角膜混浊等,合并先天性小角膜、小眼球及虹膜脉络膜缺损等。也可伴有泪小点缺如或闭锁。

2.全身合并畸形　可合并兔唇,头部及耳鼻畸形,如杯状耳畸形、智力发育延迟等。

### 【治疗】

主要为手术整形。有所争议的是手术时机的选择,大多数学者主张早期手术,以防止角膜损害,手术可提早在1～3个月内施行,但有人认为由于患儿视功能发育不完善,过早手术可能会因手术而诱发弱视,所以在家长完全配合及医生密切观察下,手术可推迟至患儿2岁左右再施行。

## 三、先天性内眦赘皮

内眦赘皮是发生在内眦部垂直方向的一片半月形皮肤皱襞,一般多由上睑向下睑发生,少数由下睑向上睑发生。

内眦赘皮遮挡内眦角和部分泪阜结膜,显示双眼内眦间距离加宽,影响眼及容貌美观,甚至误诊为内斜视。正常人两侧内眦间距男性为33.55mm,女性为32.84mm,平均为33.99mm。估计内眦间距是否加宽,比较简单的方法是内眦间距恰好等于1/2瞳孔间距。

内眦赘皮在不同种族的发生率是不同的。白种人群中只有2%～5%长期存在内眦赘皮,而亚洲人种较多见。我国 10 岁以下儿童 79.5％有内眦赘皮,随着鼻骨逐渐发育,内眦赘皮逐渐减轻,至青春期内眦赘皮的发生率男性为 3.3％,女性为 2.6％。因此,没有特殊情况,10 岁以前不建议行内眦赘皮矫正。

【分类】

内眦赘皮可分为先天性和后天性,临床上以先天性内眦赘皮为多见。先天性内眦赘皮一般为双侧性。若伴有睑裂狭小、上睑下垂、内眦间距增宽等先天异常,则称为睑裂狭小综合征。先天性内眦赘皮按部位可分为:

1.眉型内眦赘皮　由眉部开始向下止于内眦部皮肤。

2.睑型内眦赘皮　起自上睑,向下延伸经内眦部止于下睑,有时与鼻颊皱襞相连。

3.睑板型内眦赘皮　起自上睑皱襞,止于内眦部,中国人以此型为多见。

4.倒向型内眦赘皮　起自下睑皮肤,向上延伸经内眦角止于上睑。

后天性内眦赘皮多因外伤、烧伤或感染所致的瘢痕引起,多为单侧,常合并有眦角移位、泪道系统异常、内眦韧带断裂等。

【病因】

内眦赘皮的病因过去认为是由于内眦部皮肤过多,形成了水平皮肤过剩,内眦部轮匝肌异常等,因此采用切除赘皮的手术方法,但效果并不理想。

目前认为内眦赘皮是由于内眦部垂直方向的皮肤缩短和张力过大所致,故治疗原则以加大垂直方向皮肤长度,缓解垂直向张力为主。

【治疗】

单纯的轻度内眦赘皮,无临床症状,亦不影响外观者,无需治疗。成年人行双重睑术,若同时处理内眦赘皮,应特别注意内眦部术后产生的瘢痕。

大多数婴幼儿和儿童的内眦赘皮,随着年龄的增长、鼻骨及面部的发育,内眦赘皮逐渐减轻甚至消失。因此不宜过早进行手术,一般需待 10 岁以后。伴有下睑内侧睫毛受压内翻,损伤角膜,可应用抗生素眼药水及眼膏预防感染,用胶带向下牵引下睑。合并上睑下垂、小睑裂者,则不会自行消失,多主张早期手术。一般建议 4～6 岁后、学龄前手术。若症状严重,遮挡视轴,在麻醉安全的前提下可在 2 岁左右手术。

手术方法:

治疗内眦赘皮的最终目的是缓解垂直向张力。内眦赘皮矫正手术的基础是"Z"成形和"Y-V"成形,临床上使用的各种手术方法均是在此基础上补充设计,以增强手术效果。

## 四、小睑裂综合征

小睑裂综合征又称睑裂狭小综合征,是一组以独特的眼睑异常为特征的先天性疾病。小睑裂综合征可以散发,也可以由常染色体显性遗传引起,其典型特征包括睑裂狭小(睑裂横径及高度均狭小)、上睑下垂、内眦间距增宽及倒向型内眦赘皮,又称 Komoto 四联征。可伴有下眶缘发育不全和下睑外翻。

## 【病因】

近十几年来,借助于分子遗传学的方法,研究者对睑裂狭小综合征的发病机制进行了广泛而深入的研究。最近的研究进一步将睑裂狭小综合征的致病基因范围缩小到位于 3q22-23 区域的 FOXL2、RBP1、C30rf5、BPESC1 等几个蛋白的编码基因上,尤其是 FOXL2。FOXL2 的作用在于通过调节转移生长因子 β(TGF-β)的信号传导途径来促进睑发育和卵巢功能。FOXL2 编码基因的突变造成 FOXL2 组成氨基酸的减少或增加,破坏了其正常生物学功能的发挥,从而引起眼睑畸形等发育异常的产生。另外,鉴于睑裂狭小综合征常伴发其他诸多的发育异常,有学者推测它也可能是一种相邻基因综合征。

## 【治疗】

小睑裂综合征以手术治疗为主,包括内、外眦角成形术、上睑下垂的矫正以及下睑外翻的矫正等。一般主张分两期手术,先行内眦成形术(包括内眦赘皮矫正术、内眦韧带缩短术)和外眦开大成形术,待半年后再行上睑下垂矫正术。

# 五、先天性睑缘黏连综合征

先天性睑缘黏连综合征首次由 Von Ammon 在 1841 年报道,为眼睑部分融合引起的睑裂水平横径缩短的病例。睑缘融合经常发生在外眦角,给人以外斜视的错觉(假性外斜视)。偶尔也可发生内眦的睑缘黏连,产生"假性内斜视"。先天性睑缘黏连还可伴随其他异常,如无眼畸形、小眼球畸形、眼结核等。

发病机制认为由于发育迟缓所致内外眦畸形。有些病例表现出遗传特性,通常占主导地位,但散发病例也有。

治疗方法为切开融合的睑缘,使结膜和皮肤恢复正常的解剖结构。

# 六、隐眼综合征

报道了隐眼综合征,描述了非常罕见的症状,睑裂皱褶未形成(由于中胚层和外胚层分化不全引起),睑裂消失。该综合征分为 3 个亚型:①典型的或完全隐眼综合征:眼睑完全消失,前额部皮肤光滑地通过正常人的睑裂位置至面颊,将其下的眼球完全覆盖并与之紧密黏连,眉毛和睫毛均缺失;②部分(不完全)隐眼综合征:内侧眼睑消失,被前额部延伸下来的皮肤取代,外侧眼睑正常;③先天性(早产儿)。

睑球黏连:上睑与眼球上半部融合,角膜表面覆盖多层角化扁平上皮,上睑凹陷消失,导致继发性干眼症。

## 【病因】

这种疾病一般对称发生,不对称发病也有报道。该病为常染色体显性遗传。

## 【临床表现】

小眼球、前房狭窄或消失,小梁网和 schlemm 管缺失、晶状体半脱位、虹膜与晶状体缺失或与角膜内皮黏连、睫状体萎缩、脉络膜缺损或上腔消失、皮样囊肿、眉毛部分或全部缺失、毛囊消失、泪腺或副泪腺缺乏。由于这些症状的出现,视功能预后极差。暴露于强光下可因眼轮匝肌收缩而产生反射性皮肤皱褶。结膜囊部分或全部消失、发育不全或钙化。多数患者尚伴有其他畸形:无眼球、皮样囊肿、腭裂、兔唇、耳鼻畸形、喉闭锁、脑膜膨出、生殖系统畸形、腹疝、声嘶和手指、足趾畸形。

**【病理学检查】**

这类患者的角膜出现皮肤样化生,眼轮匝肌和提上睑肌结构存在,睑板和结膜发育不全或消失。

**【治疗】**

重点在于眼睑功能和美容上的重建。婴儿期就应手术形成部分睑裂,应用软骨、黏膜等组织进行眼睑重建,可改善外观,挽救潜在的或已形成的视力。在分离睑裂时,应保护其下的眼球避免损伤。开口应在眼睑融合处。如果这个界限不清楚,应沿着下眶缘和内外侧眶缘交界处的水平连线上。

# 七、宽睑综合征

宽睑综合征是一种先天性疾病,表现为眼睑水平宽度的匀称增大,但不包括由先天性青光眼,葡萄肿或眼球突出引起的睑裂宽度增大。此类疾病虽然罕见,但眼科文献也有病例报道。Desmarrers 在 1854 年首次报道,描述了一种反常的双侧对称的睑裂长度对患有宽睑综合征的父女施行了手术,Shannon 和 Flanagan 描述了在同一家族中数位轻度患者。

**【临床表现】**

大多数患者具有延长的睑缘,缩短的眼睑皮肤和向外下移位的外眦角。以眼球和眼眶作为参照,睑缘的增大特别明显。明显的睑外翻,眼球和外眦角之间出现空缺。眼睑闭合时睑缘外翻更加明显。通常情况下病变累及双侧上、下眼睑,但也有报道仅上睑、下睑或单条眼睑受累。有报道认为症状轻的患者,随着身体发育,病变逐渐变得不明显。

**【病因学】**

宽睑综合征的发病机制还不明确。遗传学的研究至今尚未明确该病是常染色体遗传或伴性遗传,也有学者认为它属于 Down's 综合征的一个临床表现。许多理论曾经被提出:异常的皮肤张力,颈阔肌的牵引和眼睑缺陷性分离导致局部的外眦错位和异常的睑裂增宽。眼轮匝肌先天性发育不全或缺损可以解释这个综合征的许多现象。另外,眼睑皮肤的水平向缩短导致皮肤与睑缘连接处的缺损,是引起睑裂畸形的主要原因。

**【手术矫正】**

1.对于轻度的宽睑综合征,仅做外侧睑缘融合术就可以充分矫正。如果外眦向下或外侧移位非常明显,就有必要做外眦成形术来矫正畸形。

2.如果同时有眼睑皮肤缺损引起的继发性眼睑闭合不全,耳后皮片游离移植可以增加眼睑前层的长度。

3.如果患者以下睑畸形为主,应首先矫正下睑畸形。如果没有暴露性角膜炎,上睑畸形矫正待术后 6 个月进行,可以进行皮肤移植联合外眦成形术。

4.对于严重畸形的患者,重建手术可分阶段进行。首先进行游离睑板移植和外眦成形术重建外眦角,接着耳后游离皮片移植可以延长眼睑前层的垂直长度。

# 第五节　眼睑肿瘤

## 一、眼睑色素痣

眼睑色素痣属常见良性肿瘤,可与身体其他部位色素痣并存。色素痣境界清楚,是先天性扁平或隆起的病变,由痣细胞构成。可在幼年即有色素,或直到青春期或成人时才有色素。

### 【临床表现】

1.以睑缘多见,开始时肿物小,色素少,边界清楚,类似于乳头状瘤。

2.青春期逐渐长大,色素增加,以后静止。

3.位于表皮和真皮交界处的交界痣,有少数会发生恶变。

4.根据组织学,色素痣可分为以下几种。

(1)交界痣:一般为扁平状,呈均匀的棕色,痣细胞位于表皮和真皮交界处。有低度恶变趋势。

(2)皮内痣:最常见,一般为隆起状,有时为乳头瘤状。色素很少,如有则为棕色至黑色。痣细胞完全在真皮内,可能无恶性趋势。

(3)复合痣:常为棕色,由前两型成分结合在一起。有低度恶性趋势。

(4)蓝痣:一般呈扁平状,几乎出生时就有色素,呈蓝色或石板灰色。无恶性趋势。

(5)先天性眼皮肤黑色素细胞增多症:又称太田痣,是围绕眼眶、眼睑和眉部皮肤的一种蓝痣。好发于东方人和黑人,无恶性趋势。如发生于白人,则有恶性趋势。

### 【诊断】

根据睑缘或眼睑带有色素的小肿物,可以诊断。

### 【治疗原则】

1.一般不需治疗。

2.为美容可局部切除,但必须完整和彻底地切除。

3.色素痣出现迅速增大、变黑及破溃出血等恶变迹象时,应立即彻底切除,并进行病理学检查。

### 【治疗目标】

观察或彻底切除。

## 二、睑黄色瘤

睑黄色瘤是很常见的眼睑良性肿物,多发生于中、老年人中,女性多于男性。部分患者合并遗传性高脂血症、糖尿病,但多数患者的血脂是正常的。

**【临床表现】**

1.病变位于上睑近内眦角皮肤面,有时下睑也有。常为双侧。

2.为黄色扁平状肿物,表面有皱褶。

3.病理检查可见眼睑真皮内有含脂细胞聚集。

**【诊断】**

根据上睑内眦上方黄色扁平状肿物,可以诊断。

**【治疗原则】**

1.为美容,可进行全厚皮肤和肿物切除,如果切除范围大,应植皮。

2.冷冻治疗,但有复发可能。

3.激光光凝治疗,也有复发倾向。

**【治疗目标】**

观察或肿物切除。

## 三、眼睑皮样囊肿

眼睑皮样囊肿为比较常见的眼睑良性肿瘤,因先天性发育异常引起。

**【临床表现】**

1.为发生于眼睑及内外眦部的囊样肿块。多发于眼睑颞上方,临近眶缘处。

2.为圆形囊状隆起,大小不一,质软。

3.部分病例伴有眶缘缺损,甚或与颅内相通。

4.一般不与周围组织粘连,但可与骨膜黏附在一起。

5.囊肿缓慢生长,少数自行破裂,导致炎症和肉芽肿形成。

**【诊断】**

1.根据自幼发生于眼睑的囊性肿物,可以诊断。

2.病理学检查可显示囊壁有皮脂腺,囊腔内有角蛋白和毛发,有助于诊断。

**【治疗原则】**

1.肿物较小时应随诊观察。

2.手术切除。术中应注意囊肿与颅内的关系,避免发生意外。

**【治疗目标】**

观察或切除。

## 四、眼睑基底细胞癌

眼睑基底细胞癌为我国最常见的眼睑恶性肿瘤,多见于中老年人。

**【临床表现】**

1.好发于下睑内眦部。

2.初起时为小结节,表面可见小的毛细血管扩张。

3.富含色素。

4.隆起较高,质地坚硬。生长缓慢,患者无疼痛感。

5.病程稍久肿瘤中央部出现溃疡,其边缘潜行,形状如火山口,并逐渐向周围组织侵蚀,引起广泛破坏。

6.罕有转移。如发生转移,最常转移至肺、骨、淋巴结、肝、脾和肾上腺。

**【诊断】**

1.根据老年人眼睑无痛性结节,可以诊断。

2.病理学检查有助于确诊。

**【治疗原则】**

1.此肿瘤对放射治疗敏感,因此应早期切除后再行放射治疗。

2.肿瘤应彻底切除,手术切除范围应足够大,最好应用冰冻切片监查切除标本的边缘。晚期病例可能需行眶内容剜出术。

3.冷冻治疗对于有凝血功能障碍者或患者不同意或全身情况不允许手术,肿瘤位于内眦部时,可行冷冻治疗。

**【治疗目标】**

肿物消失,无残余。术后 5 年内无复发。

# 五、眼睑鳞状细胞癌

本病是发生眼睑的恶性眼睑肿物,发病率低于基底细胞癌。好发于老年人,常见于睑缘皮肤与结膜交界处,上睑及外眦部易受累。鳞状细胞癌可以自发,或可发生于原先存在的病变,如上皮内癌、光射性角化病和放疗后。

**【临床表现】**

1.眼睑无痛性结节,生长缓慢。

2.开始是过度角化的结节,以后出现溃疡。溃疡有一外翻的不规则边缘,坚实隆起。

3.肿瘤可渐向邻近组织蔓延,后期可通过淋巴系统转移,最后破坏眼球。

4.全身转移少见。患者可因颅内蔓延、继发感染、贫血、衰竭、恶病质而死亡。

**【诊断】**

1.根据老年患者、眼睑出现结节、并有溃疡等特点,可以诊断。

2.病理学检查有助于确诊。

**【治疗原则】**

1.广泛局部切除。

2.发现有眶内侵犯时应行眶内容剜出术,但是预后差。

3.放疗不敏感。

**【治疗目标】**

肿物消失,无残余。术后5年内无复发。

## 六、眼睑皮脂腺癌

本病占我国眼睑恶性肿瘤的第二位。多发于中老年妇女,好发于上睑。最常见起源于睑板腺和睫毛的皮脂腺。

**【临床表现】**

1.如起源于睑板腺,肿瘤初起时为眼睑皮下小结节,与睑板腺囊肿相似。以后逐渐增大,睑板弥漫性斑块状增厚。相应的睑结膜呈黄色隆起。

2.如起自皮脂腺,则在睑缘呈黄色小结节。

3.表面皮肤正常。当肿块逐渐增大后,可形成溃疡或呈菜花状。

4.可向眶内扩展,侵入淋巴管,并发生肝、肺、纵隔等全身转移。

**【诊断】**

1.根据中老年人睑缘类似睑板腺囊肿的硬结或睑板腺囊肿手术后多次复发的病变,以诊断。

2.组织病理学检查有助于确诊。

**【治疗原则】**

1.彻底切除肿瘤,进行病理检查,确定边缘有无肿瘤。

2.对放疗和化疗均不敏感。

**【治疗目标】**

肿物消失,无残余。术后5年内无复发。

## 七、眼睑恶性黑色素瘤

本病发病率低,但恶性程度高,来源于原先存在的交界痣、复合痣,也可自行发生。分为四型:①恶性小痣黑色素瘤;②表浅扩散性黑色素瘤;③结节性黑色素瘤;④起自痣的黑色素瘤。

**【临床表现】**

1.恶性小痣黑色素瘤

(1)恶性小痣是恶性黑色素瘤的前质病变,为扁平斑状改变,边界不规则,有不同程度的色素沉着。

(2)主要发生于老年人的曝晒区。可向周边蔓延,为水平生长期。

(3)当发生向真皮侵犯时为垂直生长期,病变隆起,形成深棕色至黑色结节。

2.表浅扩散性黑色素瘤

(1)多见于中年人,病变较小。

(2)典型病变为表现扩散的色素斑,颜色不等,以后发展为结节。

3.结节性黑色素瘤

(1)多见于中年人,男多于女。

(2)为蓝黑色带蒂的小结节。

(3)此类型恶性程度高,预后差。

4.起自痣的黑色素瘤　由色素痣暗示恶性变的预兆性体征如下。

(1)颜色改变,特别变为红、白、蓝色调,或突然变深变暗。

(2)大小改变。

(3)表面特征的改变,如结痂、渗出、出血或溃疡。

(4)质地改变,如变软变脆。

(5)出现痛、痒或压痛的感觉。

(6)形状改变,如原先扁平病变迅速隆起。

(7)周围皮肤改变,如出现红、肿或卫星病变。

## 【诊断】

1.依靠临床表现可做出诊断。

2.组织病理学检查有助于确诊。

## 【治疗原则】

手术彻底切除肿瘤。

## 【治疗目标】

肿物消失,无残余。术后5年内无复发。

# 第二章　结膜病

## 第一节　感染性结膜炎

### 一、细菌性结膜炎

#### （一）急性细菌性结膜炎

**【概述】**

本病为门诊以眼红为主诉的最常见原因之一，最常见的细菌为表皮葡萄球菌、金黄色葡萄球菌，其次为溶血性链球菌、肺炎链球菌、流感嗜血杆菌等，可自愈。

**【症状】**

眼红、异物感、分泌物。

**【体征】**

黄白色脓性分泌物、结膜乳头及水肿，通常不侵犯角膜。

**【辅助诊断】**

实验室诊断：结膜涂片做革兰染色，结膜囊细菌培养及药物敏感试验可帮助诊断及指导治疗。

**【鉴别诊断】**

急性病毒性结膜炎：分泌物为水样，结膜滤泡，多有耳前淋巴结肿大。

**【治疗】**

1. 症状　重者，可冷敷，分泌物多者，用生理盐水或3％硼酸水冲洗结膜囊。

2. 局部抗生素滴眼液的应用　可选用0.3％～0.5％左氧氟沙星、0.3％加替沙星、0.3％妥布霉素、0.25％氯霉素等每日4次，晚上涂氧氟沙星、妥布霉素、红霉素或四环素等眼膏。

3. 严禁包扎患眼。

#### （二）急性超急性细菌性结膜炎

**【概述】**

本病起病急，通常在接触后12～24小时发病，成人为性传播感染，多为淋病奈瑟球菌感染，本病传染性极强，对组织破坏性大。

## 【症状】

同急性细菌性结膜炎,但分泌物更多,如角膜受累,可有视力下降。

## 【体征】

大量脓性分泌物,眼睑水肿,球结膜充血,局部淋巴结肿大,有时可见膜样物,可侵犯角膜,有角膜穿孔的危险。

## 【辅助诊断】

实验室诊断:结膜涂片做革兰染色,结膜囊细菌培养及药物敏感实验可帮助诊断及指导治疗。

## 【治疗】

如涂片为革兰阴性球菌或高度怀疑淋病奈瑟球菌感染,应立即进行治疗。

1.局部治疗　大量生理盐水或 1∶10000 高锰酸钾溶液彻底冲洗结膜囊,每日 4 次,直至分泌物消退。眼局部滴用 5000～10000U/ml 青霉素眼药水,合并红霉素等抗菌眼药膏。

2.全身治疗　小于 18 岁儿童,头孢曲松 125mg 肌注,单次剂量;成人头孢曲松 1g 肌注,单次剂量,连续 5 天,有青霉素过敏者可用壮观霉素(淋必治)或喹诺酮类药物。如怀疑合并衣原体感染,可用阿奇霉素 1g 口服,单剂量一次应用或多西环素 100mg,每日 2 次,7 天。性传染者,应对其性伙伴进行相应治疗。

## (三)慢性细菌性结膜炎

## 【概述】

多为毒力弱的细菌感染,或由急性结膜炎演变而来。由于局部长期使用抗菌药,致病菌检出率较低,且有耐药菌和药物毒性眼表病变出现,常伴有睑缘炎、慢性泪囊炎、泪小管炎等,金黄色葡萄球菌和莫拉杆菌是最常见的病原体。此外,环境因素,个人生活因素如空气污染、过度饮酒、吸烟、睡眠不足、屈光不正等都可引起慢性结膜炎症。

## 【症状】

异物感、烧灼感、视疲劳、眼痒等

## 【体征】

1.睑结膜轻度充血,表面肥厚粗糙,乳头增生,分泌物少,为黏液性。

2.莫拉杆菌所致的结膜炎可引起眦部睑结膜炎,伴外眦角皮肤结痂、溃疡形成及睑结膜乳头和滤泡增生。

3.金黄色葡萄球菌感染引起全睑结膜炎合并溃疡性睑缘炎或角膜周边点状浸润。

## 【鉴别诊断】

1.干眼。

2.过敏性结膜炎。

## 【治疗】

1.改善环境和生活习惯。

2.局部抗菌药滴眼。

3.润滑剂的应用。

# 二、病毒性结膜炎

## (一)流行性角结膜炎

### 【概述】

为接触性传染病,传染性强,由腺病毒 8、19、29 和 37 型腺病毒(人腺病毒 D 亚组)引起。潜伏期为 5~7 天。

### 【症状】

眼红、疼痛、畏光伴水样分泌物。

### 【体征】

1.三大体征耳前淋巴结肿大,结膜大量滤泡(下睑结膜最为显著),起病 2 周左右角膜上皮下浸润。

2.其他体征结膜中重度充血,眼睑水肿,假膜形成,可伴点状结膜下出血,儿童患者常伴全身症状。

### 【辅助诊断】

实验室诊断:病毒培养、PCR、血清学检查可协助病原学诊断。

### 【鉴别诊断】

1.急性细菌性结膜炎。

2.流行性出血性结膜炎。

### 【治疗】

无特效治疗,但人工泪液、冷敷可缓解症状。急性期可用抗病毒药 0.1% ACV、0.15% GCV 等,每天 4~6 次;合并细菌感染,加抗菌药滴眼。重症者可加用局部低浓度糖皮质激素滴眼,如氟米龙或氯替泼诺,每日 3 次,逐渐减量,并密切观察其副作用。

## (二)流行性出血性结膜炎

### 【概述】

本病是一种暴发流行的自限性眼部传染病,病原为肠道病毒 70、柯萨奇病毒 A24 变种。

### 【症状】

眼痛、畏光、异物感、流泪。

**【体征】**

眼睑水肿、水样分泌物、结膜滤泡形成、结膜下片状出血,耳前淋巴结肿大,多伴浅层点状角膜上皮炎,较少出现角膜上皮下浸润混浊。重者可有假膜形成、前葡萄膜炎、发热、肌肉痛等,个别病例出现下肢运动障碍。

**【辅助诊断】**

实验室诊断:结膜囊分泌物病毒分离鉴定。

**【鉴别诊断】**

1.流行性角结膜炎。

2.急性细菌性结膜炎。

**【治疗】**

同流行性角结膜炎。

### (三)咽结膜热

**【概述】**

本病由腺病毒 3、4 和 7 型引起,经呼吸道分泌物传染,以儿童和青少年多见,常于夏、冬季节在幼儿园、学校中流行,有自限性。

**【症状】**

流泪、眼红、咽痛,眼部症状发生前可有乏力、发热等上呼吸道感染症状。

**【体征】**

单眼或双眼的急性滤泡性结膜炎,耳前淋巴结肿大;角膜炎轻,上皮下浸润发生少、多为一过性。

**【辅助诊断】**

实验室诊断:结膜囊分泌物病毒分离鉴定

**【鉴别诊断】**

1.流行性角结膜炎。

2.急性细菌性结膜炎。

**【治疗】**

同流行性角结膜炎。

## 三、衣原体性结膜炎

### (一)包涵体性结膜炎

**【概述】**

本病在热带常见,西方工业化国家性生活频繁的成年人发病率为 1.7%～24%。由 D～K

型沙眼衣原体引起,通过性接触或产道传播,也可通过被患者分泌物污染的手或衣物等传播到结膜,被衣原体污染的游泳池水可间接传播该病。

【症状】

中度眼红,轻度黏性分泌物。

【体征】

上下睑结膜及穹隆滤泡,以下睑更明显,结膜乳头增生,耳前淋巴结肿大,伴点状角膜上皮病变。

【辅助诊断】

实验室诊断:结膜涂片或培养有助于诊断。

【鉴别诊断】

病毒性结膜炎。

【治疗】

成人全身治疗可口服阿奇霉素 1g,单次剂量或多西环素 100mg,每天 2 次,共 7 天。局部滴 0.1%利福平滴眼液,晚上涂红霉素或四环素眼膏 4~6 周。

(二)沙眼

【概述】

沙眼是发展中国家主要的致盲性眼病之一,全世界有 3 亿~6 亿人感染,由沙眼衣原体 A~C 型引起。沙眼为双眼发病,通过直接接触或污染物间接传播,节肢昆虫也是传播媒介。易感危险因素包括不良的卫生条件、营养不良、酷热或沙尘气候。热带、亚热带区或干旱季节容易传播。

【症状】

急性期症状为畏光、流泪、异物感,较多黏液或黏液脓性分泌物。慢性期症状为眼痒、异物感、干燥和烧灼感。

【体征】

1.急性期 表现为眼睑红肿,结膜充血,乳头增生,上下穹隆部结膜入量滤泡,有耳前淋巴结肿大。

2.慢性期 结膜轻度充血,乳头及滤泡增生以上睑结膜及上穹隆显著,上睑睑板下沟处的 Arlt 线,角膜缘 Herbet 小凹,角膜血管翳。

3.并发症 包括倒睫、睑内翻、慢性泪囊炎、角膜溃疡、睑球粘连、上睑下垂和干眼。

【沙眼分期】

1.1979 年中华医学会眼科学会将沙眼分为三期 Ⅰ期(进行活动期)上睑结膜乳头与滤泡并存,上穹隆结膜模糊不清,有角膜血管翳;Ⅱ期(退行期)上睑结膜自瘢痕开始出现至大部分变为瘢痕,仅留少许活动病变;Ⅲ期(完全瘢痕期)上睑结膜活动性病变完全消失,代之以瘢痕,无传染性。

2.MacCallan 分期　Ⅰ期(浸润初期)。上睑结膜出现未成熟滤泡,穹隆部结膜血管模糊,睑结膜表面粗糙,短小角膜血管翳;Ⅱ期:沙眼活动期;Ⅱa期:滤泡增生,角膜混浊、上皮下浸润和明显的上方浅层角膜血管翳;Ⅱb期:乳头增生,滤泡模糊,可以见到滤泡坏死、上方表浅角膜血管翳和上皮下浸润,瘢痕不明显;Ⅲ期:瘢痕形成,同我国Ⅱ期;Ⅳ期:非活动性沙眼,同我国Ⅲ期。

3.世界卫生组织(WHO)沙眼诊断标准　至少符合下述标准中的 2 条:

(1)上睑结膜 5 个以上滤泡。

(2)典型的睑结膜瘢痕。

(3)角膜缘滤泡或 Herbet 小凹。

(4)上角膜缘血管翳。

## 【辅助诊断】

酶联免疫测定、聚合酶链反应检测。

## 【鉴别诊断】

1.包涵体性结膜炎。

2.滤泡性结膜炎。

3.慢性结膜炎。

## 【治疗】

1.药物治疗　常用滴眼液有 0.1%利福平、0.25%氯霉素、0.3%～0.5%左氧氟沙星等点眼,每日 4 次,晚上涂 0.5%红霉素或四环素眼膏,疗程 2～3 个月。急性期或严重的沙眼应全身应用抗菌药治疗,一般疗程为 3～4 周。可口服强力霉素 100mg,2 次/天;或红霉素 1g/d 分四次口服;也可单剂量口服阿奇霉素 20mg/kg。

2.手术治疗　主要治疗相关并发症。

# 四、新生儿性结膜炎

新生儿性结膜炎的发病率约为 10%,常见病原体为衣原体、淋病奈瑟菌,细菌和疱疹病毒性结膜炎较少见。

## (一)新生儿淋球菌性结膜炎

### 【概述】

本病起病急,多见于新生儿,经产道感染,一般在出生后第 1～7 天发病,如果局部用了抗菌药可延迟发病。

### 【症状】

轻者仅表现为结膜刺激,重者迅速进展为重症化脓性结膜炎,严重者可威胁患儿生命。

### 【体征】

睑球结膜充血水肿,大量脓性分泌物,角膜发暗无光泽,周边部浸润,中央部溃疡。

【辅助诊断】

实验室诊断:同成人淋球菌性结膜炎。

【治疗】

1.局部治疗　同成人淋球菌性结膜炎。

2.全身治疗　新生儿头孢曲松 25～50mg/kg 静脉注射或肌注,单次剂量,不超过 125mg。

## (二)新生儿包涵体性结膜炎

【概述】

本病潜伏期 5～10 天,发病率约为新生儿性眼炎的 1/5,为良性、自限性眼病。

【症状】

双眼发病,急性或亚急性表现。

【体征】

眼睑肿胀,黏液脓性分泌物,睑球结膜充血、水肿、浸润增厚,乳头增生有假膜,无滤泡。重症者可与淋球菌性结膜炎相似。角膜可有轻度上皮炎或近周边部的上皮下浸润,无角膜溃疡。耳前淋巴结肿大,可伴呼吸道感染、肺炎、中耳炎等。

【辅助诊断】

实验室诊断:结膜刮片有包涵体。

【鉴别诊断】

新生儿细菌性结膜炎。

【治疗】

1.全身治疗　因超过 50% 的包涵体性结膜炎的婴儿可能在其他部位同时存在感染,如鼻腔、泌尿道或肺部,所以应口服红霉素 50mg/(kg·d),分 4 次,共 10～14 天。

2.局部　0.1% 利福平或 0.3% 妥布霉素或 0.3% 左氧氟沙星滴眼液,每小时 1 次,睡前涂抗生素眼膏。

# 第二节　变态反应性结膜炎

变态反应性结膜炎是结膜对外界过敏源产生的一种超敏反应。它主要由Ⅰ型变态反应(体液介导)及Ⅳ型变态反应(细胞介导)引起。Ⅰ型变态反应所致的变态反应性结膜炎呈速发型,主要有过敏性结膜炎,包括季节性过敏性结膜炎、常年性过敏性结膜炎、巨乳头性结膜炎、春季角结膜炎和特应性角结膜炎等。Ⅳ型变态反应所致的变态反应性结膜炎呈迟发型,主要有泡性结膜炎。过敏性结膜炎是过敏性眼病最常见的类型。在世界人口中,约百分之五以上的人因过敏性眼病而就诊,其中有一半以上是过敏性结膜炎。过敏性结膜炎主要为 IgE 介导的Ⅰ型变态反应所致。当抗原与机体接触时,它可与致敏的肥大细胞及嗜酸性粒细胞表面特异性抗原 IgE 结合,引起肥大细胞脱颗粒,一方面颗粒中储备的介质,如组胺及激肽酶原释放可立即导致超敏反应发生,此为超敏反应早期相。通常在接触抗原数秒钟后即可发生,持续数十分钟至数小时不等。另一方面,还可促使一些新的介质的合成,如白三烯(通过脂氧合酶途径)、前列腺素 $D_2$(通过环氧合酶途径)及血小板活化因子等;此外,致敏的嗜酸性粒细胞也可释放组胺、血小板活化因子等介质,从而导致晚期相超敏反应发生。通常在抗原刺激 6~12 小时发作,48~72 小时达到高峰,可持续数天。在过敏性鼻炎及过敏性皮炎,早期相反应与晚期相反应往往有一个明显的时间间隔,而在过敏性结膜炎则通常表现为一个连续的过程。在整个超敏反应过程中,组胺起着非常重要的作用。据统计,过敏性结膜炎约有一半以上的症状与体征与组胺释放有关。对于一些严重的春季角结膜炎及特应性角结膜炎,通常还有 T 淋巴细胞介导的 IV 型变态反应的参与。

## 一、季节性过敏性结膜炎

季节性过敏性结膜炎又名枯草热性结膜炎,是眼部过敏性疾病最常见的类型,其致敏原主要为植物的花粉。

### 【临床表现】

该病主要特征是季节性发作(通常在春季),通常双眼发病,起病迅速,在接触致敏原时发作,脱离致敏原后症状很快缓解或消失。最常见的症状为眼痒,几乎所有的患者均可出现,轻重程度不一。也可有异物感、烧灼感、流泪、畏光及黏液性分泌物等表现,高温环境下症状加重。

主要体征为结膜充血及非特异性睑结膜乳头增生,有时合并有结膜水肿或眼睑水肿,小孩更易出现。很少影响角膜,偶有轻微的点状上皮性角膜炎的表现。

许多患者有过敏性鼻炎及支气管哮喘病史。

### 【治疗】

1.*一般治疗*  包括脱离过敏源,眼睑冷敷,生理盐水冲洗结膜囊等手段。

2.*药物治疗*  常用的有抗组胺药、肥大细胞稳定剂、非甾体类抗炎药及血管收缩剂。对于病情严重,使用其他药物治疗无效的患者可以考虑短期使用糖皮质激素。多采用局部给药,对于合并有眼外症状者可以全身使用有抗组胺药、非甾体类抗炎药及糖皮质激素。

3.*脱敏治疗*  如果致敏原已经明确,可以考虑使用脱敏治疗。对于因植物花粉及杂草引起的过敏性结膜炎效果相对较佳。但对于许多其他原因引起的过敏性结膜炎患者,其治疗效果往往并不理想。

## 二、常年性过敏性结膜炎

常年性过敏性结膜炎远比季节性过敏性结膜炎少见。致敏原通常为房屋粉尘、虫螨、动物的皮毛、棉麻及羽毛等。

【临床表现】

临床表现与季节性相似。由于抗原常年均有,故其症状持续存在,一些病人有季节性加重现象。眼部症状通常比季节性结膜炎轻微。检查时常发现结膜充血、乳头性结膜炎合并少许滤泡、一过性眼睑水肿等,一些患者可能没有明显的阳性体征。

【治疗】

治疗手段基本同季节性过敏性结膜炎。由于致敏原常年存在,因此通常需要长期用药。常用的药物为抗组胺药物及肥大细胞稳定剂,糖皮质激素仅在炎症恶化、其他治疗无效时才使用,且不宜长期使用。

脱敏治疗效果往往很不理想,故很少采用。

# 三、春季角结膜炎

春季角结膜炎又名春季卡他或春季结膜炎。其主要致敏原有植物的花粉、各种微生物的抗原成分、污尘、动物的皮毛、阳光等。

【临床表现】

常发生于干燥、炎热或空气污染严重的地区。有个人或家族过敏史的男孩多见,首次发病多在 10 岁以下。但在发病较晚的人群中,则以女孩更多见,且症状表现更为轻微。此病虽常年可见,但最常发生于春夏季(4～8 月)或于春夏季加重。

通常双眼发病,表现为双眼奇痒,可有异物感、流泪和强烈的畏光,角膜受损时尤为明显。分泌物多而黏稠,有时形成假膜。患儿可有心理及行为异常。

根据病变部位不同,临床上将春季角结膜炎分为睑结膜型,角膜缘型及混合型。

1.睑结膜型　病变局限于上睑结膜,不累及穹隆结膜,下睑结膜很少受累,其特征性的体征为上睑结膜出现巨大的(＞1mm)犹如铺路石样(剥了皮的石榴样)的乳头。乳头表面有一层乳样膜,擦下时为一透明索状。增生的乳头有时可以导致眼睑增厚或假性上睑下垂。如果实行过冷冻疗法,可出现结膜瘢痕。

2.角膜缘型　多见于黑种人。病变多累及睑裂区角膜缘,其次为上方二分之一角膜缘,也可全周受累。表现为靠近角膜缘的结膜形成半透明胶样结节,呈环形围绕角膜缘,使角膜缘呈现黄褐色或污红色增厚的胶样外观。

3.混合型　角膜缘与睑结膜同时受累。

各种类型春季角结膜炎均可累及角膜,文献报告角膜受损发生率 3%～50% 不等。以睑结膜型更为常见,主要是由于肥大细胞及嗜酸性细胞释放炎症介质引起。角膜受损最常见表现为弥漫性点状上皮角膜炎。此外可以出现大而浅的卵圆形溃疡灶(盾牌样溃疡),其周围轻微增高,通常没有疼痛。细胞及黏液可以逐渐沉积在受损的溃疡基底部,形成均匀的灰白色的"春季斑"牢固地锚与角膜基质层上。春季斑常导致炎症持续存在及阻止上皮再生,但很少引起新生血管。一旦愈合,将遗留前基质层混浊。

**【治疗】**

该病具有自限性,治疗的主要目的是为了减轻症状及减少并发症的发生,而没有必要不惜一切代价去消除所有的体征。

1.一般治疗　尽量避免与可能的致敏原接触。配戴深色眼镜,减少阳光刺激。炎热季节宜住空调冷房及待在凉爽、干燥气候的地区或高纬度地区。眼睑冷敷可以减轻症状。建议病人一定不要揉眼,以免导致肥大细胞降解及角膜上皮损害。

2.药物治疗　常用的有抗组胺药、肥大细胞稳定剂、血管收缩剂、非甾体类抗炎药及糖皮质激素。由于糖皮质激素存在较大的毒副作用,故仅在其他措施不能控制病情甚至进一步恶化时才考虑使用,且使用时间一般不要超过 10 天。目前多主张在春季角结膜炎易发季节每日滴用肥大细胞稳定剂 4～5 次,以预防春季角结膜炎的发生或维持治疗效果,待炎症发作时才短时间使用激素进行冲击治疗。对于顽固的睑结膜型春季角结膜炎病例,采用上睑局部注射激素给药途径可取得较好的治疗效果。近年来的研究报道,局部应用 2% 的环孢霉素对一些严重的病例可以很快控制局部炎症及减少激素的使用量,但在停药 2～4 个月后炎症往往复发。

3.其他治疗　对于一些睑结膜乳头多而肥大的患者,可以采用冷冻疗法。一些患儿可能会表现出心理障碍,必要时应就诊心理医生。

4.预后及并发症　此病具有自限性,发病 5～8 年后或在青春期后期常自行缓解,少数患者可慢性化或者发展成异位性角结膜炎。由于角膜损害或者医源性并发症,约 30% 的患者会出现视力损害。常见的并发症有上皮受损导致的角膜细菌感染及因角膜混浊引起的散光。一些患者可以出现假性角膜老年环、上方角膜血管翳、圆锥角膜及白内障。极少数患者可由于眼睑对角膜的摩擦导致角膜变薄而出现角膜膨胀。此外,由于使用糖皮质激素引起的激素性青光眼及白内障应高度重视。

# 四、巨乳头性结膜炎

巨乳头性结膜炎发生与抗原沉积及微创伤有密切的关系,为机械性刺激与超敏反应共同作用的结果。

**【临床表现】**

该病多见于戴角膜接触镜(尤其是配戴材料低劣的软性角膜接触镜者)或义眼,以及有角膜手术病史(未埋线)或视网膜脱离手术史(填充物暴露)的患者。患者常首先表现为接触镜不耐受及眼痒,也可出现视蒙(因接触镜沉积物所致)、异物感及分泌物等。

检查最先表现为上睑结膜轻度的乳头增生,之后被大的乳头(>0.3mm)替代,最终变为巨乳头(>1mm)。

**【治疗】**

1.一般治疗　更换接触镜,选择高透气性的接触镜或小直径的硬性接触镜,缩短接触镜配戴时间;加强接触镜的护理,避免使用含有防腐剂及汞等具有潜在抗原活性的护理液;炎症恶化期间,最好停戴接触镜。义眼必须每日用肥皂清洗,在清水中浸泡,置于干燥的地方备用。对有缝线及硅胶摩擦者,如情况许可应加以拆除。

2.药物治疗 常用的药物有肥大细胞稳定剂、糖皮质激素及非甾体类抗炎药。糖皮质激素应尽量避免使用,但对于配戴义眼患者可以放宽使用范围。

【预后】

尽管治疗过程中症状及体征消退缓慢,但一般预后良好,很少出现视力受损。

## 五、特应性角结膜炎

特应性角结膜炎是一种相对少见、慢性、严重的过敏性疾病。致敏原多不明确,与遗传有较密切的关系。

【临床表现】

通常发生于 30～50 岁的中年男性。症状常年存在,在炎热季节加重。双眼发病,主要表现为流泪、灼热感、眼痒等。分泌物呈浆液性或黏稠,量多。存在不同程度的结膜充血,一些病例有乳头增生,通常见于下睑穹隆部结膜。慢性结膜炎症常常导致结膜纤维化(瘢痕),穹隆变浅和睑球黏连。75％的病例角膜受累。角膜受损最先表现为浅层角膜炎,之后发展为角膜上皮溃疡,角膜混浊,角膜新生血管(65％),角膜变薄,有时甚至导致角膜穿孔。

许多患者合并有眼睑皮肤受损,表现为眼睑湿疹样损害及其因此导致的眼睑苔藓样改变及眼睑皮肤硬化,并可引起眼睑增厚和睫毛脱落。眼睑皮肤损害与睑板腺炎常同时存在,使得眼部症状及角膜受损更为严重。25％～40％的人合并有异位性皮炎。

【治疗】

1.一般治疗 尽量避免接触潜在的抗原、毒性物质及刺激物。局部冷敷及生理盐水冲洗结膜囊有助于减轻症状。

2.药物治疗 多采用局部给药途径。常用的药物有肥大细胞稳定剂、抗组胺药物,病情恶化时可以酌情短期使用糖皮质激素。近年来报道环孢霉素 A 对特应性角结膜炎有较好的治疗效果。对于合并有全身症状者,需要全身使用抗组胺药物、糖皮质激素或免疫抑制剂(如环孢霉素 A、FK506)。对于有角膜损害者,可酌情使用抗生素预防感染,同时应积极处理合并的睑缘炎及干眼。

【预后与并发症】

病情较顽固,常常危害视力。

常见的并发症有因角膜上皮受损而引起的细菌(通常为金黄色葡萄球菌)感染及单疱病毒感染。此外,还可引起圆锥角膜及合并白内障等。医源性并发症应引起高度重视。由于长期频繁使用激素,可引起激素性青光眼及白内障,还可增加单疱病毒及真菌感染的危险。

## 六、泡性角结膜炎

### 【病因】

泡性角结膜炎是一种对微生物蛋白质的迟发型过敏反应（Ⅳ型变态反应）。相关的微生物有结核杆菌、葡萄球菌、白色念珠菌、球孢子菌属及沙眼衣原体血清型 L1、L2、L3 等，其中最常见的为结核杆菌及葡萄球菌。

### 【临床表现】

此病常见于急性睑缘炎、细菌性结膜炎、营养不良及体质虚弱的儿童，容易复发。症状依病变部位不同而不同。泡性结节如发生在球结膜上则仅有异物感或灼热感，如侵及角膜则有严重畏光、流泪、睑痉挛等刺激症状。

发生在球结膜的疱疹结节多位于睑裂区，结节呈灰红色，直径 1～4mm，周围充血，易溃破，顶端形成溃疡。8～10 天左右愈合，不留瘢痕。位于角膜缘的疱疹结节最常见，呈灰白色三角形或圆形的角膜浸润，其周围球结膜局限性充血，破溃愈合后角膜侧遗留局限性混浊。据此体征可以推测曾患此病。

角膜缘疱疹溃疡可向角膜中央发展，形成一带状混浊。中央有新生血管延伸，称束状角膜炎，痊愈后遗留一带状薄翳，血管则逐渐萎缩。极少数患者疱疹发生于角膜或睑结膜。

### 【治疗】

应寻找及治疗诱发此病的潜在性疾病。局部皮质类固醇眼药水滴眼，效果明显。对于葡萄球菌过敏者，同时用抗生素眼药水及眼膏。补充各种维生素，并注意营养，增强体质。对于反复束状角膜炎引起角膜瘢痕导致视力严重下降的患者可以考虑行角膜移植进行治疗。

# 第三节 结膜变性

## 一、睑裂斑

### 【概述】

睑裂斑是发生于睑裂区近角膜缘处球结膜的一种呈黄白色、无定形的结膜变性损害，为玻璃样和弹力组织在结膜上皮下沉积。成年人多见。一般认为其由紫外线或光化学性暴露引起。

### 【临床表现】

1.在睑裂部位接近角膜缘处的球结膜出现三角形略隆起的斑块。
2.三角形基底朝向角膜，宽 2～3mm。开始为灰色，以后逐渐变为黄白色。
3.病变可缓慢逐渐变大。
4.多在角膜缘鼻侧，少数在颞侧。
5.不伴有炎症反应。

**【诊断】**

根据病史和临床表现,可以诊断。

**【鉴别诊断】**

翼状胬肉:为睑裂部肥厚的球结膜及其下的纤维血管组织增生和胶原纤维变性。也呈三角形,但其尖端指向角膜。

**【治疗】**

1.一般无需治疗。

2.仅在严重影响外观、反复慢性炎症或干扰角膜接触镜佩戴时可考虑予以切除。

**【临床路径】**

1.询问病史　有无紫外线(如电焊)或光化学性暴露病史。

2.体格检查　重点注意结膜的改变。注意睑裂斑是否进展。

3.辅助检查　一般不需要。

4.处理　一般无需处理。

5.预防　无特殊预防措施。

# 二、翼状胬肉

**【概述】**

翼状胬肉为睑裂部肥厚的球结膜及其下的纤维血管组织呈三角形向角膜侵入,多在睑裂斑的基础上发展而成。其发病可能与紫外线照射、气候干燥、接触风尘等有一定关系。组织病理检查显示翼状胬肉的结膜上皮增厚或变薄,上皮下纤维血管组织增生和胶原纤维变性,角膜前弹力层由于血管的侵入而破坏。新近研究表明长期的紫外线照射可引起角膜缘干细胞的损害,从而发生翼状胬肉。

**【临床表现】**

1.多无自觉症状或仅有轻度不适。

2.单眼或双眼同时发病。翼状改变可见于鼻侧或颞侧角膜缘,或两侧同时存在。以鼻侧多见。

3.病变初期角膜缘发生灰色混浊,球结膜充血、肥厚,以后发展成三角形的纤维血管组织。它可分为头(三角形尖端)、颈(角膜缘部)和体部(球结膜上)。

4.进行期翼状胬肉表现为充血、肥厚,头部前端角膜灰色浸润,有时见色素性铁线(Stocker 线)。

5.静止期翼状胬肉薄而不充血,颈部和体部血管收缩纤细。

6.翼状胬肉伸展至角膜时可因牵扯而引起逆规性散光。

7.翼状胬肉遮挡瞳孔区时可造成视力障碍。

8.严重病例可发生不同程度的眼球运动障碍。

**【诊断】**

根据睑裂区呈翼状的纤维血管组织侵入角膜,即可诊断。

**【鉴别诊断】**

1.假性胬肉 因眼化学灼伤、热烧伤或炎症引起角膜缘损伤时,使附近球结膜与角膜病变处相连而形成。可发生于角膜缘任何部位,没有翼状胬肉的形态特点。

2.结膜上皮内肿瘤 常为单眼发生,呈胶冻样或天鹅绒样,或为白色斑块状隆起,血管化。但不呈翼状改变。

3.角膜缘皮样瘤 为先天性圆形白色隆起,常见于颞下角膜缘。

4.角膜血管翳 继发于佩戴角膜接触镜、睑缘炎、单纯疱疹病毒性角膜炎、沙眼等,血管长入角膜缘内,位于角膜前弹力层,只有轻度隆起或不隆起。

**【治疗】**

1.刺激症状严重,或胬肉的发展危及视轴时,可考虑手术切除。

2.手术方式可采用暴露巩膜的单纯切除术、球结膜转位或移植术或羊膜移植术等方法。

3.手术后复发概率较高。术后 β 射线照射和丝裂霉素 C 的应用可减少复发。

**【临床路径】**

1.询问病史 有无户外工作、接触风尘等病史。

2.体格检查 重点注意病变的形态、充血程度、是否危及视轴。

3.辅助检查 一般不需要。

4.处理 轻者无需处理。重者或影响视力者应手术治疗。

5.预防 目前尚无有效预防措施。

# 三、结膜结石

**【概述】**

结膜结石是在睑结膜表面出现的黄白色凝结物,常见于慢性结膜炎患者和老年人。组织病理学检查显示结膜结石为充满上皮和角质素残留的上皮性包涵性囊肿,并非真正的"结石"。

**【临床表现】**

1.结膜上皮深层或表面白色细小硬结,单个或数个。

2.如结石突出结膜表面时可磨损结膜或角膜上皮,从而引起异物感,角膜荧光素染色呈阳性。

3.上睑结膜的结石多于下睑结膜。

**【诊断】**

根据睑结膜表面白色坚硬小结节,可以诊断。

**【鉴别诊断】**

睑结膜异物:不呈坚硬的小结节,可以拭去,在裂隙灯下检查易与结膜结石鉴别。

**【治疗】**

1.患者一般无自觉症状,无需治疗。

2.突出结膜面结石,可在表面麻醉下用异物针或针头剔除。

**【临床路径】**

1.询问病史 有无异物感。

2.体格检查 重点是检查睑结膜,注意结石是否突出结膜表面。

3.辅助检查 一般不需要。

4.处理 无自觉症状时无需处理。如结石突出于结膜面,应剔除。

5.预防 治疗慢性结膜炎。

# 第四节 结膜肿瘤

## 一、结膜色素痣

结膜色素痣是来源于神经外胚层的先天性良性错构瘤,极少恶变。组织病理显示病变由典型的痣细胞或瘤组成。约1/3缺乏色素,一半以上的结膜色素痣可见囊肿样上皮包涵体。

**【临床表现】**

1.好发于角膜缘附近和睑裂部的球结膜。

2.不规则圆形、大小不等、境界清楚、稍隆起。

3.一般为黑色,浓淡不等。

4.青春期前的痣常不含色素,痣内无血管;青春期可长大。

5.如痣体突然变大且表面粗糙、有血管长入,提示有恶变的可能。

**【诊断】**

根据临床表现球结膜黑色斑,边界清楚,可以诊断。

**【治疗原则】**

1.一般无需治疗。

2.影响外观可手术切除,但应彻底。切除物常规送病理检查。

3.明显长大恶变者,应予彻底切除,以免复发。

**【治疗目标】**

观察或彻底切除色素痣。

## 二、结膜皮样脂肪瘤

结膜皮样脂肪瘤是一种先天性结膜良性肿瘤。病理表现为实质皮样瘤,但上皮结构稀少或缺如,主要由脂肪组织构成。

### 【临床表现】

1.多位于颞侧上方接近外眦的球结膜下。

2.为黄色、质软的光滑包块。

3.包块向上、向外延伸,并界于直肌之间,向前长至角膜,向后长入眼眶。

4.病变多为双侧,并静止不变;少数会缓慢生长。

### 【诊断】

根据球结膜下黄色、质软的光滑包块,不难做出诊断。

### 【治疗原则】

1.病变多为眼睑所遮盖,一般无需手术切除。

2.肿瘤长大或影响美观,应手术切除,但注意其深部有可能与眶内脂肪相通。

3.切勿过多损伤周围组织,特别是眼外肌。

### 【治疗目标】

观察或彻底切除肿瘤。

## 三、结膜乳头状瘤

结膜乳头状瘤可发生于结膜任何部位,也可发生于角膜缘、泪阜及睑缘部位,为良性肿瘤,但手术切除后易复发,可恶变为鳞癌或乳头状癌。病理检查可发现其有结缔组织芯,由增殖的上皮覆盖;上皮中度角化,偶有不规则生长。

### 【临床表现】

1.瘤体鲜红,形如桑椹状,呈肉样隆起。

2.位于泪阜及睑缘部位的乳头状瘤,常有蒂、质软,表面不规则。

3.角膜缘处乳头状瘤有较宽的基底,常向结膜和角膜扩张。

4.受眼睑压迫,很少形成乳头状形态。

### 【诊断】

1.根据本病临床表现,可以诊断。

2.病理检查可明确诊断。

### 【治疗原则】

手术切除,基底部行烧灼或药物腐蚀。

### 【治疗目标】

彻底切除肿瘤。

## 四、结膜血管瘤

结膜血管瘤多为先天性良性肿瘤。出生时或出生后不久即出现。可为单个,或为多发。病理学可分为毛细血管瘤和海绵状血管瘤。

**【临床表现】**

1.毛细血管瘤一般范围小,位置浅。为结膜面孤立的、团状扩张的血管瘤,无明显的边界。

2.海绵状血管瘤一般范围广,位置较深,常侵及眼眶。为弥漫性扩张、界限清楚、外有包膜、隆起的紫红色肿物。

3.血管瘤有压缩性,可随结膜一起移动。

4.常伴发眼睑、眼眶和颅内海绵窦血管瘤。

**【诊断】**

根据临床表现可以诊断。

**【治疗原则】**

手术切除或电凝、冷凝。

**【治疗目标】**

瘤体消失。

## 五、结膜鳞状细胞癌

本病是一种比较常见的结膜恶性肿瘤,多发于睑裂区的角膜缘处、睑缘皮肤和结膜的交界处,或在内眦部泪阜等部位,很少见于结膜的非暴露区。

**【临床表现】**

1.常为草莓状或乳头状赘生物,质脆,触之易出血。

2.绝大部分有胶样表面。有时上皮异常角化,形成白色斑块。

3.有时肿瘤呈扁平状隆起,形成肉芽样新生物,表面粗糙,富有血管。

4.向上下穹窿部或眼睑皮肤扩散。一般不侵犯巩膜,也不造成眼球穿孔。

5.可向角膜缘深层浸润和向眼内转移,也可随血管向身体其他部位转移。

**【诊断】**

根据睑裂部角膜缘外菜花状隆起的改变,可以诊断。

**【治疗原则】**

1.早期手术彻底切除。结膜创面可用黏膜、结膜或羊膜覆盖。角膜创面用板层角膜移植修复。

2.若病变范围大,难以彻底切除时,可以考虑施行眼眶内容物剜出术,术后给予综合治疗。

**【治疗目标】**

彻底切除肿瘤。

## 六、结膜恶性黑色素瘤

结膜恶性黑色素瘤好发于 40 岁以上中老年人,恶性度很高。

### 【临床表现】

1.睑缘、角膜缘或内外眦部结膜带颜色的结节。

2.因色素多少而呈黑色或褐色。

3.新生血管丰富,生长迅速,表面溃疡,很快转移。

4.多数来源于结膜黑变病,部分来自结膜色素痣或是正常结膜。

### 【诊断】

根据角膜缘、眦部和睑缘黑色结节、生长迅速、表面溃疡的临床表现,可以初步诊断。确认需要病理组织学检查。

### 【治疗原则】

1.彻底切除。

2.术后冷冻治疗,对防止复发有一定作用。

3.对于已有眼内和眶内转移者,行眼眶内容物剜出术是否改善预后并不肯定。

4.化疗有一定疗效。

### 【治疗目标】

彻底切除肿瘤。

# 第三章 角膜病

## 第一节 感染性角膜炎

### 一、细菌性角膜炎

【概述】

细菌性角膜炎是一种严重的、有潜在致盲危险的感染性角膜病变。在 20 世纪 60 年代是我国最主要的感染性角膜疾病,近年来病毒性角膜炎、真菌性角膜炎及棘阿米巴角膜炎有迅速增多的趋势。但细菌性角膜炎仍是当前主要的感染性角膜病,只是发病菌谱有明显的变化趋势,机会感染、混合感染及耐药菌感染不断增多,据统计约占 70% 的细菌性角膜炎由以下四种菌引起:$G^+$ 球菌包括肺炎球菌、葡萄球菌(表葡菌、金葡菌)、$G^-$ 杆菌包括铜绿假单胞菌、莫拉菌。表皮葡萄球菌和铜绿假单胞菌又居细菌性角膜炎的前二位。角膜外伤、异物、佩戴角膜接触镜尤其是长期戴软性角膜接触镜是本病的易感因素。眼表条件差如暴露性或神经营养不良性角膜病变、干燥综合征、倒睫等。局部应用免疫抑制剂如激素、全身免疫抑制的患者易患发细菌性角膜炎,手术后角膜创口或缝线是引起局部感染的因素。

【症状】

不具特征性,常表现为异物感、疼痛、刺激、眼红、畏光、视力下降等。

【体征】

根据感染程度和致病菌不同,体征有所差异。通常表现为混合性充血、结膜水肿、角膜上皮缺损和基质的缺损及溃疡。浸润周围角膜基质水肿、角膜融解、后弹力层皱褶严重者膨出、穿孔、严重的虹膜睫状体炎反应、前房积脓等。葡萄球菌的特点是边界清楚的灰白色或奶白色的基质浸润,可扩大形成浓密的基质脓疡。其原因是肺炎链球菌的荚膜和金黄色葡萄球菌的纤维蛋白膜都具有抗吞噬和抗药的作用,因此所致的炎症容易局限。链球菌性角膜炎表现为化脓性或结晶样外观,常伴有严重的葡萄膜炎和前房积脓。铜绿色假单胞菌性角膜炎起病急,发展快,表现为迅速进展的脓性浸润、环形角膜溃疡,伴前房积脓和黏脓性分泌物,角膜坏死,短期可发生角膜穿孔。铜绿假单胞菌的碱性蛋白酶、磷酸酯酶 C、三种外毒素是引起角膜组织迅速液化样坏死、融解的原因。

【辅助检查】

1.角膜刮片 用刮铲刮取溃疡的边缘组织,该部分是细菌最活跃部分,细菌的浓度相对高。刮取的组织行革兰染色或吉姆萨染色,查找细菌。

2.细菌培养及药敏试验  常用培养基有血、巧克力培养基、萨布罗琼脂等。

3.病灶较深  多次培养阴性的难治性病例可考虑行角膜活检并培养。

## 【鉴别诊断】

1.无菌性角膜溃疡  包括春季卡他性角膜炎、神经营养不良性角膜病变、暴露性角膜炎、药物毒性角膜病变等。通常这些角膜炎疼痛较轻、分泌物较少,虹膜炎及角膜水肿较轻或无,细菌涂片或培养阴性。

2.葡萄球菌毒素超敏反应性角膜炎  角膜浸润多为双眼,多发于旁周边与角膜缘之间一正常角膜的透明带,常发生于2、4、8、10点与睑缘接触的部位,常伴有睑缘炎。无或轻度的上皮缺损,上皮缺损的范围小于角膜基质浸润的范围,前房反应轻。其他感染性角膜炎:临床症状有相似之处,需行角膜涂片和培养来鉴别。

## 【治疗】

对于病变面积较小(直径小于2mm),症状及前房反应较轻的角膜溃疡可局部滴用广谱抗生素治疗,局部应用氟奎诺酮(左氧氟沙星、氧氟沙星)或托布霉素滴眼液。最初5分钟一次,15分钟后达负荷量后,每30～60分钟一次至全天。对较大溃疡或溃疡位于视轴,或伴有明显分泌物和前房积脓的患者治疗需采用加强浓度的抗生素或联合用药,头孢唑林(50mg/ml)或万古霉素(25mg/ml),高浓度的妥布霉素滴眼液(15mg/ml),使用频率:每种药物开始30分钟内,每5分钟一次,然后24小时内每30～60分钟一次,使用每种眼药水间隔5分钟。球结膜下注射不是非常推荐,在无法获取高浓度滴眼液时方可应用。当溃疡侵袭巩膜或向眼内扩散时应考虑全身应用抗生素。为了缓解睫状体痉挛及预防虹膜后粘连可考虑应用睫状肌麻痹剂如1%阿托品每日3次。在治疗过程中要根据病情变化调整治疗方案,如用药后48小时内没有改善和稳定(假单胞菌属除外),应调整原治疗方案。当眼部反应仍然不佳或细菌培养阴性的情况下,需要重复培养(再次培养前停用抗菌药12～24小时)。抗菌药治疗方案有效的临床特征为:疼痛减轻;基质浸润密度降低;基质水肿减轻;内皮炎症反应减轻;前房反应减轻;角膜上皮修复。只有在病原菌明确、感染已基本控制的情况下,对炎症反应重的患者方考虑应用皮质类固醇激素。严重病例虽经积极治疗病情仍然进展角膜穿孔的患者应考虑行角膜移植。如果病变尚未累及后弹力层可考虑行深板层角膜移植,如果为全层病变需行穿透性角膜移植手术。

# 二、单疱病毒性角膜炎

## 【概述】

单疱病毒性角膜炎(HSK)是由单纯疱疹病毒(HSV)引起的一种严重的感染性疾病,当今世界上危害最严重的感染性眼病之一,是主要的致盲原因。HSV分为两种类型——HSV-1和HSV-2。通常情况下HSV-1主要侵犯口腔黏膜而HSV-2主要侵犯生殖器,但两种类型可以出现交叉感染的情况,眼部感染主要是HSV-1所致,但近年来也有HSV-2感染的报道。单疱病毒角膜炎可分为原发感染和复发感染,原发感染主要发生在新生儿或儿童,主要表现为隐匿感染或严重的急性感染,如 HSV 性眼睑炎和结膜炎。在成人所发生的单疱病毒性角膜炎多为 HSV-1 引起的复发性感染。单疱病毒性角膜炎对于临床医师来说是一种具有挑战性的疾病,因为它既是感染性疾病又是免疫性疾病,可影响到角膜的各个层次,部分患者双眼发病,因此对这类疾病全面深入的了解是非常重要的。

## 【分类】

按病毒侵犯的部位不同,单疱病毒性角膜炎分为四种类型,每种类型又分不同的亚型:感染性角膜上皮炎包括角膜上皮疱疹、树枝状角膜溃疡、地图状角膜溃疡、边缘性角膜溃疡;角膜基质炎包括坏死性角膜基质炎、免疫性角膜基质炎;角膜内皮炎包括盘状角膜内皮炎、弥漫性角膜内皮炎、线状角膜内皮炎;神经营养不良性角膜病变。

## 【临床表现】

1.原发感染  HSK 的原发感染主要发生在婴幼儿时期,表现为角膜上皮型,伴有全身发热和耳前淋巴结肿痛,眼部主要表现为眼睑疱疹、滤泡性或假膜性结膜炎,偶尔会导致角膜炎。

2.复发感染  根据感染的类型不同,眼部表现差异很大。复发感染的特点是不侵犯全身,无全身症状。

(1)角膜上皮炎:角膜上皮炎都是由活性病毒复制所致,临床上最常见的类型是树枝状和地图状角膜溃疡,角膜上皮疱疹和边缘性角膜溃疡比较少见,因此在临床很容易被忽视。这类患者的主要症状为畏光、疼痛和水样的分泌物,如果病变的部位位于角膜中央区,就会出现视力下降。病毒侵入角膜上皮最早期的表现是上皮疱疹,仔细检查会发现这些部位是细小的、凸起的、边界清楚的疱疹与身体其他部位皮肤和黏膜的疱疹相一致。角膜疱疹在病毒感染的早期出现,一般在发病的 24 小时内,然后这些小疱很快融合成串,表面破溃形成临床上典型的树枝状或地图状溃疡。树枝状角膜溃疡,其特点表现为分枝状,呈线形走行伴有膨大的末端和周围肿胀的上皮,在这些肿胀的上皮细胞内含有活性病毒。这些病变的区域代表着真正的溃疡,沿着基底膜扩散,荧光素染色阳性,溃疡边缘的上皮高出邻近正常的角膜上皮,荧光素染色阴性。当树枝状角膜溃疡没有得到及时的控制,病变进一步扩大,即形成地图状角膜溃疡,可以认为是树枝状角膜溃疡的加宽,它也是真正的上皮型的角膜溃疡。单疱病毒角膜上皮炎的另一种表现是边缘性角膜溃疡。病变也是起源于真正的病毒感染,然而由于病变的部位位于富含血管的角膜缘部位,因此具有独特的表现。病变区域早期就出现白细胞的浸润,周围的角膜缘充血,溃疡下面的前基质浸润,部分患者可表现为树枝状溃疡伴有角膜基质的浸润,但大部分患者缺乏典型的树枝状形态,因此临床很容易出现误诊。边缘性角膜溃疡的临床症状较中央部病变更剧烈,因为靠近角膜缘,故炎症反应更加强烈。

(2)角膜基质炎:包括免疫性角膜基质炎和坏死性角膜基质炎。免疫性角膜基质炎是HSV 引起的基质免疫反应所致,坏死性角膜基质炎是病毒直接攻击角膜基质所致的基质破坏和基质免疫反应共同作用的结果。坏死型角膜基质炎临床上并不多见,临床表现为角膜的坏死、溃疡、致密的角膜基质浸润和角膜上皮的缺损。严重的病例在短时间内就可导致角膜基质变薄,融解和穿孔。免疫性角膜基质炎是 HSV 慢性复发性的表现,在临床较为常见。表现为角膜上皮完整,但有明显的角膜基质浸润,在急性期,角膜基质的混浊伴有炎性浸润,这种炎症可以是单灶性、多灶性或弥漫性。角膜基质的浸润常伴有前房的炎症反应和角膜的水肿。严重角膜基质的致密浸润最终引起视力严重下降。免疫性角膜基质炎另一个重要的表现是基质内新生血管的形成。新生血管可以发生在角膜的各个层次,从早期局部的新生血管逐渐发展为象限性再扩展到全角膜。免疫性角膜基质炎的病程多为慢性、复发性的,可持续几年的时间,治疗不及时可导致角膜基质的瘢痕、角膜变薄、持续性的新生血管、脂质沉积和严重的视力丧失。

(3)角膜内皮炎:症状为眼部不适、畏光、眼红、眼疼、视力下降。体征表现为角膜后沉着物(KP),KP所在位置的角膜基质和上皮水肿伴有虹膜炎的存在,但不伴有基质的浸润和层间的新生血管。盘状角膜内皮炎表现为病变部位的角膜呈圆形和椭圆形的水肿,位于角膜的中央区和旁中央区,水肿累及角膜的全层基质,角膜上皮水肿呈毛玻璃样的外观,严重者可有上皮水疱,类似于角膜内皮失代偿的改变,水肿区与正常角膜之间界限清楚。弥漫性角膜内皮炎在临床上比较少见,表现为眼疼、怕光、眼红和视力下降。弥漫性角膜水肿,角膜后大量的KP分布于全角膜,这些KP可以散在分布、可聚集成团像内皮斑一样贴附于内皮面,严重患者可伴有前房积脓。当角膜水肿严重时会妨碍KP的观察,待水肿消退后会发现KP的存在。弥漫性角膜内皮炎也可伴有虹膜炎和眼压高的存在。线状角膜内皮炎症状与前两种类型有所区别,眼部表现为角膜内皮面KP呈线状排列由周边向中央区扩展,KP线可以是局部性也可以是环形,以KP线为界KP移行过的区域角膜水肿,而非受累区域角膜透明,之间的界限清楚,其形态如同穿透性角膜移植之后的内皮排斥线。线状角膜内皮炎的病程与盘状和弥漫性角膜内皮炎不同,治疗非常困难,病程漫长,如果诊断不及时或治疗不当会导致角膜内皮失代偿。此种类型常伴有高眼压,易误诊为青光眼。

(4)神经营养不良性角膜病变:HSV角膜上皮炎很容易发展成为神经营养不良性角膜病变。这种疾病的临床特点既不是免疫反应也不是病毒的感染,而是由于角膜知觉的减退和泪液分泌减少所致。此病也可由于长期应用眼药水,尤其是抗病毒眼药水所致。神经营养不良性角膜病变的早期表现为角膜失去正常的光泽、表面不规则、点状上皮侵蚀,进而发展成持续性、进行性的角膜上皮缺损。这种缺损不同于地图状角膜溃疡之处在于边界光滑的椭圆形缺损,上皮的缺损持续可以导致基质溃疡称之为神经营养不良性角膜溃疡,这种溃疡同样为圆形和椭圆形、边界光滑,但基底部表现为灰白色混浊。神经营养不良性角膜溃疡有一个厚的边缘为堆积的上皮所致。并发症包括角膜基质瘢痕、新生血管形成、角膜坏死、穿孔和继发细菌感染等。

### 【辅助检查】

虽然原发和复发型单疱病毒角膜炎的诊断主要依赖于病史、症状和眼部的检查。但HSV病毒的分离和培养等实验室检查是确定诊断的重要依据。

1.HSV病毒的分离和培养　病毒的分离一般应在发病的早期做,培养的时间大约1周。病毒分离可以确定亚型是HSV-1或HSV-2。一般情况下,皮肤和角膜的疱疹含有高浓度的病毒,90%可查到病毒的存在;皮肤和角膜的溃疡的取材培养有70%～80%的阳性率,如果患者既往应用抗病毒药物的治疗会大大降低检测的阳性率。

2.细胞学检查　取材标本通过 Giemsa 和 Wright 染色进行细胞学检查可以提供快速的诊断线索,可发现多核巨细胞,但一般缺乏特异性,因带状疱疹病毒和 HSV 均可导致多核巨细胞的存在。有些病例可发现由 HSV 所致的核内包涵体的存在。这种检测方法快捷、简单,但准确性不如病毒的分离和培养,阴性结果也不能排除 HSV 的感染。

3.细胞培养　在大多数标本中细胞培养可以揭示细胞病理学的特征,包括早期的细胞浆内的颗粒状改变、细胞变圆、变大最终脱落形成空斑。但这些检查需要在发病 18～72 小时内完成,观察结果需要 5～10 天的时间,可能延误诊断,因此需要更加快捷、准确地检测方法。

4.PCR 检查　应用 PCR 方法诊断 HSV 已经在临床发展和应用,它通过扩增病毒的 DNA 聚合酶,确定病毒的胸腺嘧啶脱氧核苷酸酶。PCR 方法比细胞培养更加特异和敏感,但因它需要特殊的设备、专业的技术和昂贵的费用,因此在临床并没广泛开展。

5.其他的检测技术　包括电镜下直接观察病毒颗粒,DNA 杂交技术用于 DNA 核酸探针的研制等虽然有更高的特异性和敏感性,但因技术上更高的要求和高额的费用,因此目前很难应用于临床。

【鉴别诊断】

与其他感染性角膜炎相鉴别。

【治疗】

成功治疗 HSV 角膜炎的关键在于医师必须清楚地知道治疗疾病的病毒感染和免疫反应必须兼顾。抗病毒和抗炎症药物应用的目的是根除活性病毒;减少进一步复发的机会、避免因炎症引起的瘢痕形成。

1.HSV 感染性角膜上皮炎　尽可能快地清除角膜上皮存在活的病毒,可采用无菌棉签擦除病损的上皮。局部应用抗病毒药物,一般应用 10～14 天。目前临床常用的为 1％阿昔洛韦眼水每小时 1 次点眼或更昔洛韦眼用凝胶每日 5 次,在治疗 1 周后要减少药物的用量,2 周时评价疗效。大部分患者 2 周后角膜上皮已经修复,但仍留有树枝状的形态,即树枝状角膜上皮病变,这种形态变化要持续很长的时间,此时已无活动性病毒的存在,无须再用抗病毒药物。但临床上常将这部分患者误诊为病毒炎症仍然存在,而延长抗病毒药物的应用时间,导致继发的日艮部疾病。如果 2 周后角膜溃疡仍然存在必须鉴别是神经营养不良性角膜上皮病变还是真正的感染性角膜上皮炎未愈。如果是后者,应考虑对应用的抗病毒药物的耐药,要更换作用于不同环节的抗病毒药物。然而真正由于耐药所致的角膜溃疡未愈是很少的,多为药物的过度应用所致。对于角膜上皮炎的患者,激素不推荐应用,除非合并有严重的免疫性角膜基质炎。

2.神经营养不良性角膜病变　一旦诊断为神经营养不良性角膜病变要停用一切不必要的眼部用药,尤其是抗病毒类药物。应用无防腐剂的人工泪液促进角膜上皮的修复,如果有角膜溃疡应用少量无防腐剂的抗生素眼水。当角膜溃疡的边缘有增厚、隆起的角膜上皮妨碍了新上皮的长入,要将溃疡周围不正常的上皮刮除以促进新上皮的长入。如果持续性角膜溃疡的基底部合并有继发、轻度的炎症反应可应用低浓度小量的激素治疗。持续不愈的角膜溃疡可短时间内应用治疗性软性角膜接触镜,同时应用广谱抗生素眼水点眼,这种方法主要适用于短期应用,因为长期佩戴角膜接触镜还是有细菌感染的风险。对于长期持续不愈的严重患者,应考虑结膜覆盖或睑缘缝合。

3.角膜基质炎和角膜内皮炎　激素的眼局部应用是治疗 HSV 角膜基质和内皮炎非常重要的手段。已往的研究证明局部激素的合理应用可减低基质的炎症反应、缩短免疫基质炎症的病程。在激素应用前一定要权重利弊,激素的应用无疑会迅速有效地减低角膜基质和眼前节的炎症反应,减少角膜瘢痕和新生血管的形成,减低 HSV 角膜炎引起的并发症如继发青光眼、虹膜后粘连、并发白内障等;但激素的应用又有潜在增加病毒的扩散、穿透角膜基质和延长角膜炎症反应时间的危险。激素用于治疗 HSV 角膜炎的类型包括:边缘性角膜溃疡、免疫性角膜基质炎、各种类型的角膜内皮炎、HSV 虹膜睫状体炎和 HSV 小梁网炎。对于轻度的炎症反应,如早期的免疫基质炎和轻度的盘状角膜内皮炎,既往没有应用激素的病史,可以考虑暂时不应用激素治疗;对于中度或重度的炎症反应,角膜基质的炎症或水肿影响了视力,患者有怕光、眼部不适的症状就应该应用激素。对于每一个角膜基质和内皮炎的患者,激素的应用浓度和剂量是不同的,要根据患者的病情、炎症反应的强度和分类而有所不同,应该有一个个体化的治疗方案,在治疗的过程中不应快速减量、突然停药或过早停药。在治疗 HSV 角膜基质和内皮炎时激素治疗的靶剂量是非常重要的,即当激素的应用低于这个剂量时就会引起炎症的复发,这个剂量被称为激素的靶剂量,有些患者需要长期、低浓度的局部靶剂量激素来抑制炎症反应和并发症的发生。每个患者的靶剂量是不同的,如 0.1% 的氟米龙每日 1 次或隔日 1 次。口服激素在某些患者是必要的,如部分重症免疫性角膜基质炎、盘状角膜内皮炎、弥漫性角膜内皮炎和全部的线状角膜内皮炎的患者,对于持续性角膜上皮缺损的患者,口服激素比眼局部应用更有益。

局部抗病毒药物在这类患者中的应用同样重要,目前推荐的用量为局部抗病毒药物和激素应用相同的频度,即每天应用相同的次数。随着激素的减量抗病毒药物也逐渐减量,但局部抗病毒药物不建议长期应用,因为长期应用会导致药物毒性的角结膜上皮病变、过敏性结膜炎和点状角膜上皮病变等。因此当激素的用量减到靶剂量时,局部的抗病毒药物可以停药。研究证明在靶剂量的激素应用时很少引起 HSV 感染性角膜上皮炎的复发。如果担心停用抗病毒药物后 HSV 角膜炎复发,可以考虑口服抗病毒药物如阿昔洛韦。研究表明口服抗病毒药物较局部应用更能防止复发。

4.虹膜睫状体炎和小梁网炎　HSV 角膜内皮炎常伴发虹膜睫状体炎和小梁网炎,这两种病变也可独立于角膜炎存在,临床诊断上比较困难。这类患者激素的应用很重要,一般白天滴激素眼水,晚上涂眼膏,重症的患者可考虑激素口服。一些患者长期、慢性的虹膜睫状体炎应用大剂量的局部激素并没有明显的效果,而阿昔洛韦 0.2g 每日 5 次口服后炎症得到了控制,说明病因是由于 HSV 的感染所致。当伴有小梁网炎时表现急性的眼压升高,但在局部应用降眼压的药物,要应用局部激素,因为引起眼压升高的真正原因是 HSV 引起的小梁网部位的免疫反应。在应用激素和对症治疗的同时局部抗病毒药物同样要应用。

5.口服抗病毒药物的适应证　口服抗病毒常用的药物为阿昔洛韦,其应用的目的为治疗急性的病毒感染或预防复发。部分患者局部应用抗病毒药物效果并不明显,如原发性 HSV

感染、免疫缺陷的患者、婴幼儿或合并有虹膜睫状体炎的患者。对于原发 HSV 感染的患者应用口服阿昔洛韦可以缩短病程、降低角膜受累的机会、减少复发的可能性。免疫缺陷的患者如 AIDS,由于缺乏全身性的免疫反应,因此对于病毒的侵入不能调动机体的免疫机制抑制其进一步的发展和扩散,在这种状态下局部应用抗病毒药不能控制疾病的发展,口服阿昔洛韦是非常重要的。婴幼儿口服阿昔洛韦要优于眼局部的应用。伴有虹膜睫状体炎的患者局部抗病毒药物很难穿透角膜进入前房,而口服阿昔洛韦无论在泪液还是在前房均能达到有效的药物浓度。有两类患者需长期口服阿昔洛韦以控制疾病的复发:一是频繁发作的 HSV 感染性角膜上皮炎每年发作 3 次以上;二是 HSK 行穿透性角膜移植后。

6.外科治疗

(1)角膜接触镜:对于长期不愈的角膜上皮缺损可考虑应用治疗性角膜接触镜,但不推荐广泛使用,因为有潜在微生物感染的危险。

(2)结膜覆盖:药物治疗无效的长期角膜溃疡,可以考虑结膜覆盖促进角膜的修复,待病变稳定后择期行角膜移植。

(3)角膜胶的应用:对于角膜穿孔的患者如果穿孔口比较小,可以考虑应用角膜生物胶,促进角膜的修复。

(4)角膜移植:如果角膜穿孔较大应考虑行角膜移植手术,但此时手术并不是最好的时机,因为手术后的免疫排斥反应会较病变稳定患者的发生率高,局部抗免疫排斥药物的应用会增加病毒复发的机会。

# 三、真菌性角膜炎

【概述】

真菌性角膜炎是严重的致盲性眼病,发病与植物外伤有关。中国作为农业大国,真菌性角膜炎已成为我国部分地区首位的感染性角膜炎。眼局部长期应用广谱抗生素和糖皮质激素是促进真菌性角膜炎发展的主要原因。

【症状】

相对细菌感染性角膜炎,真菌性角膜炎发病和进展相对缓慢,眼部刺激症状较轻,疼痛、畏光流泪,视力下降,可有眼外伤或滴用皮质类固醇眼药的病史。

【体征】

1.菌丝苔被　表现为角膜感染上有灰白色轻度隆起,外观干燥,无光泽,有的为羊脂状,与下方炎症组织粘连紧密。

2.伪足　在感染角膜病灶周围有伪足,像树枝状浸润。

3.卫星灶　为角膜大感染灶周围,与病灶之间没有联系的小的圆形感染灶。

4.免疫环　常表现为感染灶周围,有一混浊环形浸润,此环与感染灶之间有一模糊的透明带,此环的出现被认为是真菌抗原与宿主之间的免疫反应。

5.内皮斑　约有 50% 患者可见到角膜内皮面有圆形块状斑,

比 KP 大,常见于病灶下方或周围。

6.前房积脓　是判断角膜感染深度的一个重要指标,有前房积脓时说明感染已达角膜基质层,有的甚至是部分菌丝已穿透后弹力层。前房的脓液在角膜穿孔前,只有 15%～30%脓中有菌丝,大部分为反应性积脓,当出现角膜穿孔,前房脓液中高达 90%有真菌菌丝存在。

## 【辅助检查】

1.角膜的刮片检查　用刮刀或虹膜复位器刮取角膜病变边缘即正常和异常交接部的组织,放在清洁的载玻片上,将 10%～20%氢氧化钾 1～2 滴滴于标本上,覆以盖玻片。先用低倍镜找到标本位置,再用高倍镜观察菌丝和孢子。如标本过厚或密度过大,可在弱火焰上微微加温,使杂质溶化后再检。如果辨别不清可加亮绿、亚甲蓝或优质蓝黑墨水混合染色。刮片时注意应擦去表面坏死组织,刮取真正的病变组织。避免在同一病变处反复刮取,造成角膜的穿孔。

2.组织病理学检查　角膜活检组织或行角膜移植取下的组织片。

3.真菌培养和鉴定　操作方法常用培养基:沙氏培养基、土豆葡萄糖培养基、巧克力琼脂平板培养基;培养温度:22～30℃:湿度 40%～50%;时间:20 天～1 个月。

4.共焦显微镜检查　是活体、动态的检查方法,阳性率可高达 95%,并能对真菌性角膜炎抗真菌药物治疗的效果进行监控,是一种对真菌性角膜诊断和研究的很好仪器。

## 【鉴别诊断】

与其他感染性角膜炎相鉴别,主要根据临床体征的差异,确切地诊断需依靠角膜刮片的结果。

## 【治疗】

1.药物治疗

(1)早期局部滴用 0.15%两性霉素(尤其是白色念珠菌)或 5%那他霉素(尤其是丝状真菌)每小时 1 次,然后逐渐减量,维持 4～6 周。

(2)口服抗真菌药物如伊曲康唑每日 100～200mg 或酮康唑每日 200mg。

(3)根据感染的严重程度和治疗效果可增加其他滴眼液如克霉唑等。根据真菌培养结果应进一步调整用药。镰刀菌感染首选匹马霉素,其他丝状菌感染可选用匹马霉素或两性霉素B,酵母菌感染首选二性霉素 B。

(4)睫状肌麻痹剂如 1%阿托品每日 3 次。

(5)口服非甾体类消炎药具有抗炎和止痛的作用。

2.手术治疗　手术指征的选择:目前国内外尚缺乏治疗真菌性角膜炎强有效的、广谱的抗真菌药物,有些患者单纯依靠药物治疗不仅疗程长、经济负担重,而且常因产生耐药使病情再次加重,最终行 PKP,术后易发生并发症。对所有真菌性角膜溃疡,除非合并穿孔或有穿孔趋势者,均应先联合多种抗真菌药物进行短期冲击治疗 5 天以上,并辅以 1 或 2 次局部清创处理,然后根据治疗的转归、病灶的大小、部位、深度及视力等因素决定是否行角膜移植手术及选择术式。对于药物治疗一周以上无效不合并前房积脓的中浅层溃疡,或伴有前房积脓患者经药物治疗积脓消失,病灶位于角膜基质的中央,视力严重下降至 0.1 以下者,尤其对于溃疡直径较大或偏中心的中浅层角膜溃疡,可选择板层角膜移植。对于溃疡深,前房积脓明显的需选择穿透性角膜移植。

## 四、棘阿米巴角膜炎

### 【概述】

棘阿米巴角膜炎是临床比较少见的感染性角膜病变,是角膜寄生虫感染,与配戴角膜接触镜,污染的水源和角膜外伤等有关。在发达国家,71%～85%的患者与配戴角膜接触镜有关。在我国的统计分析结果显示,仅有28.2%左右与角膜接触镜配戴有关,其余与角膜外伤或接触污染水源有关。

### 【症状】

患者常伴有明显的眼痛、眼红、流泪、视力下降、畏光,而分泌物少。其程度往往超出体征,形成"症状与体征分离"现象。通常症状发展需数周,但亦可很快发病。一般有佩戴软性角膜接触镜和眼外伤的病史。

### 【体征】

炎症早期主要表现为角膜上皮的粗糙或反复上皮糜烂,上皮下的圆点状浸润,有时可表现为假树枝状改变。随着病情发展,炎症逐渐侵及角膜基质层,形成角膜前基质层的斑状、半环状或环状浸润。有些病变类似于盘状角膜炎的改变,部分患者可表现有放射状角膜神经炎。如未得到及时诊断与治疗,角膜浸润很快发展成角膜溃疡或基质脓疡,并有卫星灶形成,严重者发生前房积脓,角膜坏死穿孔。如果角膜溃疡累及到角膜缘,常导致角膜缘炎,甚至前巩膜炎。

### 【辅助检查】

1.角膜刮片细胞学检查　从角膜溃疡区刮取的组织,可以直接进行涂片,95%甲醇固定,自然风干后,进行染色,在显微镜下观察包囊及滋养体。常用的染色方法有革兰染色、姬姆萨染色及乳酚棉兰染色。从角膜刮取的组织可以用生理盐水,或氢氧化钾溶液作成湿片,不经染色直接观察包囊形态及滋养体的活动。

2.阿米巴原虫培养　从角膜溃疡区刮取的组织,可以直接进行阿米巴培养。常用的培养基为无营养培养基,在培养基中加入有活性或灭活的大肠埃希菌有利于培养成功。棘阿米巴培养需在37℃条件下,培养7～10天。要使包囊转化成滋养体将需要更长的培养时间。

3.角膜组织活检　当角膜溃疡累及基质层时,角膜组织的活检或微活检有助于临床诊断,尤其对多次刮片阴性,临床上又高度怀疑阿米巴感染的患者。

4.共焦显微镜检查　可在活体角膜中观察到棘阿米巴包囊,有助于临床诊断。

### 【鉴别诊断】

早期须与单疱病毒性角膜炎的上皮病变型相鉴别,此时误诊率较高,对初次发病的上皮性病变、有迁延不愈倾向、同时有外伤或角膜接触镜配戴史的患者要高度警惕,及时行角膜刮片细胞学检查,有利于鉴别诊断。当角膜基质浸润及溃疡形成时,要与单疱病毒性盘状角膜炎或角膜基质炎、细菌及真菌性角膜炎相鉴别,眼部剧烈的疼痛史或放射状角膜神经炎的出现都有助于鉴别诊断。

近年来角膜共焦生物显微镜的应用,为棘阿米巴性角膜炎快速诊断的提供了新的手段。通过角膜共焦生物显微镜,可在活体角膜中观察到棘阿米巴包囊,有助于临床诊断,但共焦生物显微镜检查阴性时,并不能否定临床诊断。

**【治疗】**

1.药物治疗 应采用联合用药的方式,0.02%的氯己定或0.02%聚六甲基双胍(PHMB)联合0.1%羟乙磺酸丙氧苯脒,在治疗的不同阶段,用药方法不同。急性期强化治疗:昼夜点眼,每小时一次,连续48～72小时,同时联合应用0.5%新霉素滴眼液作为三联治疗;之后,白天每2小时,夜间每4小时用药一次,连续1周。维持期治疗:每4小时用药一次,如果出现药物毒性反应,可停用0.1%羟乙磺酸丙氧苯脒,继续氯己定或PHMB和新霉素治疗,3周后结合临床情况逐渐减少次数。如果上述治疗效果不佳,可同时加用1%的克霉唑点眼,或口服酮康唑,每日200～600mg,或伊曲康唑100～200mg,每日2次,口服疗程1～2周。巩固期治疗:维持期治疗2个月后,可单独应用0.02%的氯己定或0.02%PHMB或0.1%Brolene,每天1～3次,疗程应该超过6个月。在角膜溃疡进入修复阶段,可辅助应用表皮生长因子和纤维连接蛋白等药物,促进角膜上皮细胞的修复,以及眼表润滑剂,如透明质酸钠等,保护角膜上皮。

2.手术治疗 在药物治疗无效,角膜炎症进行性加重的情况下,应及时手术,切除病灶,控制炎症,挽救视力和眼球。如果炎症尚未累及角膜全层,可行板层角膜移植术;若角膜全层均已经受累,合并大量前房积脓,则应行穿透性角膜移植术。

# 第二节 角膜肿瘤

## 一、角结膜皮样瘤

本病是一种类似肿瘤的先天性发育异常,为胚胎期胚裂闭合过程中,表皮及其附件嵌入角膜、结膜组织而形成。在组织学上它并非是真正的肿瘤,而属于典型的迷芽瘤。遗传方式有常染色体显性遗传、常染色体隐性遗传和性连锁隐性遗传3种。

**【临床表现】**

1.出生时即有,静止或缓慢生长。肿瘤长大明显时可影响视力。

2.肿物多位于颞下方球结膜及角膜缘处,有时位于角膜中央,仅遗留周边角膜。

3.肿物多为表面光滑黄色圆形实体,表面有纤细的毛发。

4.少数患者角膜缘处可出现多个皮样瘤。

5.可合并耳部畸形和脊柱异常,称为Goldenhar综合征。

**【诊断】**

根据出生时就发生,球结膜或角膜缘处圆形黄色实体肿物,可以诊断。

## 【治疗原则】

1.根据病变在角膜的位置、大小选择单纯手术切除或联合角膜移植手术。

2.位于角膜缘的肿物,可行半月形、带有角膜缘的板层角膜移植手术。

3.位于角膜中央者应及早手术,并行板层角膜移植手术,如发现皮样瘤组织已侵犯角膜全层,需要穿透性角膜移植手术。

## 【治疗目标】

切除肿瘤,维持角膜完整性。

# 二、角膜上皮内上皮癌

本病又称为 Bowen 病或原位癌,是一种癌前期角结膜角化不良。多见于老年男性,单眼发病,病程进展缓慢。病理组织学表现为细胞呈现多形性,分裂象增多,上皮角化不良,间变明显,上皮细胞的基底膜仍然完整。

## 【临床表现】

1.在睑裂区,肿瘤常由角膜缘开始,同时向结膜和角膜伸展。

2.肿瘤呈现灰白色半透明样隆起,有血管时呈现红色胶样扁平隆起,界限清晰。

3.肿瘤发展缓慢,经若干年病变也可以只局限在上皮内;有时也可以向眼内蔓延。

## 【诊断】

1.根据角膜缘或角膜上灰白色肿物,病程发展缓慢的特点,可以诊断。

2.根据组织病理学检查结果可以确诊。

## 【治疗原则】

1.根据肿瘤大小、部位,选择单纯手术切除或联合板层角膜移植手术。

2.病变限局者,易于手术彻底切除。

3.角膜广泛受累者,可行全角膜板层切除,同时行全角膜板层移植术。

4.已有眼内侵犯时行眼球摘除或眶内容摘除。

5.术后易复发,应定期随诊。

## 【治疗目标】

切除肿瘤,尽量维持角膜完整性。

# 三、角结膜鳞癌

本病发病原因不明。可发生于角膜溃疡遗留的瘢痕上或翼状胬肉手术后或创伤后,也可以原发于健康的角膜上。多见于 40～60 岁者,以男性居多。

## 【临床表现】

1.睑裂区角膜缘部为好发部位,尤其以颞侧多见。

2.初发时肿瘤呈现灰白色胶样隆起,或呈泡状,很快增大至杏仁状。

3.肿瘤肥厚无蒂,富于血管,呈现粉红色乳头状或疣状肿块,触之易出血。

4.可以沿眼球表面组织扩展,也可以向眼内转移。

## 【诊断】

1.根据肿瘤的形态、外观和部位,可以诊断。

2.肿瘤组织的组织病理学检查可确诊。

## 【治疗原则】

1.早期彻底局部切除。

2.如标本切缘未见肿瘤细胞则手术后无需辅助治疗。

3.角结膜广泛受累者,可行眼球摘除或眶内容剜出术。若患者不同意,可试行 90S β 射线或软性接触性 X 线照射治疗。

4.术后应密切随访。

## 【治疗目标】

完整切除肿瘤。

# 四、角结膜色素痣

本病是一种先天性良性肿瘤。其病理组织学表现为痣细胞小、核浓缩、胞浆稀少。根据病理组织学特点,色素痣可分为交界痣、上皮下痣、混合痣和蓝痣四种类型。

## 【临床表现】

1.一般无刺激症状。

2.角膜缘的结膜色素痣一般为棕色或黑色,扁平或轻度隆起,境界清楚。有时可以扩展到角膜周边部,也可以导致周边部角膜的脂质沉着。

3.在球结膜一侧,其深度不会超过结膜固有层,能随结膜而被推动。

## 【诊断】

根据角膜缘静止性的棕色或黑色实体肿物,可以诊断。

## 【治疗原则】

1.一般无需特殊治疗。

2.影响美容时可以切除,但须彻底。

3.交界痣和混合痣有低度恶变倾向。一旦发现恶变倾向,应手术彻底切除,以免复发。切除的组织须送病理检查。

## 【治疗目标】

观察。怀疑有恶变倾向时,行手术切除,并送病理检查。

# 五、角结膜恶性黑色素瘤

本病是一种发生于角结膜组织的恶性肿瘤。组织学上分为上皮样细胞型、纺锤细胞型、痣样细胞型和混合细胞型。确切病因不明。恶性黑色素瘤可源于交界痣或混合痣,或源于原发性获得性黑色素沉着痣,或为新发。多于 40～60 岁时发病,30 岁前罕见。

**【临床表现】**

1.瘤体隆起,分叶或结节状,肿瘤发展较快。

2.有时出现血性泪水。

3.结膜黑色素瘤常侵犯角膜缘,并累及周边部角膜。有些则沿角膜缘环行扩展。

4.成人期的黑色素痣和原发性获得性黑色素沉着症若病灶增厚、扩大,色素和血管增多,或黑色素痣与巩膜粘连,都应视为恶性黑色素瘤的可能征象。

5.根据肿瘤色素的多少,恶性黑色素瘤可表现为黑色、棕色或淡红色。

6.恶性黑色素瘤可以沿眼表蔓延,也可以侵入眼内和全身转移。

**【诊断】**

1.根据患者为中老年,肿块生长迅速,并富于色素和血管,可以诊断。

2.必要时行活检进行病理组织学检查。

**【治疗原则】**

1.首先对怀疑为恶性黑色素瘤的病灶组织做活检,如病灶局限,则将整个瘤体切除以明确诊断。

2.边缘切除干净,无肿瘤细胞者应定期密切随访。

3.切缘残留可疑肿瘤细胞浸润者,对可疑范围做冷冻治疗,或在 5 周内行 600～1000rd 的 β 射线治疗。

4.原发性获得性黑色素沉着症恶变的病例,对可疑范围做结膜和角巩膜板层切除,继以冷冻治疗。

5.眼内和眶内已经被肿瘤波及,或手术与放疗后复发的病例可行眶内容物剜出术。但至今未能确切评估其对延长生命的意义。

**【治疗目标】**

完整切除肿瘤。

# 第三节 角膜变性与营养不良

角膜变性是一种较常见的角膜病,以往常将其与角膜营养不良混为一起,其实它们是临床上两种性质不同的角膜病。前者是继发于炎症、外伤、代谢或老年性退化等一系列复杂变化,而病因又不十分清楚的角膜病变。多为后天获得性疾病,无家族遗传性。其发病时间较晚,多数为成人罹病。单眼或双眼均可发病,有时可伴有角膜新生血管。因此,角膜变性是继发性角膜组织退化变性并使其功能减退的角膜病变。而角膜营养不良是一系列与家族遗传有关的原发性、具有病理组织学特征的角膜病变,一般不伴有其他眼部或全身病。目前认为是正常角膜组织中的某种细胞受到某种异常基因决定而使其结构和功能受到进行性损害的过程。发病年龄较早,大多数在 20 岁以前,病情进展颇为缓慢。大多数为双眼对称性,好发于角膜中央,不伴有任何炎症现象,不发生新生血管。病理特征性改变为双眼角膜有异常物质沉积。

角膜变性的临床意义多数不甚重要,有些还是正常的老年变化过程,如角膜老年环等,因而在临床上常被疏忽。

## 一、角膜老年环

临床上多见于老年人,据统计,60～69 岁人群中 80％有此环,70～79 岁者占 90％,而 80 岁以上几乎皆具此环。在 30 岁以下者亦可发病,称为"青年环"。

### 【病因】

过去认为高脂蛋白血症引起的脂质代谢紊乱是本病的原因,但近来的研究报告表明老年环与高脂蛋白血症并非绝对平行。可见其病因较为复杂,角膜组织结构及代谢方面的老年变化可能是其发病的基础。角膜缘毛细血管的退行性变,血清溶脂能力降低,脂质代谢紊乱等因素,均为形成老年环的条件。

### 【临床表现】

为双眼对称发病,若出现单眼发病时,在未出现病变侧,可能有颈动脉阻塞性疾患。该环为角膜周边出现宽 1.5～2.0mm 的灰白色混浊区,其形成是先下、上,而后内、外,最后联合成环形。其外界与角膜缘之间有一条狭窄透明带(0.3～1mm)相隔,内界则较模糊。裂隙灯下见混浊位于后弹力膜前的深基质层内。

### 【病理】

冰冻切片用苏丹Ⅲ染色时,可见角膜环是由油滴状脂质构成。光镜下显示前弹力膜、基质浅层有类脂颗粒沉着,但均局限于变性的区域内。对于变性时间较长者,类脂颗粒可向基质深层的纤维板层扩散,内皮层偶尔可见此类颗粒。脂质主要沉着于周边角膜,以前弹力膜为最多,其次为后弹力膜,而在基质板层间则相对较少。细胞内未见脂质。组织化学与免疫荧光法证明沉积于角膜环的脂质是低密度脂蛋白。

### 【治疗】

因其无自觉症状,对视力不受影响,故无需治疗。

## 二、带状角膜病变

带状角膜病变或角膜带状变性又称为钙沉着性角膜病变,是一种钙质沉着性角膜变性。由 Dixon 于 1848 年最先报告。

### 【病因】

带状角膜病变常发生于较严重慢性眼病的后期,如色素膜炎、角膜基质炎、青光眼及眼球萎缩等,尤其伴有青年性类风湿性关节炎的色素膜炎患者。有钙、磷代谢紊乱的全身病,如甲状旁腺机能亢进使血钙增高,慢性肾衰竭等可引起血清钙、磷代谢障碍使钙盐沉着于角膜,亦易引起本病。此外维生素 D 中毒、慢性与汞或甘汞等物质接触(汞可引起角膜胶原纤维变化致钙质沉着变性)、遗传性因素(如原发遗传性带状角膜病变)等也可发生此病。钙盐于碱性环境中更易沉着,对干眼症或暴露性角膜炎患者,其泪液中二氧化碳减少趋于碱性,若出现带状角膜病变,其病情进展比一般患者迅速。有报告在视网膜脱离复位及玻璃体手术注入眼内硅油后可引起本病,可能由房水循环障碍所致。亦有人认为长期局部应用强的松龙或磷酸地塞米松等皮质类固醇激素类药物,由于增加了泪液和角膜基质的磷酸盐浓度,也可促使本病发生。

**【临床表现】**

本病可发生于各种年龄,多为单眼,亦可双眼发病。病变缓慢发展,可长达 10 年以上。初期的角膜混浊极轻微,肉眼不易发现。混浊明显时可见其位于睑裂部暴露区角膜,相当于前弹力膜水平,分别在鼻、颞侧近周边处,陆续出现钙质性灰白色或白色混浊斑,混浊区与角膜缘之间有一条约 1mm 的狭窄透明带将其隔开。混浊区的中央侧较模糊,可向中央缓慢地扩展。经多年变化后两端混浊才能相接,融合成 3~5mm 宽的带状病变。有时可伴新生血管生长。裂隙灯检查可见混浊钙斑内有透明小孔,是三叉神经穿过前弹力膜的通道。混浊区由上皮下、前弹力膜及基质浅层的沉着物所构成。混浊斑可逐渐致密、增厚,使其上方的上皮隆起,粗糙不平,甚至发生上皮糜烂,引起畏光、流泪及眼磨痛等刺激症状。晚期患者的视力可明显减退。

**【病理】**

早期在前弹力膜周边部有局灶性嗜碱性点状钙质沉着,上皮细胞基底膜亦呈嗜碱性着色。随病情向中央发展,前弹力膜进一步钙化并出现断裂,浅基质亦可有类似改变。而代之以无血管的纤维组织,透明质样物进入。前弹力膜钙质沉着及钙化断片可伸入上皮细胞层使之变成厚度不均,且常有上皮下纤维增生的组织。电镜下前弹力膜内有大小不一的高电子密度的钙化小球及斑点。有的周边部钙化小球的电子密度较中央部为浓密,有的则中央较浓密,周边较淡。

**【治疗】**

轻症患者无需治疗。当发生上皮糜烂引起刺激症状时,可配戴软性角膜接触镜。病变较严重影响视力及美容时,可应用 0.37% 依地酸二钠(乙二胺四乙酸二钠,EDTA-$Na_2$)点眼,每日 4~6 次。点药前最好用海绵棒轻轻将钙质沉着物擦掉。有人采用金刚磨石来磨光钙沉淀物取得较好效果。亦可在表麻下先刮除角膜上皮,再在病变处敷以浸有 EDTA-$Na_2$(0.01~0.05M)的纤维海绵片,数分钟后再刮除钙质。可重复多次直至刮净钙质为止。术后应涂消炎眼膏,局部加压包扎至上皮再生为止。此外,对较严重病例,还可考虑作光学性虹膜切除,角膜表层切除联合羊膜移植或板层角膜移植。对眼球萎缩无光感者,为解除痛苦可作眼球摘除。对继发于全身病者,还必须重视治疗原发病,以减少复发。

# 三、Terrien 角膜边缘性变性

Terrien 角膜边缘性变性是一种发生于角膜边缘进展较慢的非炎症性角膜变薄病变。亦称为角膜周边部沟状变性或扩张性角膜边缘营养不良。

## 【病因】

确切病因尚不清楚,据认为可能与内分泌紊乱、胶原性疾病眼部表现、神经营养障碍或角膜缘毛细血管营养障碍等因素有关。近来有人认为是一种自身免疫性疾病。

## 【临床表现】

本病约 75% 患者为男性,多数在 20～40 岁发病。通常双眼同时受累,但病情进展和轻重常不一致。病程较长而进展缓慢,有时可达 20 年或更久。年长病例其角膜变薄的进展速度更慢。病变多开始于角膜上方,早期形似老年环,在周边出现细小点状基质层混浊,此混浊与角膜缘平行且与之存在一间隔,有血管自角膜缘通过此间隔伸入混浊区。在血管翳末端有黄白色条状脂质沉着。病变区缓慢地进行性变薄,呈弧形沟状凹陷带,病变可向中央及两侧扩展。沟的靠角膜中央侧边缘陡峭,靠周边侧呈斜坡状,沟的底部角膜甚薄,在眼压作用下向前膨隆。角膜上皮通常保持完整。早期因缺少自觉症状,常被忽略。随着病情的逐渐发展可出现轻度刺激症状,如畏光、流泪及异物感等。晚期由于角膜病变区向前膨隆,产生明显的角膜散光而有不同程度的视力下降。偶有因轻微外伤或自发性地引起角膜最薄处穿孔。

随着病情发展,Francois 将其分为四期:

1.浸润期　上方角膜周边部出现与角膜缘平行的 2～3mm 宽灰白色混浊带,伴有新生血管长入。周围的球结膜轻度充血扩张。

2.变性期　病变波及基质层,组织发生变性而变薄,渐被融解吸收,沟槽内有脂质沉着,浅层组织形成一条弧形血管性沟状凹陷带。

3.膨隆期　病变区角膜继续变薄,出现单个或多个 1.5～3.0mm 或更宽的菲薄囊泡样膨隆区,呈小囊肿样外观。此时可有显著的逆规性散光。

4.圆锥角膜期　在眼压作用下,因病变区组织张力显著下降,使角膜膨隆呈圆锥状,病变可波及中央或旁中央,呈现圆锥角膜样外观。此时当咳嗽或轻微外伤,有时甚至自发性发生菲薄处角膜破裂,致房水外流,虹膜脱出,继之发生黏连性角膜白斑。严重者有报告角膜破裂后发生虹膜、晶状体及玻璃体脱出。若不及时处理可毁坏眼球。

## 【病理】

病变处角膜明显变薄,基底膜及前弹力膜受到严重破坏,甚至消失。基质层胶原纤维发生退变及脂质浸润,有结缔组织及血管形成。后弹力膜向前膨出处仅与上皮层相隔一薄层纤维血管性结缔组织。上皮层及内皮细胞层尚保持完整。电镜下基质层被具有高度溶酶体酶活性的细胞所破坏。

## 【治疗】

目前尚缺乏有效药物治疗。早期可用光学法矫正散光。反复发作的炎症病变可考虑应用皮质类固醇激素治疗。曾有人用间隔烧灼病变区方法以降低角膜散光,因烧灼的时间、温度难于掌握,现已少使用。应用板层角膜移植或表面角膜镜片术,可获较好的疗效。据作者经验,应尽早施行部分板层角膜移植,选用较厚包括少许巩膜的角膜移植片,作较病变范围稍大的移植,不但能降低角膜散光,提高视力,而且能较有效地控制病情发展,可预防角膜穿破。

## 四、大泡性角膜病变

角膜内皮细胞特有的液体屏障和活跃的离子泵功能对于维持角膜的半脱水状态、正常厚度及透明性起着关键作用。角膜内皮细胞大量非正常死亡和丢失,将引起不同程度的角膜水肿,当角膜内皮的损失超过了其极限扩展移行能力时,就导致角膜不可逆的水肿和混浊,即大泡性角膜病变。常见的原因为眼球前段手术尤其是白内障摘除、人工晶体植入、无晶体眼玻璃体接触角膜内皮、绝对期青光眼、单疱病毒或带状疱疹病毒感染损伤内皮、角膜内皮营养不良等。

### 【临床表现】

患者多有上述病史,患眼雾视,轻症者晨起重,午后可改善。重者刺激症状明显,疼痛流泪,难以睁眼,特别是角膜上皮水泡破裂时最为明显。裂隙灯检查见角膜基质增厚水肿,上皮雾状或有大小不等水泡,角膜后层切面不清或皱褶水肿。病程久者角膜基质新生血管形成,基质层混浊,视力明显减退。

### 【治疗】

早期可局部应用高渗药物(如5%氯化钠盐水或眼膏,20%葡萄糖软膏等)辅以消炎抗感染局部用药。清晨时亦可用吹风机助其角膜前表面的水分蒸发。配戴角膜软接触镜可减轻磨痛并可增加视力,但需警惕感染。后期视力严重受损时可施行穿透性角膜移植术。对于已无视功能的疼痛性大泡性角膜病变,可采用角膜层间灼烙术,羊膜移植或结膜瓣遮盖以减轻症状。

## 五、角膜营养不良

正常角膜组织受某种异常基因的作用,而使其结构或(和)功能受到进行性损害的过程,称之为角膜营养不良。

角膜营养不良为遗传性眼病,大多为常染色体显性遗传,但其外显率与表现度有时不同。角膜营养不良一般不伴全身病,是原发于角膜上的病变。发病年龄一般较早,但病情进展极为缓慢。角膜营养不良为双眼对称性疾患,病变好发于角膜中央部,不伴炎症亦无新生血管,但具有某些特征性形态。一般结合病史及眼部表现可初步做出临床诊断。

角膜营养不良种类繁多,文献报告已达20多种,其中较常见者有:

### (一)上皮基底膜营养不良

Vogt(1930)首先报告本病的角膜病变呈指纹状外观,以后 Cogan 等(1964)又描述为点状和地图状形态,故上皮基底膜营养不良又称为地图状一点状一指纹状角膜营养不良,是前部角膜营养不良类中最常见的一种角膜病。可以引起复发性角膜糜烂,角膜受轻微损伤后不易愈合。由于表面不平,常使视力下降。本病多无遗传表现,少数病例为常染色体显性遗传。在有家族性的病例中,可于4~8岁即开始出现复发性角膜上皮糜烂的症状,但其发作频度随年龄的增加而逐渐减少。

**【病因】**

本病主要由于上皮细胞基底膜异常,引起上皮细胞与基底膜黏附不良并发生退变所致。

## 【临床表现】

本病主要见于成人,40 岁至 70 岁多见,女性稍多。本病为双眼病(也可为单眼),但双眼出现的角膜病变形态各异且不对称。在整个病程中,病变有时消时现的多变性。其大小、形状、部位时有变化,或为点状,或为地图状,也可出现指纹状或泡状多种形态。这几种形态可单独存在,但多数病人同时存在两种以上病变形态。每种形态都可自发地时消时现,并可变换病变位置、大小与形状。本病症状轻微,如发生角膜上皮糜烂可出现磨疼、畏光与流泪症状,亦可因角膜前表面不平而使视力变模糊。患者如无家族史,可自发改善症状,预后较好。

**【病理】** 病变处的上皮细胞基底膜明显异常,增厚并呈多板状,且迷离至上皮细胞层之间,使上皮细胞层分成前后两部分。前部分上皮细胞近异常基底膜者,不与基底膜形成半桥粒体连合,因而易于脱落。后部分上皮细胞靠近异常基底膜者退变、液化、空泡化而形成囊肿样物。因其中含有退化变形的细胞核,细胞质与脂质等碎屑,故为"假囊肿",是临床上所见到的点状病变。异常上皮细胞基底膜内,含有微细的纤丝颗粒物质,形成多个突起。临床上见到的地图状病变即为此异常上皮基底膜与其前部分上皮细胞组成的片状结构。临床上的指纹状病变则为异常上皮基底膜的多个突起与其前部上皮细胞组成的弯曲条状排列所致。临床上的泡状病变则为在正常上皮细胞基底膜与 Bowman 层间有一块纤维颗粒蛋白样物质堆集,将其上的上皮细胞层抬高所致。

## 【治疗】

局部应用润滑剂或高渗药物,可减轻部分症状。复发角膜糜烂时,应予以垫盖。配戴角膜接触镜,虽可改善症状和提高视力,但有继发感染的潜在危险。

当药物治疗无效时,可行机械式或 PTK 准分子激光切削法,去除病变的角膜上皮及其异常的基底膜。

## (二)颗粒状角膜营养不良

**【病因】**

本病为常染色体显性遗传,外显率约为 97%。经遗传连锁分析,已知本病是位于第 5 号染色体长臂 5tt31 上的转化生长因子 1L 诱导基因(TG-FB1)(BIGH3)的产物,命名角膜上皮素(KE)者,发生错义突变(R555W)所致。可能因此使角膜上皮细胞不能正常合成或加工其生物细胞膜,以致上皮细胞基底膜功能缺欠,使异常形成的沉着物在基质浅层沉着。

## 【临床表现】

童年开始发病,但一般无症状,不引起注意,往往到中年才被发现,男女均可罹病。本病为双眼对称性角膜病变。在裂隙灯下可见中央部角膜实质浅层有多个散发的、灰白色小点组成的面包渣样混浊。病变缓慢进展。混浊逐渐加多,融合变大。混浊之间角膜透明,形成局限的雪片状、星状、圈状、链状等不同形状的边界清楚而不规则的混浊,其大小、数量、个体间有差异。随着年龄的增长,病变可向四周及深部扩展,但周边部 2～3mm 始终保持透明。50 岁后混浊病变之间原为透明之处,亦开始轻度混浊,略呈毛玻璃状,视力开始减退。角膜表面一般较光滑,少数病人角膜表面轻微不平,偶可引起角膜上皮糜烂。

**【病理】**

光镜下可见角膜实质浅层或上皮下,出现一种着色深、嗜酸性杆状或梯形透明质沉着物。用 Masson 二重染色,沉着物呈亮红色;上皮细胞层、Deseemet 膜与内皮细胞层未受侵犯。电镜下,可见出现在实质浅层或上皮下的沉着物,为不规则的杆状(100~150pm 宽)的高电子密度结构。其四周绕以管状微丝(8~10nm 直径)。组织化学法证明此沉着物可能是一种非胶原性纤丝蛋白,含有酪氨酸、色氨酸、精氨酸及含硫氨基酸。此外,沉着物中还有磷脂存在。免疫组织学染色证明对微丝蛋白抗体呈阳性反应。

**【治疗】**

早期无症状,视力好无需治疗。晚期当病灶融合出现较大面积混浊影响视力时,可行穿透或板层角膜移植,术后一般效果较好。但有报告板层移植后半年至 1 年,层间有病灶复发,且复发后预后更差。

## (三)Fuchs 角膜内皮营养不良

本病的特点是在角膜内皮细胞与 Descemet 膜之间,缓慢地由中央向周边,进行性地形成滴状赘疣。当其增大并向前房突出时,角膜内皮细胞被挤长并脱落,由邻近内皮细胞扩展覆盖缺损区。由于角膜内皮细胞数目日渐减少,密度降低,六角形百分比下降,细胞形态变异,而导致原发性角膜内皮失代偿,产生大泡性角膜病变。

**【临床表现】**

本病发病晚,常于中年后开始发病,女性较男性多。病情进展极为缓慢。本病分为三期,先后可达 20 年或更长的时间。

1.第一期　角膜滴状赘疣又名"滴状角膜"期:本病为双眼病,但双侧常均匀对称。此期患者无自觉症状,采用裂隙灯直接照明法检查时,可见角膜中央部的后表面有多个细小的、向后突起的滴状赘疣,略带青铜色;用后照明法时,显示在内皮表面,有散在的、圆形、折光性金色小凹;用与角膜相切的宽光带照明法时,可见 Descemet 膜呈现金箔状变厚,并具一些不规则的灰色混浊斑点于其上。采用内皮镜检查时,可见在内皮细胞正常镶嵌形态下出现一些黑区。角膜滴状赘疣的出现并不意味着它具有本病的诊断体征,因为多数情况下,它并不发展成 Fuchs 角膜营养不良,而只是老年性角膜内皮细胞退变所产生的产物。角膜滴状赘疣也可以是本病的早期表现,随着病情的进展,滴状赘疣的数量可逐渐加多,互相融合并向周边部扩展,侵及全角膜的后面。内皮细胞生物泵的功能一旦丢失,则进入本病的第二期。

2.第二期　实质性与上皮性水肿期亦即原发性角膜失代偿期:此期患者视力下降,出现疼痛并进行性加剧。当角膜内皮细胞密度下降,角膜内皮生物泵功能失常后,裂隙灯下可见角膜水肿从 Descemet 膜前的实质层开始,Descemet 膜出现皱褶,角膜厚度增加,实质层如毛玻璃样轻度混浊。继而角膜上皮呈微囊状水肿,角膜表面不平,患者常在清晨时视力恶化,日间由于角膜前表面的水分被蒸发,上皮水肿有所好转,视力因而改善。当眼压增高时,上皮水肿加剧。角膜上皮与上皮下水肿可融合成水泡及大泡,泡破后眼部剧疼。

3.第三期　结疤期:角膜长期水肿可导致角膜血管新生,而在上皮下弥漫地形成结缔组织层。多次反复发作大泡破裂者,更易形成瘢痕。角膜结疤后知觉减退,上皮水肿减轻,疼痛有所缓解,但视力更趋下降。

【治疗】

第一期无需治疗。角膜内皮失代偿的治疗参考大泡性角膜病变。

# 第四章　耳部先天性疾病

## 第一节　先天性耳前瘘管

先天性耳前瘘管是胚胎时期的第一鳃沟融合不全所形成的遗迹,是耳科常见的先天性畸形之一。

本病为一种遗传性疾病,先天性耳前瘘管感染的主要致病菌为厌氧菌及金黄色葡萄球菌等。

### 一、临床表现

未感染的先天性耳前瘘管一般无症状,可有少许分泌物自管口溢出。发生感染的先天性耳前瘘管局部有红肿、疼痛及流脓;感染可反复发作,致使局部皮肤溃烂、迁延不愈。

检查可见患耳前有小的瘘管口,以探针可探之有管腔。管口 90% 位于耳轮脚前,少数位于屏间切迹至同侧口角的连线上,或位于耳郭等少见部位。急性感染者局部可充血、水肿及压痛,成脓者有波动感;长期反复感染者局部可有肉芽组织及瘢痕形成,可有溢脓孔。

### 二、治疗

(1)无症状者可不做处理。局部瘙痒、有分泌物溢出者,宜行手术切除。

(2)急性感染时,先行抗感染治疗,对已形成脓肿者应切开引流,待炎症消退后行瘘管切除术。

(3)按瘘口位置和瘘管走向,注意与第一鳃裂瘘管相鉴别。术中可用探针引导,或术前注入染料等标记溶液示踪瘘管。

(4)手术时可沿皮纹方向在瘘口处做梭形切口,顺耳轮脚方向延长,沿瘘管走行方向分离,将瘘管及其分支彻底切除,并切除其末端附着的软骨。若有炎性肉芽组织应一并切除。

### 三、预后及预防

(1)无感染史者,应注意保持局部清洁,避免用手挤压刺激,以减少感染的机会。

(2)手术如果切除不干净,有上皮组织残留,易复发并反复感染。切除彻底者,预后良好。

# 第二节　第一腮裂瘘管

第一鳃裂瘘管是第一鳃裂发育异常导致,与外耳道关系密切,亦称先天性外耳道瘘。胚胎第 24 周第一腮沟腹侧消失不全,即可形成与外耳道关系密切的外胚层组织残留。可表现为囊肿、瘘管、窦道等多种形式,可单独存在,亦可伴有耳郭及外耳道畸形。

## 一、病理

病理特征与先天性耳前瘘管基本相同,但瘘口位置与瘘管走向不同。外瘘口多位于患侧下颌角附近、耳郭后下或乳突尖下方;内口或者盲端多位于或指向同侧外耳道的后壁和下壁。可表现为囊肿、瘘管或窦道等形式。

## 二、临床表现

瘘管开口较小,多位于患侧下颌角附近、耳郭后下方或乳突尖前下方。位于外耳道壁的瘘口难以察觉,多数出现症状后始被发现。按表现形式不同,可分为下列几种类型。

1.囊肿型　表现为耳垂下方进行性增大的囊性包块,常位于腮腺深面或部分包埋在腮腺内,与皮肤无明显粘连,与面神经颞骨外主干相邻。伴有炎症时,肿块明显增大并伴有疼痛,炎症消退后包块缩小,但不能消失。炎症加重时,局部脓肿形成,耳后或耳下区皮肤破溃,脓液排出形成耳后瘘管。

2.窦道型　表现为耳后或耳垂下方包块与囊肿型相同,区别在于有窦道与外耳道相连,在外耳道软骨段与骨段之间在瘘口残存,形成外耳道峡部伸向耳郭后方或下方的窦道。窦道狭小,远端膨大,代谢产物聚集于囊袋内而膨大,若感染排脓,则在耳后或耳下区皮肤破溃,形成瘘管。

3.瘘管型　该型病变,有内、外两个开口。外口在耳垂下方或胸锁乳突肌前上 1/3 某一部位,内口开口位置不同:

(1)单纯瘘管型:由第一鳃裂发育异常形成,内口位于外耳道峡部(骨部与软骨补交界处)。

(2)复合瘘管型:发育障碍出现在闭锁膜形成之前,第一咽囊与第一鳃裂之间沟通,此型由外胚层组成的瘘管内口可追溯至由咽囊发育形成的鼓室腔或咽鼓管。

## 三、诊断

瘘口位置,囊性包块的性质,是临床上诊断和鉴别诊断的依据。注入显影剂后 X 线检查可了解瘘管的位置,大小,走向,是否存在内口。表现为耳后包块,或者因继发感染破溃成瘘时,应注意与化脓性中耳炎之耳后脓肿、腮腺囊肿,皮脂腺囊肿、耳后淋巴结炎、淋巴结结核等相鉴别。

### 四、治疗

手术彻底切除瘘管或囊肿是唯一有效的根治方法。已有感染者应在炎症控制后施行手术。

### 五、注意要点

手术可在经外瘘口注入染料示踪或在探针的引导下进行。由于瘘管和面神经颞骨外段关系密切，尤其是复发病例，前期的手术或感染会使瘘管周围产生瘢痕粘连，增加手术难度，必要时需行面神经解剖，以避免面瘫的发生。

### 六、预后及预防

未经治疗者，难免反复感染。手术后切口不愈和（或）复发，为管壁上皮组织残留所致。麻醉或牵拉所致术后面瘫多为暂时性，若误伤神经干或其分支，则可能出现永久性面瘫。

# 第三节　先天性耳畸形

## 一、外耳畸形

### （一）概述

先天性外耳畸形是由于胚胎时期第一、二鳃弓及其第一鳃沟的发育异常引起的一组颌面畸形，临床上常表现为耳廓畸形和外耳道闭锁，许多患者还同时伴有同侧下颌骨和面部软组织的发育不良。先天性小耳畸形是继唇、腭裂之后最为常见的面部畸形，也是导致面部不对称的最常见先天性畸形。

### （二）诊断要点

根据耳廓形态异常很容易做出先天性外耳畸形的诊断。根据外观形态表现可将对先天性外耳畸形分为 3 级。

1. Ⅰ级　外耳主要解剖结构存在，每部分结构能够被清晰地辨认，但与正常耳相比稍小。

2. Ⅱ级　耳廓的大小相当于正常的 1/2～2/3，解剖结构有更明显的缺失（如缺失耳垂或耳轮）。

3. Ⅲ级　最为常见，外观呈现花生状、腊肠状和舟状，大多伴外耳道闭锁、耳甲腔消失。

耳发育异常也可伴有颌面部及其他系统的发育异常，因此，外耳畸形可作为某些综合征的耳部异常表现，如第一、二鳃弓综合征、Godenhar 综合征（眼-耳-椎骨畸形综合征）、Treacher Collins 综合征及腮-耳-肾综合征等。

### （三）鉴别诊断

根据病史，排除其他后天性耳廓畸形即可明确诊断。

### (四)治疗要点

手术是先天性耳廓畸形的主要治疗方法。对于中年以上、肋软骨钙(骨)化失去弹性的患者,可考虑佩戴赝复体义耳。

1.手术时机　耳廓再造手术时机的选择应从心理及生理两方面考虑。耳廓畸形患儿上学后可能受到同学的嘲讽,很容易影响到患儿的心理发育,造成患儿性格孤僻、自卑等性格缺陷,所以,手术应考虑在学龄前完成。6岁儿童耳廓与成人相比仅差数毫米,耳垂部分几乎与成人一致,肋软骨的发育程度也可满足作为支架的需要。目前普遍认为耳廓再造手术的适宜年龄在6岁左右。

2.手术方式

(1)部分Ⅰ级的外耳畸形可以采用患耳卷曲软骨舒展和(或)复合组织移植的方法进行治疗,而不需选择耳廓再造的方法。

(2)Ⅱ、Ⅲ级小耳畸形的治疗主要采用耳廓再造术。目前国内外常应用肋软骨支架移植结合局部皮瓣、筋膜瓣加游离植皮覆盖的方法进行分期的耳廓再造术。手术分3期完成:

①1期手术:将扩张器置入残耳后方乳突皮下,扩张器植入后3~4天开始每日少量注水,注射量至50~60mL,维持扩张2~3个月后,可以获得足够覆盖耳廓支架的皮肤。

②2期手术:全耳廓再造。通常取右侧第6、7、8肋软骨雕刻耳廓支架,做蒂在前的耳后筋膜瓣及耳后皮瓣,将耳支架植入耳后皮瓣与耳后筋膜瓣之间,耳后创面植入中厚皮片。

③3期手术:切除残耳,塑造耳屏并加深耳甲腔。

## 二、先天性中耳畸形

先天性中耳畸形,可能单独存在,也可合并外耳畸形或合并内耳畸形。先天性中耳畸形包括鼓室畸形、听小骨畸形、咽鼓管畸形、面神经畸形及其他畸形。

### (一)分类

1.鼓室畸形　伴有外耳道闭锁的患者,大部分合并鼓膜缺失,外耳道狭窄患者常合并有小鼓膜。除了鼓膜畸形,鼓室其他各壁常见的畸形表现为先天性骨质缺损:鼓室天盖骨质缺损可合并硬脑膜及脑组织下垂,疝入鼓室内;鼓室底壁骨质缺失,颈静脉球可向鼓室内突出;鼓室内壁可出现前庭窗及蜗窗的狭窄、闭锁或窗裂;颞骨发育不全时,鼓室发育也会出现改变,鼓室变小较多见,完全缺失少见,鼓室被横行或纵行的骨性/膜性隔板分隔,形成上、下或内、外两室。

2.听小骨畸形　在听小骨畸形中,单个听骨或两个听骨畸形较多见,三个听骨均未发育罕见。合并外耳道闭锁者,以锤砧骨骨性融合,听骨链固定最为常见,其次是砧骨长脚、豆状突畸形,砧镫关节断裂或被纤维带替代,锤骨柄缺失或弯曲,锤砧关节中断,锤骨头及其周围韧带硬化固定,锤骨柄与鼓沟之间形成骨桥,砧骨体与相邻的骨壁硬化固定等。镫骨畸形包括镫骨头部断裂或缺失,镫骨足弓增粗或融合,镫骨足板固定、断裂或穿孔,镫骨环韧带缺失等。在单纯中耳畸形中,镫骨和前庭窗畸形较常见。

3.咽鼓管畸形　包括全程闭锁、狭窄,咽鼓管软骨段畸形,圆枕低平,咽鼓管咽口或鼓室口闭锁,以及先天性憩室、息肉、水平移位等。

4.面神经畸形　中耳畸形时常合并面神经畸形,但中耳畸形的严重程度与面神经畸形严重程度并不相关。常见的面神经畸形包括骨管部分或全部缺失,多发生于面神经鼓室段,裸露的面神经表面仅有薄层黏膜覆盖;面神经骨管增厚狭窄,情况严重时可发生完全性或不完全性面瘫。面神经行程可发生异常,出现鼓室段向下移位、锥曲段向后上或前下移位、垂直段向前移位。面神经可形成异常分支,如鼓室段、乳突段可分为两支或数支,位置异常等。

5.其他　鼓室内肌肉出现畸形,如镫骨肌腱缺失、镫骨肌过长、过短或走行方向异常及附着点异常等。鼓膜张肌缺失少见,鼓室或面神经管内出现多余肌肉等。

### (二)临床表现

患者常表现为患耳听力下降,外观畸形。患儿双耳听力下降者,常伴有言语功能障碍。外、中耳畸形常合并有其他部位、特别是颌面部畸形。

### (三)辅助检查

1.听力学检查　尚有残存听力,能够配合的患者可行音叉试验或纯音听力检查。对于婴幼儿或不能配合的患者可行客观听力检查,包括声导抗测试、耳声发射及听觉诱发电位检查如耳蜗电图、听性脑干反应、听觉稳态反应、中潜伏期反应、听觉皮质反应、听觉事件相关电位等。

2.颞骨高分辨率薄层CT及MRI检查　了解外耳、中耳发育情况,鼓室、乳突气化情况及面神经有无畸形等。还应注意内耳、内耳道有无畸形。

### (四)诊断及治疗

依据患者病史、症状、体征及辅助检查,可确诊先天性外、中耳畸形。治疗主要依靠手术治疗。通过重建外耳道及中耳,提高听力。对于有残余听力不愿手术或因各种原因不能手术的患者,可佩戴助听器。也可以行耳郭、外耳道成形术,改善外观后佩戴助听器。如果患者合并有胆脂瘤,无论是否能矫正畸形,均应手术清除胆脂瘤病变。

## 三、先天性内耳畸形

先天性内耳畸形可能的原因包括遗传因素,母孕早期感染性疾病,或受X射线、微波、电磁辐射、药物中毒的伤害,至内耳发育异常。

### (一)分类

目前的分类方法并不全面,有待于进一步完善。

1.米歇尔畸形　内耳完全未发育,部分患者颞骨岩部也未发育,常染色体显性遗传,常伴有其他器官畸形和智力发育障碍。

2.蒙底尼畸形　耳蜗底周已发育,第2周及顶周发育不全;耳蜗水管、内淋巴管、前庭池可合并畸形;半规管可缺如或两侧半规管大小不一;两窗可伴有畸形。CT显示耳蜗扁平,除底周外,其余部分仅表现为骨瘘样结构。常染色体显性遗传,单耳或双耳受累,可伴发短颈畸形综合征、甲状腺耳聋综合征、额部白化、鼻根增宽、耳聋综合征以及颌面部发育不全等。

3.宾-亚历山大畸形　骨迷路发育正常,蜗管分化不全,主要病变位于耳蜗底周螺旋器及螺旋神经节。常染色体显性遗传,患者高频听力损失严重,低频残存听力尚可利用。

4.赛贝畸形　骨迷路及膜迷路上部结构包括椭圆囊、半规管发育正常,畸形局限于蜗管和球囊,又称为耳蜗球囊畸形。常染色体隐性遗传。

5.共同腔　耳蜗和前庭形成一个共同的大腔,内部结构不全,又称囊状耳蜗。半规管正常或发育不全。

6.前庭-外半规管发育不全　前庭扩大,外半规管短而宽,其余半规管正常。

7.大前庭导水管　前庭导水管扩大,合并正常的半规管,前庭正常或扩大。

## (二)临床表现

1.听力障碍　先天性内耳畸形患儿大多数患有严重的听力下降,出生后即为重度聋或极重度聋。Mondini 畸形耳蜗底周已发育,可能保留部分高频听力,单纯前庭导水管扩大患者出生时听力可以较差,也可以正常。听力正常者幼年或青年时出现突聋或波动性耳聋。

2.耳鸣　临床上较少见。

3.眩晕　伴有前庭器畸形时,可出现眩晕和平衡失调。大前庭导水管综合征患者受到强声刺激时,可出现眩晕和眼震(Tullio 现象)。

4.脑脊液耳漏或鼻漏　某些先天性内耳畸形患者,蛛网膜下隙与内耳、中耳之间存在先天性瘘管,在人工耳蜗植入手术时可出现脑脊液耳漏或鼻漏。

## (三)辅助检查

1.听力学检查　包括主观听力检查和客观听力检查。

2.颞骨高分辨率薄层CT及三维重建　可显示内耳骨迷路、耳蜗、前庭、前庭导水管的多种畸形。

3.膜迷路 MR 三维重建及水成像　可显示内耳膜迷路及立体形态,判断其发言情况及畸形。

4.家系调查　对患者家系行全面调查,特别是行听力学检查,尽可能行耳聋基因筛查,画出家系图。

## (四)诊断及治疗

依据病史、症状、体征及辅助检查可确诊,根据患者病情及意愿行佩戴助听器,人工听觉装置植入(振动声桥、骨桥或骨锚式助听器)和人工耳蜗植入。

# 第五章　耳聋

## 第一节　先天性耳聋

先天性耳聋是指出生即存在的耳聋,可分为遗传性和非遗传性两大类,可累及一侧耳或两侧耳,所谓先天性耳聋只说明疾病发生的时间,先天聋又可分为传导性、感音神经性和混合性三类。

先天遗传性耳聋是由于染色体或基因携带致聋因子于受精卵中所致,其遗传方式可为显性遗传、隐性遗传或伴性遗传。可表现为外耳、中耳、内耳发育畸形。先天非遗传性(获得性)耳聋为受母体或外界因素影响,在宫内胚胎发育期或围生期致聋者,常见如母妊娠期病毒感染、应用耳毒性药物及发育未成熟儿、宫内或新生儿缺氧,分娩时新生儿头颅创伤等致。据统计先天聋儿占新生儿 1/(1000～2000),其中遗传聋发病率占 1/3～1/2。

由内耳发育畸形致成的先天感音聋有四种基本病理类型。

1.Michel 型　此型最重,内耳完全性发育缺陷,甚至伴听神经缺如,可伴其他畸形,智力低下等,多见于母妊娠期致聋。

2.Mondini 型　耳蜗平坦仅有底回,也可无耳蜗或仅为一未分化囊泡,前庭器和听神经及中耳可有发育障碍,常见于 Klippel 综合征。

3.Scheibe 型　仅圆囊及蜗管发育障碍,骨迷路、椭圆囊及半规管发育正常,为最常见的一型,多为常染色体隐性遗传。

4.Alexander 型　蜗管发育不良,底回螺旋器及邻近螺旋神经节细胞最多受累,致高频听力损失。

## 一、诊断

### (一)临床表现

患者常会有耳痛、耳鸣,耳流脓及听力下降。有剧烈头痛、发热、寒战、耳痛、眩晕、恶心、呕吐等症状。

### (二)辅助检查

CT 扫描可确定有无内耳耳蜗及前庭或内听道畸形。亦可发现外耳道有无骨性闭锁或中耳畸形。

## (三)诊断要点

(1)详细询问病史,以确定耳聋发生的时间是否为先天性,根据正常婴儿听力言语发育规律提示家长进行回忆,以提供诊断线索,如正常新生儿应对声响引起惊跳反射,4个月以后应能注意及寻找声源,9~12月开始咿呀学语等。

(2)获取病因诊断线索,了解是否存在听力高危因素。

①胎儿期因素:a.家族或直系亲属中有耳聋患者,特别是儿童期即发现耳聋者;b.父母近亲婚配;c.母妊娠期有病毒感染史;d.母妊娠期应用耳毒性药物史;e.母患代谢病或内分泌病。

②新生儿期因素:a.颅面结构异常或畸形;b.血胆红素超过 $34\mu mol/L$;c.出生体重低于1500g;d.Apgar 评分5分钟低于 5 分;e.NICU 监护史。

(3)耳科及全身检查确定有无畸形或智力发育障碍。

(4)听力学检查可根据患儿年龄及设备条件选择适当测试方法,如脑干电反应测听或耳声发射。

(5)CT 扫描可确定有无内耳耳蜗及前庭或内听道畸形。亦可发现外耳道有无骨性闭锁或中耳畸形。

## 二、治疗

1.药物治疗　对于听力稳定的先天性聋目前尚无有效的药物治疗方法,先天性聋患者如果出现波动性、进行性的听力下降应尽早联合使用扩张内耳血管、营养神经的药物及糖皮质激素类药物,尽量保存残留听力。

2.配戴助听器　助听器验配一般需经过耳科医师或听力学专家详细检查后才能正确选用。一般而言,中度听力损失者使用助听器后获益最大,单侧耳聋一般不需要配用助听器。

3.外科治疗　外耳道及中耳畸形一般为传导性听力障碍,以手术治疗为主,通过手术可建立正常的传音结构或安装助听器达到提高听力的要求。对于重度和极重度感音神经性聋患儿,经助听器训练不能获得应用听力者应视人工耳蜗植入治疗为首选。患有内耳畸形的患者需由专科医师评估能否置入人工耳蜗。

4.听觉和言语训练　听觉训练是借助助听器或植入人工耳蜗后获得的听力,通过长期有计划的声响和言语刺激,逐步培养其聆听习惯,提高听觉察觉、听觉注意、听觉定位及识别、记忆等方面的能力。言语训练是依据听觉、视觉和触觉等互补功能,借助适宜的一起,以科学的教学法训练聋儿发声,读唇,进而理解并积累词汇,掌握语法规则,准确表达思想感情。通过听觉与言语训练,使残余听功能或人工听功能充分发挥作用,达到正常或接近正常的社会交流目的。

## 三、预后及预防

先天性聋治疗预后虽然不太理想,但注重防治一些致聋因素是可以减少发生的。

(1)广泛宣传杜绝近亲结婚,开展聋病婚前咨询,强化优生优育。

(2)孕期中应广泛进行卫生保健知识宣教,积极预防传染病和其他疾病,加强围生期管理。

严格掌握耳毒药物的适应证和用药剂量。有计划地消灭引起先天性聋的流行病,如风小症、梅毒和助产外伤等。

（3）大力推广新生儿听力筛查,早期发现婴幼儿耳聋,及早利用残余听力或通过助听设备进行言语训练,使患儿获得言语功能。做到聋而不哑,利于患儿今后的生活自理,提高生命质量。

# 第二节　大前庭水管综合征

## 一、概述

大前庭水管综合征(LVAS)是一种以渐进性波动性听力下降为主的先天性内耳畸形,可同时伴有反复发作的耳鸣或眩晕等一系列临床症候群。通常表现为感音神经性聋,也有少部分患者表现为混合性聋。

它是一种常染色体隐性遗传性聋,主要致病基因是 SLC26A4 基因。SLC26A4 基因突变是先天性聋以及儿童迟发性聋和突发性聋的主要原因之一,约占儿童和青少年感音神经性聋的 $15\%\sim21\%$,约占先天性内耳畸形的 $31.5\%$。感冒和外伤常是发病诱因,即使轻微的头部外伤也可引起突发的重度感音神经性聋和眩晕。

## 二、分型与特点

按前庭水管发育异常程度及其相应特点,将其简化为三种类型。

1.严重型　前庭水管发育异常扩大,管口多呈溶冰状裂孔样缺损,内耳结构显著畸形。特点:先天性重度耳聋,常伴智力发育不全。

2.中重度型　前庭水管口呈放射状裂孔样缺损,少数伴有耳蜗或前庭结构与形态上发育不良。特点:①大部分患儿在婴幼儿、学龄前期或学龄期才发现听力差而引起重视,小部分出生时就表现听力差;②遇头部外伤、感冒、过度疲劳等诱因即引发或加重听力下降;③病情呈进行性发展。

3.轻度单纯型　前庭水管口呈单个或几个裂纹状缺损,裂纹表面有膜状组织覆盖。平时听力尚可,多数在发病后经 CT 或 MRI 扫描时才发现前庭水管异常,伴发内耳畸形者较少。

## 三、诊断要点

### (一)症状与体征

(1)可从出生后至青春期这一年龄段内任何时期发病,发病突然或隐匿。

(2)先天性或渐进性和波动性的听力下降:高频听力损失为主,混杂有低频传导性成分。

(3)双耳受累多见,听力损失多为重度至极重度,严重者可有言语障碍。

(4)大龄儿童或成年人会主诉有耳鸣。

（5）约 1/3 患者有前庭症状，可反复发作眩晕，也可有平衡障碍症状。

（6）部分患者有明确的发热或头部碰撞后诱发耳聋或耳聋加重的病史。

### （二）特殊检查

1.听力学检查　①纯音测听一般为感音神经性听力下降，听力曲线呈由低频至高频阶梯状下降图形，低频常可见气骨导差；②声导抗有助于判断中耳有无异常；③听性脑干反应（ABR）对不合作的婴幼儿可在服用镇静药的情况下进行，显示听觉外周通路受阻，部分患者可见负向波；④前庭功能检查眼震电图显示对冷热实验反应低下或无反应，但此项检查不适用于年龄较小的儿童。

2.影像学检查　包括颞骨高分辨率 CT、内耳 MRI 扫描以及内耳影像三维重建等。颞骨高分辨率 CT 轴位片在外半规管层面或其相邻的上、下层面中，可见前庭水管和外口。正常情况下，其位于岩骨后缘，仅可见一浅而微小的骨性切迹。Valvassori 等于 1978 年提出了前庭水管扩大的影像学诊断标准：前庭水管外口与总脚或狭部后方中点的直径＞1.5mm 即可判断为前庭水管扩大；也有人认为 CT 横断面外口宽度应＞2.0mm。大前庭水管的 CT 特点为：岩骨后缘的外口扩大，如一深大的三角形缺损区，其边缘清晰、锐利，内端多与前庭或总脚"直接相通"，前庭水管之最大径＞1.5mm。MRI 内耳水成像可清晰显示扩大的内淋巴管和内淋巴囊。影像学检查是大前庭水管综合征诊断的金标准。

3.基因诊断　可进行 SLC26A4 基因的筛查与检测。

## 四、鉴别诊断

听力存在气骨导差应与鼓室硬化、耳硬化症或中耳炎鉴别。听力下降伴有耳鸣及眩晕主诉，应与梅尼埃病鉴别。以突发听力下降为首发表现的应注意与突发性聋鉴别。听力检查及影像学资料可协助鉴别诊断。

## 五、治疗

虽然大前庭水管综合征是一种先天发育畸形，但出生后出现的波动性或渐进性感音神经性听力下降，及时药物治疗，听力可以得到改善甚至恢复到发病前水平，因此，早期应积极药物治疗。

1.药物治疗　听力急剧下降时可按照突发性聋治疗原则，采用激素和改善内耳微循环代谢的药物治疗，尽可能地恢复听力，争取患儿有一个较长时间维持听力的较好阶段，这对小儿语言发育非常有益。改善内耳微循环代谢药物如银杏叶提取物等，可按体重调整剂量。

2.手术治疗　对于应用药物治疗效果不佳者，可在系统治疗的基础上观察 3 个月，如果听力无好转迹象即可选配助听器。而如果助听器无助于听力的改善，则应建议进行人工耳蜗植入等。人工耳蜗植入对大前庭水管综合征导致的重度、极重度聋患者很有帮助，术后效果比较理想。

3.加强语言训练　根据患者的实际情况，应当酌情加强听力下降患儿的言语训练，使之在学语期能保持良好的实用听力，为言语训练创造条件。

# 第三节 传导性聋

外耳和中耳病变不同程度地影响传音及增益功能,使达到内耳的声能减弱,从而引起的听力下降称为传导性聋。

## 一、病因

1.按照疾病种类分类 外耳或中耳的炎症、外伤、畸形或肿瘤等都可能造成传导性聋。

2.按照发病部位分类 发生在外耳道、鼓膜、听骨链、前庭窗和(或)蜗窗的病损都可能造成传导性聋。

根据以上分类,常见的引起传导性聋的疾病包括外耳道先天性或者后天性闭锁、各种原因引起的外耳道堵塞(耵聍栓塞、外耳道炎症、疖肿、异物、肿瘤等)、鼓膜穿孔、鼓膜炎症、各种急慢性中耳炎及其后遗症、耳硬化症、听骨链中断或脱位、中耳肿瘤、中耳畸形、前庭窗或蜗窗发育不全等。

## 二、诊断

传导性聋的诊断包括临床表现、听力检查和病因诊断。

1.临床表现

(1)症状:不同程度的听力下降可以伴随耳闷堵感或耳鸣,患者一般讲话时言语音量正常或降低,在听到的声音音量增加时可以听清,对患者的言语发育和言语清晰程度没有影响或者影响程度较轻。

(2)专科检查:根据原发疾病不同可以有不同体征。

(3)音叉检查:①Rinne test:骨导>气导(阴性)。②Weber test:偏向患侧。③Schwabach test:骨导延长。④Gelle test:耳硬化症或听骨链固定时声音无变化(阴性)。

2.听力检查

(1)纯音测听检查:气导听阈提高(表现在听力图上为气导曲线下降);骨导听阈正常,骨-气导差>10dB。一般情况下,如果骨-气导差>60dB,要考虑前庭窗和蜗窗闭锁的可能性。此外,前庭导水管扩大综合征时纯音测听检查经常会出现低频部分明显的骨-气导差;而分泌性中耳炎常因中耳积液的影响造成高频骨-气导差减小,需要予以关注。

(2)声导抗测试:根据病因不同,鼓室导抗图可以表现为 B、C、D、A、Ad、As 等型。常无法引出声反射。

(3)ABR 检查:气导耳机给声时,ABR 可以出现 I 波潜伏期延长,V 波潜伏期-强度曲线后移,ABR 阈值升高。采用骨导耳机给声时,ABR 检查表现正常。

(4)耳声发射检查:通常无法引出。

(5)影像学检查:目前普遍采用的是高分辨颞骨薄层 CT 影像学的方法用于了解耳部结构和疾病。

3.病因诊断　根据临床表现、专科检查和听力检查,传导性聋诊断比较容易。但临床上在病因明确时一般只诊断相应疾病,只在原发病因尚不确定时才诊断为传导性聋。

## 三、治疗

传导性聋病因较明确,诊断不难,可根据病因进行相应治疗。

（1）鼓膜修补术与各型鼓室成形术仍是目前治疗传导性聋的主要方法。

（2）选配适宜的助听器对于增强传导性聋患者的社交能力亦有帮助。

（3）通过手术矫治因镫骨固定而造成的传音障碍,以恢复或改善听力。

# 第四节　中毒性聋

中毒性聋是指应用或接触某些治疗性药物或化学物质后引起的耳蜗及前庭损害;水杨酸类及奎宁的耳毒性,链霉素等一系列氨基糖苷类抗生素应用于临床,使发病率日益增多,以后又发现袢利尿药和抗肿瘤化疗药物如顺铂等均具明显耳毒性。

1.耳毒性抗生素类　最主要为氨基糖苷类抗生素,包括双氢链霉素、链霉素硫酸盐、新霉素、卡那霉素和庆大霉素等。其他抗生素如多黏菌素 B、万古霉素、紫霉素、妥布霉素等全身应用也可致不同程度耳毒性,红霉素局部应用于中耳已证实可致内耳损伤。用药剂量和用药时间、联合应用其他耳毒性药物、家族或个体易感性、肾功能不全、婴幼儿与老年及原已存在耳蜗前庭疾患等,均可影响药物中毒发生。动物实验中发现,吲哚美辛(消炎痛)、缩宫素、甲状腺素等可拮抗氨基糖苷类抗生素的耳毒作用。

2.袢利尿药　包括依他尼酸及呋塞米,可致暂时性或永久性听力损害,特别是与氨基糖苷类药物同时使用时,尿毒症患者损害更为严重。袢利尿药可引起两耳对称性、暂时性或永久性感音神经性耳聋。

3.抗癌化疗药　顺铂可致双侧听力损害,耳毒性反应的临界剂量被认为在 $3 \sim 4mg/kg$,1次快速给药较之缓慢静脉滴注或分次给药更易致毒性发生,也有报道产生前庭毒性。顺铂与庆大霉素联合用药时可增加其耳毒性。

4.奎宁及水杨酸类药物　奎宁长期大剂量用药可产生耳损害,多为可逆性,孕妇服用可致胎儿发生先天聋。水杨酸类所致内耳损害极少为永久性。常用药物为阿司匹林。

5.局部麻醉药　如丁卡因、利多卡因等,局部麻醉药引起的耳聋可累及各个频率,但听力损害多可恢复。

6.重金属中毒　常见引起听力损害的重金属有铝、镉、汞、砷等,多发生于涉及此类重金属开采或冶炼的工人。

7.吸入有害化学气体　吸入一氧化碳、二氧化碳、甲醇、硝基苯等有害化学气体可导致耳聋、耳鸣或平衡功能障碍。

## 一、诊断

（1）早期症状常为高调耳鸣,由于初期仅为高频听力受累,故常无自觉听力障碍。

(2)随病情进展,频率波及范围扩展,耳聋程度加重,出现自觉听力障碍,可发生于用药期,或停药数周至数月,个体易感者可发生于用药早期,偶见有致成全聋者。

(3)药物影响前庭器,表现平衡障碍,眩晕,可呈现 Dandy 综合征,又称前庭性视觉识别障碍综合征,患者感觉于行动或头部迅速运动时视物不清,此与前庭眼反射减退有关。

(4)听力检查多为双侧对称性感音神经聋,早期主要在 4kHz 以上高频听阈提高,以后渐向低频扩展,呈下降型听力曲线,可有重振。

(5)前庭功能可表现单侧或双侧低下或丧失。

## 二、治疗

对于中毒性聋患者需尽早诊断、尽早治疗,治疗周期至少 1~2 个月,一般观察随访半年以上,直至听力稳定为止。治疗原则为:

(1)病情允许的情况下立即停用耳毒性药物。

(2)促进耳毒性药物从内耳排出,应用营养神经及毛细胞的药物。早期时可应用改善微循环药物如银杏叶提取物,以及维生素、辅酶 A、ATP 及糖皮质激素类药物等。

(3)对于听力损失重、药物治疗后听力无改善或改善不满意的患者可选配助听器或行人工耳蜗植入术。

## 三、预后及预防

(1)中毒性聋防重于治,医师需严格掌握耳毒性药物的适应证,使用时采用最小有效剂量。对于有中毒性聋家族史的患者用药时要更谨慎。临床必需应用氨基糖苷类抗生素者,如有条件可在应用前进行易感基因突变检测,避免误用。

(2)对使用耳毒性药物的患者定期检测听力,用药同时加用保护内耳和神经药物,如维生素 A、维生素 $B_{12}$ 等。

(3)对肝肾功能不全、糖尿病或已存在感音神经性聋的患者尽量不应用耳毒性药物。对处于噪声、高温等不良工作环境人员、婴幼儿、6 岁以下儿童、孕妇以及老年人等用药时需谨慎。

# 第五节 感染性聋

感染性聋为致病微生物,如病毒、细菌、真菌、螺旋体、衣原体、支原体、立克次体、原虫等,直接或间接引起内耳损伤,导致双耳或单耳不同程度的感音神经性聋,可伴有不同程度前庭功能障碍。现此类耳聋发生率已有明显降低,但耳聋一旦发生,极难康复,是防聋治聋的一个重要课题。

按发病时间可分为先天性与后天性感染性聋。先天性如风疹、先天梅毒等;后天性如流行性脑脊髓膜炎、流行性腮腺炎、伤寒、疟疾等。按病原微生物种类可分为细菌性、病毒性及其他特殊病原体(真菌、螺旋体、衣原体、支原体、立克次体、原虫等)感染。

## 一、细菌性脑膜炎

1.致病微生物　多为脑膜炎双球菌、流感嗜血杆菌、肺炎链球菌、结核杆菌等。

2.临床特点　听力下降多发生于疾病早期，多为双耳受累，单侧者少见，耳聋程度一般较重，甚至全聋，可波及所有频率，常伴有耳鸣，也可出现眩晕、平衡失调等前庭症状。听力可好转也可加重，最后听力水平稳定需在脑膜炎治愈后1年左右才能判定。

3.防治要点　针对病因选择敏感抗生素是治疗的关键，耳聋一旦发生，康复十分困难，应以预防为主，普及疫苗。

## 二、流行性腮腺炎

1.致病微生物　为腮腺炎病毒经呼吸道传染所致。

2.临床特点　耳聋进展快，常突然发生，以单侧多见，听力损失多为重度、极重度，高频区听力下降明显，亦可为全聋；累及前庭时出现眩晕。耳聋可发生于腮腺炎早期、中期或晚期，既可与腮腺炎全身症状同时出现，亦可发生于腮腺炎全身症状出现之前或症状减轻之后；无明显症状的"亚临床型"，可表现为突然出现的感音神经性聋。

3.防治要点　腮腺炎病毒具有强嗜神经性，易造成不可逆的病理变化，对于已发生听力损失者目前无特效治疗，早期注射腮腺炎疫苗是最有效的预防方法。

## 三、风疹

1.致病微生物　为风疹病毒经感染所致，为最常见的妊娠期致聋原因，经胎盘侵犯胎儿内耳的内淋巴系统。

2.临床特点　表现为双耳重度感音神经性聋，听力曲线多为平坦型，或中频损伤更重，言语识别率下降；部分患儿言语识别率下降，但纯音听阈可基本正常，提示蜗后病变；部分病例可有内耳畸形，同时伴有其他如眼、心脏、头颅发育畸形及痴呆等表现。

3.防治要点　对于已发生听力损失者目前无特效治疗，以预防孕期感染为主，若有病史，加强围生期检查，及早发现畸形胎儿，以减少残疾儿出生率。

## 四、麻疹

1.致病微生物　为麻疹病毒经呼吸道感染所致，如妊娠期感染可经胎盘侵犯胎儿听觉系统。

2.临床特点　常合并化脓性中耳炎，但化脓性中耳炎并非导致感音神经性聋的主要原因。耳聋多为双侧，亦可单耳受累。耳聋可在出疹前突然发生，轻重程度可不一致，轻者表现为高频听力下降，重者可为全频下降，严重影响平时交流；少数患者可伴有眩晕等前庭症状。

3.防治要点　对于已发生听力损失者目前无特效治疗，以预防为主。发生麻疹后，要注意防止和及时处理中耳炎，行抗感染治疗和保持分泌物引流通畅。避免并发迷路炎。

## 五、水痘和带状疱疹

1.致病微生物 水痘和带状疱疹是由同一 DNA 病毒即水痘-带状疱疹病毒引起的两种不同临床表现的疾病。儿童初次感染引起水痘,少数患者在成人后再发而引起带状疱疹。

2.临床特点 耳聋常发生于水痘或耳部疱疹出现以后,多为同侧,程度不等,常伴有耳鸣,亦可出现眩晕、恶心、呕吐等前庭症状,听力一般可恢复,少数可出现不可逆的感音神经性聋。

3.防治要点 早期应用类固醇激素及抗病毒药预后较好。预防可接种水痘减毒活疫苗,必要时可注射水痘-带状疱疹免疫球蛋白,可减低发病率,减轻病情。

## 六、梅毒

1.致病微生物 它为梅毒螺旋体所致性传播疾病,母体感染后可经胎盘垂直传播引起胎儿先天性梅毒。

2.临床特点 先天性梅毒所致耳聋可见于任何年龄,以青少年多见。其耳聋程度与发病年龄有关,发病早者常为双侧突发性听力下降,程度一般较重,常伴有前庭症状,年龄较小发病者常有听力言语障碍;较晚发病者,耳聋可为突发、或呈波动性、或进行性加重,可伴有发作性耳鸣和眩晕,早期听力损失主要在低频区,晚期呈平坦型,言语识别率下降,前庭功能低下,需与梅尼埃病鉴别。

后天性梅毒二期和三期所致耳聋一般仅侵犯一侧,轻重程度不等,因其可同时侵犯耳廓、中耳、乳突和岩骨,耳聋可表现为感音神经性或混合性聋。血清学检查可协助诊断。

3.防治要点 梅毒螺旋体对青霉素敏感,需要按梅毒规范治疗,病程第 1 周可同时使用较大剂量口服激素,如听力损失再发,可使用小剂量维持。

## 七、伤寒

1.致病微生物 它为伤寒杆菌感染所致,经消化道传播。

2.临床特点 耳聋常发生于病程第 2、3 周,缓起或突发,可侵犯前庭,部分为可逆性,但亦有不能恢复或继续加重以致全聋者。

3.防治要点 针对原发病选择敏感抗生素治疗,同时对症支持治疗帮助清除毒素及保护神经组织。

## 八、疟疾

1.致病微生物 它为疟原虫感染所致,由按蚊或输入含疟原虫滋养体的血液传播。

2.临床特点 疟疾所致耳聋为双侧性,病情发作期加重,间歇期缓解,治愈后多能恢复,少数遗留高频听力下降,一般不发生全聋。

3.防治要点 针对原发病选择敏感抗疟药,需注意奎宁具有明显耳毒性,青蒿素耳毒性较轻。

## 九、其他

其他如乙型溶血性链球菌、白喉杆菌、布鲁杆菌、支原体、衣原体、立克次体等均可侵犯内耳或听神经造成听力下降,但多数为轻中度损伤,只要采取适当的治疗或对症处理,在疾病治愈后,听力可获得不同程度或完全恢复。

# 第六节 老年性聋

老年性聋是伴随老化过程中主要由于内耳的退行性改变引起的自然的听力损失,是老年人群中第三个最常见的慢性病。一般认为随年龄增长听力都有不同程度的缓进性减退。

## 一、症状

(1)隐袭性、进行性缓慢的双侧听力下降,多以高频为主,言语识别能力明显减退。

(2)耳鸣多数人有高调耳鸣,有些人是搏动性耳鸣,可间歇性,也有持续性的。

## 二、检查

1.耳镜检查 鼓膜无特征性改变,可内陷、萎缩、有钙化斑。

2.纯音测听 纯音测听为感音神经性听力损失,多先有高频听力下降,纯音测听图多为高频缓降型、高频陡降型或平坦型。

3.阈上功能测试 主要用双耳交替响度平衡试验和短增量敏感试验来判断有无重振现象,了解耳蜗和蜗后病变所占的成分,耳蜗性听力损失这些试验的结果呈阳性,提示有重振现象。

4.耳声发射 耳声发射是产生于耳蜗,是耳蜗外毛细胞主动过程的结果,可以早期发现老化过程中耳蜗的损害,也有助于鉴别耳蜗性和蜗后性老年聋。可用耳声发射筛查和监测老化过程中的耳蜗状态。

5.言语测听 老年性耳聋言语识别率多降低。

## 三、诊断要点

(1)60岁以上的老年人双耳渐进性听力损失。

(2)排除噪声性、药物中毒性、梅尼埃病、耳蜗性耳硬化症、听神经瘤和自身免疫性等耳聋。

(3)听力检查为高频下降为主的感音神经性聋。

## 四、治疗方案及原则

目前尚无有效治疗方法。

(1)改善脑部及内耳循环。

（2）本病以预防为主，节制脂肪类食物，进行适当体育活动，保持心情舒畅等。

（3）维生素类药物。

（4）配戴适当的助听器。

# 第七节　噪声性及爆震性听力损失

噪声可对人体的听觉系统、神经系统、心血管系统、消化系统和内分泌系统等造成损伤，其中，以听觉系统的损害最为严重，按病程可分为急性声损伤和慢性声损伤两种类型，一般而言，急性声损伤指爆震性听力损失，而慢性声损伤则统称为噪声性听力损失。

## 一、噪声性听力损失

噪声性听力损失是指长期受噪声刺激而发生的缓慢、进行性的听力下降，病变部位主要在内耳，常双耳对称性发病。短时间暴露于强噪声环境会导致可逆性的暂时性听力阈移，离开噪声环境一段时间后听力可自然恢复，这种现象又称为听觉疲劳，属于功能性改变，其机制尚不清楚。若在此基础上持续暴露于强噪声，则会使内耳感受器由功能性改变发展为器质性改变，出现不可逆永久性听力阈移。噪声性听力损失是常见的职业病之一，也是一个全球性的健康问题。据估计约 7%～21% 的听力残障与工作场所的噪声过多暴露有关。

### （一）发病机制

噪声性听力损失的发生与噪声强度、频谱特性、暴露时间及暴露者年龄等因素有关。其发病机制可能与机械振动性损伤、内耳微循环障碍、代谢异常等多因素共同作用有关。

### （二）诊断要点

1.症状与体征　根据噪声暴露史、症状及听力学检查结果，在排除其他原因引起听力下降的基础上即可明确诊断。

（1）听力下降：噪声引起的听力下降常呈双侧对称性，缓慢发生且渐进性加重。早期主要高频受累，由于对言语交流影响不大，因此，很难被发现。随着听力损失进一步加重，听力下降有高频区向低频区扩展，但言语频率受累后，患者才发现交流困难。

（2）耳鸣：耳鸣是噪声性听力损失的早期症状之一。耳鸣通常为双侧性、高音调，开始为间歇性，逐渐变为持续性。耳鸣与听力下降可同时发生，亦可单独发生。

（3）其他症状：噪声尚可引起头痛、头晕、烦躁、失眠多梦、易疲倦、注意力不集中、抑郁、血压增高、心动过缓或过速、呼吸节奏增快，还可能出现幻听、痛听、听声耳痒、闻声呕吐等症状。

2.特殊检查

（1）耳镜检查：外耳道及鼓膜均正常。

（2）纯音测听检查：听力曲线呈双侧感音神经性听力下降。早期为高频听力损失，其特征性表现为在 3000Hz、4000Hz 或 6000Hz 处出现 V 形凹陷。随着听力损失加重，凹陷进一步加深，可累及言语频率。

### (三)治疗要点

对噪声性听力损失目前尚无有效的治疗方法。

(1)对于听力损失早期的患者,应及时脱离噪声环境。

(2)可给予维生素类药物、改善微循环的药物和神经营养药等。

(3)对于晚期患者,听力损失多不可逆转,可佩戴助听器改善听力。

### (四)预后及预防

由于噪声性听力损失尚无确切的治疗方法,因此,有效预防噪声性听力损失的发生显得尤为重要。

1.有效控制噪声源　控制噪声源是杜绝噪声性听力损失的最根本的措施。

2.个人听力保护　护听器具的使用可有效预防噪声性听力损失,对在噪声环境下工作的人员加强健康教育,使其充分意识到噪声的危害,促使其自觉佩戴具有隔音功能的耳塞或耳罩。

3.定期进行听力检查　应定期对相应人员的进行听力检查,做到对噪声性听力损失患者早发现、早脱离噪声环境。

## 二、爆震性聋

爆震性聋是由脉冲噪声(或冲击波)对听觉器官的损伤造成的听觉损害,损害部位主要在内耳,可以伴有不同程度的中耳损伤,为急性声损伤。损伤程度与冲击波的物理因素、暴露次数、伤者所处的位置、个人防护情况相关。受影响的程度有明显的个体差异。

### (一)临床表现

(1)双耳非对称性的(暂时性或永久性)听力下降。爆震后立即出现。程度轻者可逐渐恢复。

(2)常伴有耳鸣、耳痛、耳闷、头晕等症状。

(3)有鼓膜破裂者可有少量耳内出血。继发感染可成为中耳炎。

### (二)诊断要点

(1)有近期或远期爆震接触史。

(2)耳镜检查可见鼓膜充血,或外伤性穿孔及出血。

(3)纯音测听曲线多呈双侧对称性感音神经性听力下降。在 3000～6000Hz 处出现 V 形切迹。仅由鼓膜穿孔等中耳损伤时表现为传导性听力下降。

### (三)治疗方案及原则

(1)对急性损伤者,应尽可能使其脱离噪声暴露环境,并及时给予糖皮质激素和神经营养药物等治疗。

(2)原则上应持续用药 1～3 个月。

(3)对外伤性鼓膜穿孔者,应及时用酒精清洁耳道,并嘱咐患者注意防止耳道进水,不可向耳内滴药或自行冲洗。

(4)对鼓膜穿孔而且合并感染者,按急慢性中耳炎治疗。

# 第八节　突发性聋

突发性聋是指突然发生的原因不明的非波动性听力损失。多单耳发病。男、女发病率无差别，左右侧发病率无明显差别。多发病于 40 岁以后，发病率有增加趋势。

## 一、临床表现

（1）听力下降呈感音神经性，可在瞬间、几小时或 3 天内发生。其程度从轻度至全聋，多为单耳，偶有双耳先后或同时发生。

（2）眩晕常为旋转性，多数患者伴恶心、呕吐、出冷汗。

（3）耳鸣多数为嗡嗡声或蝉鸣，可为首发症状。

（4）部分患者可有耳内堵塞发闷感。

## 二、诊断要点

（1）突然发生的，可在数分钟、数小时或 3 天以内。

（2）非波动性感音神经性听力损失，可为轻、中或重度，甚至全聋。至少在相连的两个频率听力下降 20dB HL 以上。多为单侧，偶有双侧同时或先后发生。

（3）病因不明（未发现明确原因包括全身或局部因素）。

（4）可伴耳鸣、耳堵塞感。

（5）可伴眩晕、恶心、呕吐，但不反复发作。

（6）除第八颅神经外，无其他颅神经受损症状。

## 三、治疗

由于病因不明，目前对突发性聋的治疗尚无统一的方案，多属于经验治疗。主要的治疗措施包括药物治疗，如血管扩张药右旋糖酐-40、钙离子拮抗药尼莫地平、抗组胺药甲磺酸倍他司汀、糖皮质激素（口服或鼓室内注射）、抗凝血药巴曲酶、肝素等，其他如高压氧等。

2015 年中华医学会耳鼻咽喉头颈外科学分会推荐的治疗指南认为，根据听力曲线分型对突发性聋的治疗和预后具有重要指导意义；改善内耳微循环药物和糖皮质激素对各型突发性聋均有效，合理的联合用药比单一用药效果要好；低频下降型疗效最好，平坦下降型次之，而高频下降型和全聋型效果不佳。

1.基本治疗建议

（1）突发性聋急性发作期（3 周以内）：多为内耳血管病变，建议采用糖皮质激素＋血液流变学治疗（包括血液稀释、改善血液流动度以及降低黏稠度/纤维蛋白原，具体药物有银杏叶提取物、巴曲酶等）。

（2）糖皮质激素的使用：口服给药：泼尼松每天 1mg/kg（最大剂量建议为 60mg），晨起顿服;连用 3 天,如有效,可再用 2 天后停药,不必逐渐减量,如无效可以直接停药。激素也可静脉注射给药,按照泼尼松剂量类比推算,甲泼尼龙 40mg 或地塞米松 10mg,疗程同口服激素。激素治疗首先建议全身给药,局部给药可作为补救性治疗,包括鼓室内注射或耳后注射。鼓室内注射可用地塞米松 5mg 或甲泼尼龙 20mg,隔日 1 次,连用 4~5 次。耳后注射可以使用甲泼尼龙 20~40mg,或者地塞米松 5~10mg,隔日 1 次,连用 4~5 次。如果患者复诊困难,可以使用复方倍他米松 2mg(1mL),耳后注射 1 次即可。对于有高血压、糖尿病等病史的患者,在征得其同意,密切监控血压、血糖变化的情况下,可以考虑全身酌情使用糖皮质激素或者局部给药。

(3)突发性聋可能会出现听神经继发性损伤,急性期及急性期后可给予营养神经药物(如甲钴胺、神经营养因子等)和抗氧化药(如硫辛酸、银杏叶提取物等)。

(4)同种类型的药物,不建议联合使用。

(5)高压氧的疗效国内外尚有争议,不建议作为首选治疗方案。如果常规治疗效果不佳,可考虑作为补救性措施。

(6)疗程中如果听力完全恢复可以考虑停药,对于效果不佳者可视情况延长治疗时间。对于最终治疗效果不佳者待听力稳定后,可根据听力损失程度,选用助听器或人工耳蜗等听觉辅助装置。

2.分型治疗推荐方案 全聋型、高频下降型、平坦下降型的痊愈率较低,尤应尽早积极治疗。

(1)低频下降型:①由于可能存在膜迷路积水,故需要限盐,输液量不宜过大,最好不用生理盐水;②平均听力损失<30dB 者,自愈率较高,可口服给药,包括糖皮质激素、甲磺酸倍他司汀、改善静脉回流药物(如马栗种子提取物)等,也可考虑鼓室内或耳后注射糖皮质激素(甲泼尼龙、地塞米松或复方倍他米松等);听力损失≥30dB 者,可采用银杏叶提取物＋糖皮质激素静脉给药;③少部分患者采用②的方案治疗无效,和(或)耳闷加重,可给予降低纤维蛋白原(如巴曲酶)及其他改善静脉回流的药物治疗。

(2)高频下降型:①改善微循环药物(如银杏叶提取物等)＋糖皮质激素;②离子通道阻滞药(如利多卡因)对于减轻高调耳鸣效果较好;③可考虑使用营养神经类药物(如甲钴胺等)。

(3)全频听力下降者(包括平坦下降型和全聋型):①降低纤维蛋白原药物(如巴曲酶);②糖皮质激素;③改善内耳微循环药物(如银杏叶提取物等)。建议尽早联合用药治疗。

美国 2012 年指南推荐鼓室内注射激素作为其他治疗无效的补救性治疗,而初始激素治疗(包括口服和鼓室内注射)和高压氧治疗可酌情选用。不推荐其他药物治疗。

2015 年中华医学会耳鼻咽喉头颈外科学分会推荐疗效分级:

(1)痊愈:受损频率听阈恢复至正常或达健耳水平或达此次患病前水平。

(2)显效:受损频率平均听力提高 30dB 以上。

(3)有效:受损频率平均听力提高 15~30dB。

(4)无效:受损频率平均听力改善不足 15dB。

# 第九节　自身免疫性内耳病

## 一、概述

自身免疫性内耳病指内耳的自身性免疫损害所引起的感音神经性听力减退及前庭功能障碍,临床上多指未查明原因、对免疫抑制药治疗有效的感音神经性听力损失。本病多见于中年女性。目前已经证实,内耳并非"免疫豁免器官",内耳中的内淋巴囊不仅能吸收内淋巴液,而且是内耳处理抗原并产生免疫应答的主要部位,当内耳遭到抗原刺激后,它能聚集必需的淋巴细胞以处理抗原,并能在局部产生抗体。

## 二、诊断要点

### (一)症状与体征

(1)进行性、波动性、感音神经性听力损失,可累及单耳或双耳,双耳同时或先后发病,如为双耳,则两耳的听力损失程度常不一致,听力检查结果可为蜗性或蜗后性听力损失。

(2)可伴耳鸣,眩晕和耳内压迫感。

(3)病程数周至数年。

(4)需排除由其他原因引起的感音神经性听力损失,如突发性聋、外伤、感染、药物中毒、噪声性聋、老年性听力损失、遗传性聋、全身其他疾病引起的耳聋、小脑脑桥角占位病变及多发性硬化等。

### (二)特殊检查

1.一般项目　红细胞沉降率、免疫球蛋白、补体、循环免疫复合物(CIC)、C-反应蛋白(CRP)等。

2.非内耳特异性自身抗体　如抗核抗体(ANA)、抗线粒体抗体(AMA)、抗内质网抗体(AERA)、抗层黏素抗体(ALA)、抗内膜抗体(ASA)、抗血管内皮抗体(AEA)、抗平滑肌抗体(ASMA)等。

3.抗内耳组织抗体检测　采用免疫荧光法、免疫酶法和免疫印迹法,检测可疑患者血清中抗内耳组织的抗体。

目前内耳特异性抗原的分离和纯化仍未完成,因此,缺乏敏感而又可靠的实验室诊断方法。

4.治疗反应　若试验治疗有效,可支持诊断。

总之,由于内耳无法活检,不能提供自身免疫性内耳病病理变化的确切证据;加之内耳特异性抗原的分离和纯化并未完成,缺乏敏感而又可靠的实验室诊断方法,所以,自身免疫性内耳病的临床诊断目前仅能依据症状、实验室检查和治疗反应等结果综合判断。

## 三、治疗方案及原则

(1)类固醇激素和免疫抑制剂：目前主要为泼尼松、环磷酰胺、甲氨蝶呤。

(2)鼓室内类固醇激素注射能提高局部的药物浓度并避免其全身的不良反应。

(3)服用营养神经和改善内耳循环及能量代谢的药物。

(4)血浆置换。

(5)配戴助听器。

(6)人工耳蜗植入。

# 第十节  耳聋的治疗

## 一、内科治疗

### 1.传导性耳聋

(1)外耳道堵塞：外耳道耵聍栓塞可引起传导性聋，应尽快取出，若不易取出或耳道疼痛明显者，可耳内滴入2％苯酚氢钠滴耳液浸泡，3～5天再取或使用负压吸引管吸出；外耳道胆脂瘤和外耳道异物不易取出者，需局麻或全麻下经耳内镜或显微镜下取出。

(2)炎性肿胀：外耳道的疖肿及急、慢性化脓性中耳炎导致的传导性聋，需局部和全身使用抗生素治疗。鼓室有较多脓性分泌物时，使用3％过氧化氢溶液清洗脓液后再滴入抗生素滴耳液。分泌性中耳炎若鼓室有积液，在抗炎促排治疗的基础上，可行鼓室穿刺抽液。反复发作者可行鼓膜置管术，顽固不愈者可行咽鼓管球囊扩张术。

(3)中耳炎性鼓膜穿孔：急性化脓性中耳炎性鼓膜穿孔经抗感染治疗后，多数穿孔能愈合。慢性化脓性中耳炎若反复流脓，可取耳内分泌物细菌培养或行真菌涂片，根据药敏结果使用抗生素。鼓膜穿孔长期不愈合者需手术治疗。

(4)创伤性鼓膜穿孔：外伤或气压伤导致的鼓膜穿孔，排除听骨链损伤或脱位，在预防感染的同时，积极治疗穿孔。通常创伤性小穿孔(穿孔<3mm)自然愈合率高，可观察1～2个月等待穿孔自然愈合；创伤性鼓膜中穿孔(穿孔3～5mm)和大穿孔(穿孔>5mm)自愈率低，可行药物贴补治疗(沙棘油棉片)，通常每周换药一次，多数穿孔1～2个月愈合。药物治疗1个月，穿孔无明显生长者可在耳内镜下行鼓膜修补术。伴有听骨链脱位或破坏的穿孔则需行鼓室成形和人工听骨链重建术。

(5)外耳、中耳肿瘤：常见有外耳道息肉、肉芽、骨瘤、胆脂瘤、外耳及中耳的良、恶性肿瘤等，需取材活检，行颞骨CT检查以明确诊断。多数需手术治疗。

(6)耳硬化：通过听力学及听骨链三维重建CT检查，排除听骨链发育畸形，发现耳硬化灶区，则可明确诊断，药物治疗：口服氟化钠，20～60mg/d，饭后服用，疗程需数年，但疗效尚不明确；手术治疗可明显改善听力，不愿手术者可以佩戴助听器。

(7)双耳传导性聋：不愿手术或手术效果不好者可以佩戴助听器、植入人工中耳或骨桥。

2.感音神经性聋　早期发病应积极治疗,尽快恢复已丧失的听力,延缓或阻止耳聋进一步发展和加重。尽量保存并利用残余的听力,以提高患者的生活质量。

(1)药物治疗:目前尚无治疗耳聋的特效药物,对发病初期的急性感音神经性聋(发病时间<3个月)可使用以下药物治疗。

①舒张血管药物:静脉滴注银杏叶制剂、丁咯地尔、法舒地尔、前列地尔、丹参酮、长春西丁等。口服银杏叶片、盐酸氟桂利嗪、倍他司汀等。

②溶血栓及降低血黏度药物:尿激酶、东菱克栓酶、血栓通、阿司匹林及银杏叶制剂等。

③营养神经类药物:胞磷胆碱、能量合剂、各种神经生长因子、脑肽、神经节苷脂、甲钴胺、腺苷钴胺等。

④糖皮质激素:早期静脉滴注地塞米松 5～10mg/d,或口服泼尼松龙(1mg/kg),早餐后服用,每日 1 次,逐渐减量,共服用 5～10 天,目前主张鼓室内或耳后注射甲基泼尼龙或地塞米松,3～5 天注射 1 次,共注射 3～5 次。

⑤促进静脉回流,消除膜迷路积水的药物:七叶皂苷钠、威利坦、高渗糖静脉推注和利尿药等。

⑥伴发眩晕的耳聋:发病 3 天以内可服用镇静剂,如:苯海拉明、地面泮、异丙嗪、茶苯海明等;应尽早进行平衡功能训练,促进前庭功能代偿。

⑦感染性聋:在抗病毒、抗菌治疗的同时使用舒张血管、营养神经以及糖皮质激素等药物。

⑧耳毒聋:立即停止耳毒性药物的使用,促进药物排泄,同时积极使用舒张血管、营养神经和糖皮质激素等药物治疗。

(2)针灸、中成药或高压氧舱:辅助治疗耳聋、耳鸣等。

(3)心理治疗:耳聋常伴有耳鸣、耳闷、头晕或眩晕等症状,导致患者出现抑郁和焦虑状态,治疗同时应给予患者心理疏导,促进患者早日康复。功能性耳聋是精神刺激诱发引起,更需要在治疗中进行心理辅导和暗示治疗。

(4)基因和干细胞治疗:目前仍处于起步和探索阶段,通过基因转染技术将外源性治疗基因引入内耳或将干细胞移植入内耳,以替代受损伤或已坏死的毛细胞,但尚未应用于临床。我国已通过胚胎植入前遗传学诊断,成功阻断遗传性耳聋试管婴儿诞生,使一对均携带 GJB2 突变基因的夫妻拥有了听力健康的孩子。随着精准医学的发展,基因和干细胞研究将给耳聋患者带来更多的福音。

## 二、助听器验配

### (一)概述

助听器的本质是一个声音放大器,它将声音进行不同程度的放大,使听障患者能利用其残余听力实现听觉交流的改善,提高社会交往能力。助听器主要由 5 部分组成:麦克风、放大器、受话器、音量控制和电池仓。它先将声信号转换为电信号,放大后再转换为声信号,输送至外耳道。现代数字式助听器的放大器部分还具有处理声音信号的芯片。

## （二）分类

目前助听器应用得最广泛的是耳背式和定制式助听器。

（1）耳背式助听器戴在耳后，通过一根短塑料管与外耳的耳模相连。

（2）定制式助听器是根据患者的耳甲腔和外耳道形状来制作的，分为耳内式、耳道式和完全耳道式。

## （三）适应证

绝大多数有听力损伤的人，年轻的或年老的，只要是其听力问题不能够（或者暂时不能够）通过医学手段治愈，都可以通过佩戴助听器使自己听得更好。

当确诊有听力损失时，就要尽快选配助听器。听力不好或耳聋的婴儿和儿童需要良好的听力水平来促进其言语和语言发育，所以，需要选配助听器并学会如何使用。如果有听力损失的儿童没有选配助听器，他将会错过学习语言的关键时期。成人如果听力下降不予干预，将严重影响工作、家庭生活等交流，直接或间接影响家庭幸福和工作能力。老年人听力下降，如果不及时选配助听器，就会在与人交流时变得反应迟钝。

## （四）禁忌证

验配师在选配助听器时，在初诊过程中如果发现有以下问题，必须转诊给耳鼻咽喉科医师。患者必须接受医师诊治后再考虑是否可以验配助听器。

（1）短期内发生的听力损失，尤其是发生在半年以内者。

（2）快速进行性听力下降。

（3）耳痛。

（4）最近发生的或仅一侧耳鸣。

（5）不明原因的单侧或双侧明显不对称的听力损失。

（6）伴有眩晕者。

（7）伴有头痛者。

（8）任何原因的传导性聋。

（9）外耳、中耳炎症，无论有无溢液（流水或流脓）。

（10）外耳道有耵聍（超过 25% 的外耳道空间）或异物。

（11）外耳畸形（如外耳道闭锁、小耳廓等）。

## （五）验配机构

选配助听器需要在进行精确的听力测试后进行，助听器（包括耳模）佩戴起来应非常合适，验配师需要详细告知助听器使用者和他们的家人如何使用和保养助听器。因此，必须是经过适当的训练、有一定经验并能进行所有选配工作的验配师才能为患者选配助听器。我国的医院、残联机构和专业验配店等，只要获得资质都可以验配助听器。

## （六）助听效果评估

助听效果评估结果对验配师和患者均有很大帮助。验配师通过评估结果了解患者在学习、工作、生活中是否达到预期目的，从而判断患者佩戴的助听器是否达到优化，并进一步指导下一步的康复训练。

1.助听听阈评估　助听听阈测试是指听力障碍者佩戴助听器后,在声场中参考测试点位置,能觉察一半以上次数的最小声音强度。此方法在小儿助听效果评估时较常用,根据小儿的配合情况可分为:行为观察测听(适合于0～6个月)、视觉强化测听(适合于7个月至2.5岁)和游戏测听(适合于2.5～5岁)。

2.言语测试　听障人群寻求帮助的最主要目的是能听清听懂言语。言语测试是一种用标准化的言语信号作为声刺激来测试受试者的言语识别能力的测听方法,是测试患者佩戴助听器后对言语可懂度的直接、客观的方法,可显示在一些特定环境中听取言语能力的情况。

常用的言语测试方法有:言语接受/识别阈、言语识别率、可接受噪声级测试、快速噪声下言语测试等。建议使用北京市耳鼻咽喉科研究所编辑的普通话言语测听材料(MSTMs)。

3.问卷评估　助听效果问卷评估指的是通过验证后的助听器最终是否能起到期望的效果,验配师需对患者受益和最终效果进行严格的主观评估,通常经过临床标准化的调查问卷实现。

4.真耳分析　真耳分析是指在真耳外耳道近鼓膜处进行的声学测量,其目的之一是估计助听器提供的实际增益值。学术界大多同意,真耳分析是助听器选配中比较可靠和有效的评估方法。

# 三、植入性助听器

## (一)定义及工作原理

植入性助听器又称人工中耳,是用一个电机械转换器替代了传统助听器的放大器。经转换器处理后的声信号不是以声音,而是以机械振动的形式传递给听觉系统。转换器可连接在鼓膜、听骨链、圆窗膜或颅骨上。其优点是:音色音质更好,可部分弥补传统助听器的不足如对高频信号放大好,没有耳模,外耳道是开放的,没有声反馈和啸叫等现象。

## (二)组成

由4个部分组成:麦克风;电调控器及放大器;电转换器(振动器);电源(电池)。完全植入性助听器的所有部件都可植入,因此体外及外耳道都没有可见的部件。部分植入性助听器中有一个或多个组成部分留在体外或外耳道。

## (三)分类

从用途上,可分为治疗传导性聋以及感音神经性聋的植入性助听器。从植入形式上可分为部分以及全部植入性助听器。从工作方式上可分为电磁式以及压电式助听器。

1.用于治疗传导性聋的植入性助听器　主要代表是 Tjellstrom-Branemark 开发的骨导助听器(BAHA)。主要用于双侧耳畸形及慢性中耳炎后遗症,双耳不能进行手术治疗并且不能使用助听器者。它可用于传导性聋及混合性聋,尚不能用于治疗感音神经性聋。缺点是由于固定螺座的安放困难可能需要二期手术;助听器的周围由于有开放性伤口,时有肉芽生长。部分患者可出现局部感染产生皮炎等。

2.用于治疗感音神经性聋的植入性助听器

(1)部分植入性助听器,代表产品是 Soundbridg。工作方式为电磁式。手术进路与人工耳蜗植入术基本一样。开放面神经隐窝后将振动器固定在砧骨上,通过增强听骨的振动改善听力。最大的输出水平可相当于 112dB SPL。整个系统是密闭的。主要用于中度到重度的以高频听力下降为主的感音神经性聋;或者做过多次中耳手术、先天性外耳道闭锁儿童、对传统助听器不满意的患者、鼻咽癌放疗后传导性耳聋或者混合性耳聋患者。

(2)完全植入性助听器,代表产品是 Tica,是一种压电式完全植入性助听器。其特点是:整个系统完全植入,有利于美观,没有体外部件如耳模或管道线路。由于放大的频率范围广,音质好,特别有利于音乐爱好者。缺点是:①造价昂贵,价格相当于人工耳蜗。②手术技术繁琐,难度大,术中容易损伤听骨链及面神经。③需要铒-YAG-激光这样造价昂贵的设备。

# 四、人工耳蜗

人工耳蜗(CI)是一种用于帮助重度-极重度感音性聋听力障碍患者恢复听力和言语交流能力的生物医学工程装置,自 1972 年开始应用于临床,至今已有 40 余年的历史,随着相关科技的发展,产品不断更新换代,电极数目从最初的单导到目前的 24 导,电极种类有直电极、弯电极、软电极和超软电极,言语处理技术不断升级,国产人工耳蜗也已问世,并应用于临床。目前全世界已有数十万人接受 CI 植入,并从中获益。我国于 2003 年首次制定了《人工耳蜗植入工作指南》,先后于 2006 年和 2013 年全面修订了该指南,为从事此项工作的临床医师、听力和言语康复等相关领域的工作者提供指导性意见,进一步规范中国的人工耳蜗植入工作,提高整体治疗康复效果。

## (一)适应证的选择

1.患者的选择标准　人工耳蜗植入主要用于治疗双耳重度或极重度感音神经性聋。

(1)语前聋患者的选择标准:①植入年龄通常为 12 个月～6 岁。植入年龄越小效果越佳。②双耳重度或极重度感音神经性聋。重度聋患儿佩戴助听器 3～6 个月无效或者效果不理想者;极重度聋患儿可考虑直接行人工耳蜗植入。③无手术禁忌证。④监护人和(或)植入者本人对人工耳蜗植入有正确的认识和适当的期望值。⑤具备听觉言语康复教育的条件。

(2)语后聋患者的选择标准:①各年龄段的语后聋患者。②双耳重度或极重度感音神经性聋,依靠助听器不能进行正常听觉言语交流。③无手术禁忌证。④植入者本人和(或)监护人对人工耳蜗植入有正确的认识和适当的期望值。

2.手术禁忌证

(1)绝对禁忌证:内耳严重畸形,如 Michel 畸形、无耳蜗畸形;听神经缺如或中断;中耳乳突急性化脓性炎症。

(2)相对禁忌证:癫痫频繁发作不能控制;严重精神、智力、行为及心理障碍,无法配合听觉言语训练。

3.特殊情况人工耳蜗植入临床实践的指导性建议

(1)脑白质病变:如果 MRI 发现有脑白质病变,需进行智力、神经系统体征及 MRI 复查。如果智力、运动发育无倒退,除听力、言语外其他系统功能基本正常,神经系统检查无阳性锥体束征或者体征无变化,MRI 脑白质病变区无高信号(DWI 像);动态观察(间隔大于 6 个月)病变无扩大,可考虑人工耳蜗植入。

(2)听神经病(听神经病谱系障碍):是一种特殊的神经性聋,为内毛细胞、听神经突触和(或)听神经本身功能不良所导致的听力障碍。听力学检测有其典型特征,表现为耳声发射和(或)耳蜗微音电位正常而听性脑干反应缺失或严重异常。目前,人工耳蜗植入对多数听神经病患者改善听觉有效,但对部分患者可能无效或者效果较差,术前必须告知患者和(或)监护人相关风险。

(3)双侧人工耳蜗植入:双侧植入可以改善声源定位功能、安静和背景噪声下的言语理解能力,有助于获得更自然的声音感受,促进听觉言语和音乐欣赏能力的发展。可以选择双侧同时植入或顺序植入,顺序植入两次手术间隔越短,越有利于术后言语康复。

(4)具有残余听力者的人工耳蜗植入:具有残余听力者,尤其是高频陡降型听力损失者适合采取保留残余听力的电极植入方式,术后可以选择声电联合刺激模式,但术前须告知患者和(或)监护人术后残余听力有下降或丧失的风险。

(5)内耳结构异常者的人工耳蜗植入:与人工耳蜗植入相关的内耳结构异常包括共同腔畸形、耳蜗发育不良、耳蜗骨化、内耳道狭窄等,多数患者可施行人工耳蜗植入,术前应组织病例讨论,术中谨慎处理,推荐使用面神经监测。术后效果个体差异较大。

(6)慢性中耳炎伴有鼓膜穿孔者的人工耳蜗植入:慢性中耳炎伴有鼓膜穿孔者如果炎性反应得到控制,可选择一期或分期手术。一期手术是指在根治中耳乳突病灶(或乳突腔自体组织填塞和外耳道封闭)、鼓膜修补的同时行人工耳蜗植入;分期手术是指先行病灶清除、修复鼓膜穿孔或封闭外耳道,3～6 个月后再行人工耳蜗植入。

## (二)术前评估

1.病史采集 通过询问病史了解可能的发病原因。重点放在听力损失的病因和发病过程,应了解患者的听力史、耳鸣与眩晕史、耳毒性药物接触史、噪声暴露史、全身急慢性感染史、耳科既往史、听力损失家族史、助听器佩戴史、发育因素(全身或局部的发育畸形、智力发育等)和其他病因(如癫痫和精神状况等)。听力损失患儿还应包括母亲妊娠史、生产史、小儿生长史、言语发育史等。还应了解患者的语言能力(如发音清晰度、理解能力、表达能力等)以及改善交流的愿望。

2.全身及耳部专科检查 包括对全身、耳郭、外耳道和鼓膜等。

3.听力学及前庭功能检查

(1)检查项目:

①纯音测听:包括气导和骨导阈值;6 岁及以下小儿可采用小儿行为测听法,包括行为观察、视觉强化测听和游戏测听。

②声导抗:包括鼓室图和镫骨肌反射。

③听觉诱发电位：包括听性脑干反应、40Hz听觉事件相关电位或听性稳态反应，以及耳蜗微音电位检查。

④耳声发射：畸变产物耳声发射或瞬态诱发耳声发射。

⑤言语测听：可分为言语识别率和言语识别阈测试，根据患者的年龄和言语认知水平选用适宜的开放式和/或闭合式言语测试材料。

⑥助听效果评估：助听器优化选配后的助听听阈测试和/或言语识别测试。

⑦前庭功能检查（有眩晕病史且能配合检查者）。

⑧鼓岬电刺激试验（必要时）。

（2）听力学入选标准：

①语前聋患者：需进行主观和客观综合听力学评估。客观听力学评估：短声听性脑干反应的反应阈值＞90dB NHL，40Hz听觉事件相关电位1kHz以下反应阈值＞100dB NHL，听性稳态反应2kHz及以上频率阈值＞90dB NHL；耳声发射双耳均未通过（听神经病患者除外）。主观听力学评估：行为测听裸耳平均阈值＞80db HL；助听听阈2kHz以上频率＞50db HL；助听后言语识别率（闭合式双音节词）得分≤70%，对于不能配合言语测听者，经行为观察确认其不能从助听器中获益。

②语后聋患者：双耳纯音气导平均听阈＞80db HL的极重度听力损失；助听后听力较佳耳的开放短句识别率＜70%的重度听力损失。

③残余听力：低频听力较好，但2kHz及以上频率听阈＞80db HL，佩戴助听器不能满足交流需要者，可行人工耳蜗植入；对于检测不到任何残余听力的患者，应向本人或监护人说明术后听觉康复效果欠佳的风险。

## （三）影像学评估

常规行颞骨薄层CT扫描、内耳及颅脑MRI，必要时行耳蜗三维重建。

## （四）人工耳蜗植入手术相关要求

1.对手术医师的要求　手术医师应该具备较丰富的中耳乳突显微手术经验，并参加过系统的人工耳蜗手术专业培训，且在有经验的医师指导下独立完成20例以上人工耳蜗植入手术。

2.对手术室及基本设备的要求　手术室应具备良好的无菌手术条件，具备手术显微镜、耳科电钻等相关设备。

3.术前准备　术前谈话由手术医师和听力师进行，需使患者和（或）监护人充分了解手术中可能发生的危险和并发症，了解人工耳蜗植入带来的收益和风险，并在手术知情同意书上签字。人工耳蜗植入手术属Ⅱ类切口，围手术期应常规使用抗生素，手术准备、全身麻醉准备和术前用药同其他手术。

4.手术操作步骤和方法　常规采用耳后切口、经乳突面隐窝入路、耳蜗开窗或圆窗进路，具体操作可参照各类型人工耳蜗装置的相关要求执行。

5.术中监测　根据所使用的人工耳蜗装置进行电极阻抗测试和电诱发神经反应测试，了解电极完整性和听神经对电刺激反应。

6.手术后的处理　手术后行影像学(头颅 X 线片)检查判断电极位置,余同一般耳科手术。

7.手术并发症　常见并发症有鼓膜穿孔、外耳道损伤、味觉异常、眩晕、耳鸣、面肌抽搐或疼痛、感染、头皮血肿、脑脊液漏、面神经麻痹、脑膜炎、颅内血肿、植入体移位或暴露、电极脱出、皮瓣裂开或坏死等,应根据相应情况积极处理。

8.开机和调试　通常术后 1～4 周开机,一般开机后的第 1 个月内调机 1～2 次,之后根据患者情况安排时间,待听力稳定后适当延长调试间隔,最终 1 年调机 1 次。开机和调试方法及步骤可按照各产品的技术要求执行。如果对侧耳可从助听器获益,建议尽早验配助听器。

# 第六章　耳鸣

## 一、概述

耳鸣为无外界声源刺激、而主观上耳内或颅内有声音感觉。

耳鸣病因复杂,机制不清,既可以是许多疾病的伴发症状,也可以是一些严重疾病的首发症状(如听神经瘤)。发病率随年龄而增长,据报道 17% 的人曾有不同程度耳鸣,老年人耳鸣发生率可达 33%。耳鸣可以影响人的学习、生活、工作,严重的耳鸣常常伴随听觉过敏和情感疾病如恐声、抑郁,甚至可以导致自杀。

耳鸣和幻听都是在没有外界声源的情况下感知到声音,但耳鸣不同于幻听。主观性耳鸣和幻听均为幻想的声音,而客观性耳鸣是人体内部存在声源;耳鸣是无意义声音,幻听是有意义的声音如音乐和言语,发生在精神分裂症、服用特定药物之后和颞叶疾病等。

耳鸣包括主观性耳鸣和客观性耳鸣,主观性耳鸣是一种幻觉,并无客观声源存在,只有患者本人可感觉到耳鸣;客观性耳鸣是人体内部生物源性的真实声音通过人体自身组织传到耳内,声源包括血管搏动、肌肉痉挛、咽鼓管开闭、软腭运动等,检查者在耳边可能听到耳鸣声,故又称他觉性耳鸣。耳鸣可为单侧,也可为双侧;可呈持续性、间歇性或搏动性;声音从轻微到高强度。

耳鸣患者可以出现听力下降,也可能听力正常。长期耳鸣会引起患者产生烦躁、焦虑、紧张、害怕或者抑郁的情绪,而不良的情绪状态可加重耳鸣,造成耳鸣与不良情绪之间的恶性循环,心理因素在耳鸣发病的过程中起重要作用。

耳鸣程度:①轻度耳鸣:仅在安静环境才感到耳鸣,对工作、生活影响不大;②中度耳鸣:在嘈杂环境中仍有耳鸣,可能会影响患者情绪,对工作、生活有一定影响;③重度耳鸣:耳鸣持续存在,严重影响患者情绪,无法专注交流,急躁易怒,对个人工作和社交活动带来严重影响。

## 二、分类

### (一)根据耳鸣产生部位

1.耳源性耳鸣　耳鸣产生的病变部位在听觉系统内,大多指感音神经性耳鸣或主观性耳鸣。

(1)外耳病变:外耳道耵聍栓塞、肿物或异物等。因阻塞外耳道而妨碍声波传入中耳,由于环境噪声也受到隔绝,其对体内生理性杂音的掩蔽作用减弱,使体内产生的微弱声音相对增强而造成耳鸣。

(2)中耳病变：各种中耳炎、咽鼓管阻塞、耳硬化症等。病变常引起不同程度的传导性聋，同样使环境噪声对体内生理性杂音的掩蔽作用减弱。

(3)耳蜗病变：耳蜗病变所致耳鸣的机制尚不清楚，多认为这种耳鸣是病变部位自发性放电活动所致。

(4)蜗后病变：病变包括内耳道和小脑脑桥角病变，如听神经瘤、脑膜瘤、胆脂瘤、炎症或血管异常等。该部位病变压迫听神经造成机械性刺激，可产生异常神经冲动而导致耳鸣。

(5)中枢听觉路径病变：包括脑干和听觉皮层的病变，如多发性硬化、肿瘤、血管病变、感染病灶累及蜗核与听皮层间的传入或传出神经纤维等，皆能对听觉传导路径反射弧造成干扰导致耳鸣，称为中枢性耳鸣。

2.非耳源性耳鸣　耳鸣起源于听觉系统以外部位，多指体声。

(1)血管源性：颈动脉或椎动脉系统的血管病变，包括颅内和颅外的血管病变皆可引起耳鸣，如动静脉瘘和动脉瘤。

(2)肌源性：腭肌痉挛是客观性耳鸣最常见的原因，多由精神因素引起，也可由神经系统病变如小脑或脑干损害引起。此外，镫骨肌痉挛亦可产生典型节律的咔嗒声，利用声导抗仪进行检查可发现耳鸣发生与声导抗改变同步。

(3)咽鼓管异常开放：咽鼓管周围脂肪组织消失或其他原因可导致其异常开放，患者可听到与呼吸节律同步的耳鸣声。

(4)颞颌关节病：牙齿咬合不平衡或颞颌关节炎可引起耳鸣。

### (二)根据产生耳鸣病因

1.躯体疾病　如甲状腺功能异常、糖尿病、颈椎病、多发性硬化、Paget病、碘或锌缺乏、贫血、偏头痛、高血压、高血脂、肾病、自身免疫性疾病等。

2.精神心理因素

(1)幻听：耳鸣声为语言，属于精神病，应作精神治疗。

(2)听像：由心理原因引起的耳鸣，最常见为乐声或歌声。它可能是平常的耳鸣声被想象转换为愉快的乐声，也可能为轻型精神病或精神紊乱伴有耳鸣者，需适当治疗。

### (三)根据Jastreboff耳鸣神经生理学模式

Jastreboff提出，耳鸣产生于皮质下听觉中枢对末梢微弱的神经活动的信号处理过程，最后被大脑颞叶皮质察觉而表现为耳鸣。在听觉传导通路各级皮质下中枢对该信号进行处理的过程中，焦虑、恐惧等因素可通过边缘系统增强自主神经系统对耳鸣察觉的反应，通过正反馈而加重耳鸣。

## 三、病理生理

耳鸣发生的机制尚未完全阐明，一般认为耳鸣的产生与神经的兴奋性异常有关。产生耳鸣的可能机制如下。

(1)相邻的受影响神经元产生与兴奋性神经元神经兴奋性同步排放。

(2)感觉毛细胞自发性过量钾离子和钙离子内流，引起其全部突触同步释放神经递质。

Jastreboff 提出,耳鸣产生于皮质下听觉中枢对末梢微弱的神经活动的信号处理过程中。与自主神经系统和边缘系统密切相关。

## 四、检查

1.全身查体

2.耳鼻咽喉检查　包括常规检查、颈部检查和颞颌关节功能检查。

3.神经系统检查　有助于中枢及周围神经系统病变的诊断及定位。

4.耳鸣测试　包括耳鸣音调频率或频谱匹配、耳鸣响度匹配、耳鸣可掩蔽性测定、耳鸣残留抑制测定等。

5.听功能检查　对于未发现听阈改变者,扩展纯音听阈测试有时可有异常发现。

6.前庭功能检查　包括平衡功能、协调试验、眼动检查。

7.影像学检查　颞骨及颅脑 CT、MRI 检查。

8.其他检查　根据待鉴别疾病选择相应实验室检查。

## 五、诊 断

耳鸣诊断不易,应力求达到定位、定因、定量。

### (一)病史采集

1.是否合并其他耳部症状　如耳聋及眩晕等,症状出现先后顺序。

2.耳鸣发生情况　包括耳鸣出现的时间、持续时间、变化过程、诊断及治疗过程、目前现状等。

3.耳鸣特征　病程为急性、亚急性、慢性,3 个月之内急性,4 个月至 1 年为亚急性,大于 1 年为慢性,不同病程的耳鸣治疗原则不同。正常人可以出现短暂一过性耳鸣。

4.耳鸣音调性质　可表现为低调、中调、高调。中耳、内耳病变常引起低调、中调耳鸣,神经性和中枢性耳鸣常为高调,持续性耳鸣常为主观性耳鸣,搏动性常为客观性耳鸣。

5.耳鸣响度　可与环境声或生活声比较。

6.耳鸣程度　对生活、工作影响的严重程度。

7.耳鸣可能原因　结合病史如外伤、耳毒性药物史等。

8.耳鸣触发或加剧因素　与听力损失的关系,环境声对耳鸣的影响,失眠、疲劳的影响,头位及体位变化的影响,心理状态的影响等。

9.全身性疾病情况　特别是神经系统疾病。

10.患者自身控制耳鸣的方法　如听音乐、散步等。

11.家族史　特别是与耳鸣有关的疾病史。

### (二)精神心理学评价

由于耳鸣与焦虑互为因果,故应对耳鸣患者做出精神心理学评价。

### (三)耳鸣医学评价

(1)一般医学检查评价(耳镜、内镜、听诊、辅助放射科诊断)。

（2）神经耳科学检查评价（眼震检查、Tullio 现象）。

（3）耳蜗及前庭功能检查评价（ABR、DPOAE、OAEs 等）。

## 六、治疗

临床上治疗急、慢性耳鸣的方法众多，例如认知行为疗法、耳鸣习服疗法、经颅磁刺激、药物治疗等。2014 年美国耳鼻咽喉-头颈外科协会发布耳鸣指南，推荐的治疗方案包括：教育和咨询、助听器、认知行为疗法，声治疗作为可选择的方案，不推荐药物治疗、经颅磁刺激。

1.耳鸣习服疗法（TRT）　耳鸣习服疗法于 1990 年由 Jastreboff 提出，在全世界引起了极大的关注。其治疗方法的基本原理为：以神经生理模型为基础，致力于打破听觉系统、边缘系统和自主神经系统之间的恶性循环，从而达到反应习服和感知习服。

神经生理模型是耳鸣习服疗法的主要理论基础。耳鸣习服疗法的主要内容便是根据神经生理模型设计的，首先达到耳鸣的反应性习服，最后逐渐达到感知性习服。TRT 主要包括两个部分：教育咨询和声治疗。

教育咨询并不同于一般意义上的心理咨询。其目的在于通过对耳鸣患者的教育，使其对耳鸣的产生、引起不适的原理、治疗方法等有正确的理解，从而达到在认知上将耳鸣定义为一种全新的、无意义的良性信号，最终达到部分打断听觉系统、边缘系统、自主神经系统形成的恶性循环。教育咨询所包含的内容有大脑功能、耳鸣及耳鸣导致困扰的机制、达到耳鸣习服的基础等。

声治疗的目的在于降低耳鸣相关神经活动的相对强度，从而减弱到达听觉系统潜意识层面的神经信号，进而削弱信号对边缘系统、自主神经系统、听觉皮质在意识层面的激活，加速和巩固耳鸣的反应性习服。声治疗主要作用于潜意识，旨于在根源上降低听觉系统与边缘系统、自主神经系统之间的相互影响。从而舒缓耳鸣带来的焦虑、转移或分散注意力等。广义的声治疗包括丰富环境背景声、佩戴助听器及佩戴发声器。

2.认知行为疗法（CBT）　理论基础是贝克提出的情绪障碍理论，即认知决定行为和基础。治疗目的在于改变患者原有的认知模式中的信念和思维方式，从而矫正情绪和行为。认知模式包括核心信念、中间信念、自动思维三部分，其中核心信念是根深蒂固的，中间信念包括态度、规则和假设，在核心信念和中间信念的引导下会自动产生一些快速的评估思维，即自动思维。循证医学资料证明，认知行为疗法治疗耳鸣可取得较好疗效。

3.经颅磁刺激　主要是指通过直流电或者交流电流经线圈产生磁场，从而使脑组织表面的突触去极化来激活皮质的神经网络。经颅磁刺激治疗耳鸣主要是通过调节听觉皮质活动，抑制指定局部皮质的过度自发活动来达到治疗目的。研究提示低频（1kHz）经颅磁刺激治疗耳鸣较安慰剂组更有效，但治疗效果的长期性仍有待进一步的研究，目前在临床上尚不推荐。

# 第七章 鼻部先天性疾病

## 第一节 面部及外鼻畸形

### 一、概述

面部及外鼻畸形是由于遗传、内外环境等多种因素的影响,所致患者面部以及外鼻形态异常或缺失。大多数的此类患者由先天性发育异常所致,少数为后天性病因引起。

### 二、临床分类

1.面部畸形

(1)唇裂:由遗传因素和环境因素相互作用所致的一种常见的出生缺陷,常伴发其他畸形如腭裂及鼻翼、鼻小柱、鼻中隔等畸形。

(2)先天性小颌畸形:由于妊娠期下颌发育受到障碍,如营养不良、机械压迫、放射损害等,所造成的舌在口腔的异常高位,最终导致小颌畸形,患者常伴有上呼吸道阻塞症状。

2.外鼻畸形

(1)歪鼻:由于先天性因素或者外伤所致的鼻部骨、软骨支架的偏斜,通常伴发鼻中隔偏曲或鼻中隔软骨前脱位。

(2)鞍鼻:由外伤、感染或先天畸形所引起的鼻梁塌陷或凹陷呈马鞍状的畸形。

(3)驼鼻:是一种常见的外鼻畸形,轻度者表现为鼻骨棘状突起,严重者呈鹰钩状。多为先天发育所致,外伤亦可引起。

### 三、诊断

由于此类患者均具有特征性的临床表现,故通常不难诊断。但需注意,对于先天性小颌的婴幼儿患者,应注意与后鼻孔或鼻咽闭锁、下颌面骨发育不全、舌根囊肿、会厌畸形、颈椎前凸、气管食管瘘等进行鉴别。

### 四、治疗

面部与鼻部独特的美学、功能以及解剖学特性,决定了本类型疾病的治疗可覆盖多个学科,如耳鼻咽喉科、口腔科以及烧伤整形科。手术整形修复为改善此类患者症状的最佳治疗选择,但临床医师也应充分认识到整形手术的挑战与风险,严格把握适应证与禁忌证。

1.唇裂　单侧唇裂,宜在 3～6 个月时手术;双侧唇裂宜在 6～12 个月时手术。但对于血红蛋白过低或胸腺肥大者应推迟手术。

2.先天性小颌畸形　应根据其所处的不同年龄段,给予相应的治疗措施。新生儿和婴幼儿时期以解除呼吸困难和进食障碍为主;出牙以后的儿童以解除呼吸困难为重点;接近成年以后的患者,则以矫正畸形为主。应当注意的是,由于该病患者常出现吸入性呼吸困难与喘鸣,故必要时可行气管切开术以解除上呼吸道阻塞。

3.外鼻畸形　考虑患者面部骨骼发育,18 岁以下患者不宜手术。同时,对瘢痕体质以及对鼻外形改善要求过高者,临床医师应在术前对其进行充分的心理评估和情感支持,不宜积极手术。

# 第二节　脑膜脑膨出

## 一、概述

脑膜脑膨出是指颅内组织通过颅底的骨性缺损突出颅外形成疝。根据疝出的结构可分为:脑膜膨出(先天性软脑膜突出)、脑膜脑膨出(软脑膜和脑组织突出)以及积水性脑膜脑膨出(脑膜脑膨出加部分脑室突出)。多数脑膜脑膨出是由于先天性发育缺陷引起,但是也有很少数病例继发于外伤后,尤其是前颅底骨折。

## 二、临床分类

前颅底脑膜脑膨出可分为两类:

1.囟门型　骨性缺损位于筛骨鸡冠前方盲孔处,脑膜脑膨出肿块可见于眉间、前额或眼眶附近的中线旁。

2.颅底型　骨性缺损位于筛骨鸡冠之后,脑膜脑膨出肿块主要可见于鼻腔和鼻咽部。

## 三、诊断要点

### (一)症状与体征

1.鼻外型　对应于囟门型脑膜脑膨出,新生儿前额、眉间或外鼻上方近中线处圆形肿块,伴宽鼻背或眼距增宽,肿块表面光滑,质软,可有波动性,啼哭或压迫颈内静脉时肿块变大。

2.鼻内型　对应于颅底型脑膜脑膨出,新生儿鼻不通气,哺乳困难,或婴幼儿鼻腔或鼻咽部检查时可见表面光滑的肿块。位于鼻腔者很像鼻息肉,但往往为单侧,根蒂来源鼻顶部。伴有鼻内水样分泌物是重要体征,说明有可能伴有脑脊液漏。

### (二)特殊检查

(1)鼻颏位 X 线可见前颅底骨质缺损或鸡冠消失。

（2）CT 和 MRI 检查可显示脑膜脑膨出肿块的位置和范围以及相应的颅底骨性缺损。应用冠状位 CT 骨窗可显示前颅底的骨性缺损，而 CT 软组织窗可显示脑膜脑膨出肿块。

## 四、鉴别诊断

要特别注意与鼻息肉和鼻腔肿瘤相鉴别。新生儿或婴幼儿如有鼻塞、哺乳困难，检查发现鼻腔或鼻咽部表面光滑的圆形肿物，应首先考虑脑膜脑膨出，切不可试行穿刺或取活检，以避免造成脑脊液漏和颅内感染。

## 五、治疗

治疗原则为切除膨出物或使膨出组织复位，缝合硬脑膜，封闭颅骨缺损。除膨出部皮肤有破裂倾向者应急行手术外，一般以 2～3 岁时手术为宜。有颅内法和颅外法两种手术进路。主要手术并发症包括硬脑膜下血肿和脑脊液鼻漏，术中应注意仔细止血，选择恰当的颅底骨缺损修补材料。随着鼻内镜技术日臻完善，经鼻内镜切除膨出组织，并根据颅底缺损的不同情况选择使用自体肌肉、筋膜、软骨、骨、脑膜修补材料等行一期修补，相比开颅手术具有安全、简单、微创以及并发症少等优点。

# 第三节　先天性鼻孔闭锁

先天性后鼻孔闭锁是胚胎 6 周时鼻颊腔内的间质组织不能吸收穿透而遗留，鼻腔无法与口腔相通，构成原始后鼻孔闭锁的间隔。可为单侧或双侧。

## 一、病因

胚胎期鼻颊膜遗留或颊咽膜遗留；后鼻孔被上皮栓块所堵塞；后鼻孔周围组织增生形成闭锁等。

## 二、临床表现

新生儿出生后不会经口呼吸，后鼻孔闭锁可导致吸气困难，甚至窒息。如能经过大约 4 周的时间，建立吸奶和呼吸交替进行的动作，则可进入童年期。单侧闭锁可无症状。

## 三、诊断

新生儿出生即呼吸困难，啼哭时呼吸可改善，不能正常吸吮者应考虑此病。用细吸痰管尝试经鼻腔插入口咽、棉絮试探前鼻孔、亚甲蓝滴鼻、碘油造影、电子鼻咽镜、鼻内镜及鼻部 CT 检查等方法可帮助诊断，具体要根据医院现有条件及患儿情况确定。

## 四、治疗

（1）对行将窒息的婴儿应紧急处理，保持呼吸通畅，防止窒息。可将剪去顶端的橡皮奶头放入患儿口内，用系带固定于头部，待患儿已习惯经口呼吸时方可取出口中奶头，以训练用口呼吸的能力。

（2）手术可经鼻内镜鼻腔途径或腭途径切除闭锁部，严重者术后需扩张 3～6 个月。部分患者术后可出现闭锁复发。手术年龄以两岁后为宜。也有人认为，为防止新生儿窒息，一旦确诊立即进行手术，可降低此病的病死率。

# 第八章　鼻腔炎性疾病

## 第一节　急性鼻炎

急性鼻炎是由病毒感染引起的鼻腔黏膜急性炎症。通常称为"伤风""感冒",国外称之为"cold",中医辨证为外感风寒或风热,通常具有自限性。普通感冒有别于由特定流感病毒引起的流行性感冒。急性鼻炎常波及与鼻腔黏膜相延续或邻近的鼻窦和咽喉部,引起相应部位的相关症状和全身症状,也可诱发全身并发症或使全身疾病加重。急性鼻炎具有传染性,多发于免疫力下降和寒冷及换季之际受凉之时。

### 一、病因

病毒感染是引起本病的主要原因,有时也合并细菌感染而表现出相应的临床表现。最常见的病毒是鼻病毒,其次是冠状病毒和流感病毒,副流感病毒、呼吸道合胞病毒、腺病毒等很多种病毒都可见于感冒病例。由于感染的病毒种类繁多,所以临床表现可各不相同。主要感染途径是飞沫直接传播,其次可经被污染的食物进入体内。常见诱因有受凉、疲劳、营养不良、维生素缺乏等。幼儿、年老体弱,各种全身慢性疾病等原因导致的机体免疫功能和免疫力低下时可能更易患本病。

### 二、病理

起病初期鼻腔黏膜血管收缩,局部缺血,继而血管扩张,形成黏膜充血、水肿、分泌物增加的炎性反应。初期为黏膜下单核细胞以及少量吞噬细胞浸润,继而白细胞逐渐增多,上皮纤毛形态和运动功能发生障碍,分泌物也由初期的浆液性变成黏液性,如果合并细菌感染则为黏液脓性分泌物。

### 三、临床表现

潜伏期1～3天。早期症状为鼻腔刺激,鼻痒、喷嚏、干燥感,鼻咽异物感或烧灼感,结膜刺激感及周身不适。然后出现鼻塞并逐渐加重,夜里为重,鼻涕增多,初为稀薄浆液样,后变为黏液性,还可有嗅觉减退、闭塞性鼻音。一般伴有不同程度的头痛、畏寒、发热、疲劳、食欲缺乏等全身症状。儿童则可表现出较重的全身和局部症状,可出现高热、惊厥、呕吐、腹泻,呼吸困难和鼻出血等症状。普通感冒具有自限性,在1周左右症状逐渐减退、消失,如果合并有细菌感染或全身疾病,病情可能迁延不愈。

鼻腔检查:初期鼻黏膜广泛缺血、干燥,随后转变为充血、肿胀,下鼻甲明显肿大,鼻腔通道狭窄,总鼻道或鼻底有浆液性、黏液性或黏脓性分泌物。

## 四、诊断及鉴别诊断

根据病史及临床表现,确诊不难。通常临床检验无特别异常,如未合并明显细菌感染,血液分析白细胞可以不增高。但由于某些症状与以下病症相似,应与其相鉴别。

1.变应性鼻炎　以发作性喷嚏,大量清水样鼻涕,鼻塞为主要表现,可呈时间性和季节性,少有全身症状。变应原检测结果和抗过敏治疗有效有助于鉴别。

2.流行性感冒　通常症状和普通感冒相似,但全身症状更为严重。表现为高热、咽痛、咳嗽、全身肌肉酸痛、乏力等,容易并发急性肺炎等全身并发病。近年来出现的人感染甲型 H9 和 H1 流感病毒实为动物流感病毒的变种,感染其导致的甲型流感比普通的流感症状更为严重,可继发严重肺炎、急性呼吸窘迫综合征、肾衰竭等多脏器损伤,甚至导致死亡。从患者的分泌物中分离出甲型流感病毒或流感病毒核酸检测阳性,特异性抗体明显升高可以确诊。

3.急性传染病　麻疹、风疹、流脑和猩红热等急性传染病前驱期的发热、头痛等症状和感冒相似,但随后的几天内就能出现疾病特有的皮疹、相关脏器损害症状。

## 五、并发症

急性鼻炎可因感染直接蔓延或不当擤鼻向邻近器官扩散,可以产生多种并发症。如向邻近的鼻窦蔓延可引发急性鼻窦炎,其中以筛窦炎和上颌窦炎多见;经咽鼓管逆行感染形成中耳炎;沿呼吸道向下蔓延导致鼻咽炎、咽炎、喉炎、气管及支气管炎、肺炎。对于妊娠早期妇女可能导致胚胎发育异常。

## 六、治疗

以支持和对症治疗为主,并注意防止并发症。鼻腔通气引流,以促进恢复。

1.全身治疗　大量饮水,热水泡脚,热水浴等。饮食清淡、易消化而富营养。症状较重者宜卧床休息。

早期用发汗疗法以减轻症状,缩短病程。①生姜、红糖、葱白煎汤热服。②中医学认为本病系外感风邪引起,由于所感之邪毒有别,侵犯之途径不同,故有风寒、风热之分。可酌情给予银翘解毒冲剂或苦甘冲剂等中成药治疗。

解热镇痛药:对发热较高者可酌情给予解热镇痛药如阿司匹林等。合并细菌感染或疑有并发症时,全身应用抗生素药物治疗。

2.局部治疗

(1)1%麻黄碱液或呋喃西林麻黄碱液、氯霉素麻黄碱液滴鼻,每日 3 次,以利通气引流。滴鼻法:①仰卧法。仰卧,头悬垂于床缘外,或肩下垫枕,头后仰卧,鼻前孔向上,每侧鼻腔内滴入 3～5 滴。②坐位法。坐位,头靠椅背并尽量后仰,然后滴药。③侧卧法。向患侧侧卧,头向下垂,滴药。注意连续用药不要超过1周。

(2)针刺迎香、鼻通穴,或做穴位按摩。

# 第二节　慢性鼻炎

慢性鼻炎是鼻腔黏膜和黏膜下层的慢性炎症。表现为鼻黏膜的慢性充血肿胀,称慢性单纯性鼻炎。若发展为鼻黏膜和鼻甲骨的增生肥厚,称慢性肥厚性鼻炎。

## (一)病因和发病机制

1.局部病因

(1)急性鼻炎反复发作或治疗不彻底而演变成慢性鼻炎。

(2)由于邻近的慢性炎症长期刺激或畸形,致鼻发生通气不畅或引流阻塞,如慢性鼻窦炎、鼻中隔偏曲、慢性扁桃体炎或腺样体肥大等。

(3)鼻腔用药不当或过量过久形成药物性鼻炎,常见于久用萘甲唑啉(滴鼻净)之后。

(4)过敏因素:鼻黏膜的长期变态反应状态可以导致黏膜肥厚增生。

2.全身病因

(1)长期慢性疾病,如内分泌失调、长期便秘、肾脏病和心血管疾病等,而致鼻黏膜长期或屡发性充血或淤血。

(2)维生素缺乏,如维生素A或维生素C缺乏。

(3)烟酒过度可影响鼻黏膜血管舒缩而发生障碍。

(4)长期服用利血平等降压药物,可引起鼻腔血管扩张而产生似鼻炎的症状。

3.环境因素　在有水泥、烟草、煤尘、面粉或化学物质等环境中的工作者,鼻黏膜受到物理和化学因子的刺激与损害,可造成慢性鼻炎。温湿度急剧变化的环境,如炼钢、冷冻、烘熔等车间工人,也较易发生此病。

## (二)分类

分为2种类型:

1.慢性单纯性鼻炎　病理主要表现为黏膜深层血管慢性扩张,尤以下鼻甲海绵状血窦变化最明显。黏液腺功能活跃,分泌增多。鼻甲黏膜肿胀,但黏膜下组织无明显增生性改变。

2.慢性肥厚性鼻炎　病理主要表现为黏膜上皮纤毛脱落,变为复层立方上皮,黏膜下层由水肿继而发生纤维组织增生而使黏膜肥厚,久之,可呈桑葚状或息肉样变,骨膜及骨组织增生,鼻甲骨骨质也可呈肥大改变。

# 一、慢性单纯性鼻炎

慢性单纯性鼻炎是一种以鼻黏膜肿胀、分泌物增多为主要症状的鼻腔慢性炎症。

## (一)诊断要点

(1)表现为间歇性和(或)交替性鼻塞。

①间歇性鼻塞特点：白天、运动后及温度高时鼻塞症状轻；夜晚、静卧、寒冷时加重。

②交替性鼻塞特点：两侧鼻腔交替鼻塞，侧卧时尤其明显。常常侧卧时上侧鼻腔通气好，下侧鼻塞明显。

（2）鼻腔分泌物增多，主要是黏液性分泌物，伴有细菌感染时可呈黏脓性或脓性分泌物。可伴有不同程度的鼻后滴漏，引起咽部不适及咳痰。

（3）前鼻镜检查可见双侧下鼻甲肿胀，鼻黏膜呈淡红色，黏膜表面光滑，有弹性。如伴有细菌感染，黏膜可有明显充血表现。鼻黏膜对血管收缩药反应敏感，下鼻甲可快速收缩变小。鼻底总鼻道可见不同程度黏液性分泌物或黏脓性分泌物。

### （二）鉴别诊断

与慢性肥厚性鼻炎相鉴别，后者对麻黄素等鼻黏膜收缩剂反应不良。

### （三）治疗要点

（1）去除病因，提高免疫系统功能，去除环境污染因素。

（2）局部可短期使用血管收缩药，如：0.05％羟甲唑啉 2 次/日，5～7 天。萘甲唑啉及含萘甲唑啉制剂禁用，儿童慎用。

（3）皮质类固醇激素类鼻喷剂：糠酸莫米松、丙酸氟替卡松、布地奈德鼻喷剂。每侧鼻腔1～2 喷，1 次/日。2～3 周后评估。

（4）局部还可以鼻腔冲洗治疗及物理治疗。

## 二、慢性肥厚性鼻炎

慢性肥厚性鼻炎为鼻黏膜、黏膜下层及鼻甲骨的增生肥厚性改变，可由慢性单纯性鼻炎发展而来。

### （一）临床表现

鼻塞较重，多为持续性，常张口呼吸，嗅觉多减退。鼻涕稠厚，多呈黏液性或黏脓性。由于鼻涕后流，刺激咽喉致有咳嗽、多痰。当肥大的中鼻甲压迫鼻中隔时，可引起筛前神经受压或炎症，出现不定期发作性额部疼痛，并向鼻梁和眼眶放射，称筛前神经痛，又称筛前神经综合征。

体征有下鼻甲明显肥大，或下鼻甲与中鼻甲均肥大，常致鼻腔堵塞。鼻腔底部或下鼻道有少量黏液性或黏脓性分泌物。黏膜肿胀，呈粉红色或紫红色，表面不平，或呈结节状或桑葚状，尤以下鼻甲前端及其游离缘为明显。探针轻压凹陷不明显，触之有硬实感。局部用血管收缩药后黏膜收缩不明显。

### （二）治疗

血管收缩药滴鼻液的应用，限于轻型病例及短期应用，往往效果不好。

激光、微波、射频、等离子消融等治疗：使下鼻甲黏膜下组织产生瘢痕收缩，从而缩小其体积，达到使鼻腔通气的目的，可在严格掌握适应证的情况下酌情选用。需注意有个别医疗机构，对有鼻塞的患者，不分鼻炎还是鼻窦炎，也不管是否伴有鼻中隔偏曲、鼻甲气化，一律采用此方法治疗,严重损伤了鼻黏膜纤毛传输系统,反而使病情加重。

手术疗法,一般治疗无效,或黏膜显著肥厚,或肥厚部分位于下鼻甲后端或下缘,可行下鼻甲部分切除术或中鼻甲部分切除术。下鼻甲切除不宜过多,原则上不超过下鼻甲的 1/3,以免影响鼻黏膜功能或继发萎缩性鼻炎。骨性肥大者,宜行下鼻甲黏-骨膜下切除术,既可改善鼻腔的通气引流,又无损于鼻黏膜的生理功能。对伴有严重鼻中隔偏曲、泡状中鼻甲、鼻腔框架结构不良者,提倡鼻内镜下功能性手术,矫正中隔、鼻甲成形术可一次性完成,既解决鼻腔通气,又可避免对黏膜的不必要损伤,疗效确切。

对全身慢性疾病或邻近病灶如腺样体肥大或鼻窦炎等,亦应给予相应治疗。伴有变应性鼻炎者应同时治疗。

# 第三节　变应性鼻炎

变应性鼻炎又称过敏性鼻炎,是特应性个体接触致敏原后由 IgE 介导的介质(主要是组胺)释放、并有多种免疫活性细胞和细胞因子等参与的鼻黏膜慢性炎症反应性疾病。变应性鼻炎本身虽不是严重疾病,但可影响患者的生活质量,并可诱发支气管哮喘、鼻窦炎、鼻息肉、中耳炎等,或与变应性结膜炎同时发生。

变应性鼻炎与支气管哮喘常同时或先后发生,因此,诊治变应性鼻炎时应注意评估有无支气管哮喘,并与呼吸科医师协作给予相应治疗。

临床上一般将变应性鼻炎分为常年性和季节性两型。2004 年,由中华耳鼻咽喉科杂志编辑委员会、中华医学会耳鼻咽喉科分会牵头制定的变应性鼻炎的诊治原则和推荐方案分为:季节性间歇性、季节性持续性;常年性间歇性、常年性持续性几种类型。其程度分为:轻度和中重度。

另有一型由非特异性的刺激所诱发、无特异性变应原参加、不是免疫反应过程,但临床表现与上述两型变应性鼻炎相似,称血管运动性鼻炎或称神经反射性鼻炎,刺激可来自体外(物理、化学方面),或来自体内(内分泌、精神方面),故有人看作即是变应性鼻炎,但因在机体内不存在抗原-抗体反应,所以脱敏疗法、激素或免疫疗法均无效。

## 一、病因和发病机制

变应性鼻炎可发生于任何年龄,男女均有,易见于年轻人,主要原因有:

1.吸入性变应原　如室内外尘埃、尘螨、真菌、动物皮毛、羽毛、棉花絮等,多引起常年性发作;植物花粉引起者多为季节性发作。

2.食物性变应原　如鱼虾、鸡蛋、牛奶、面粉、花生、大豆等。特别是某些药品,如磺胺类药物、奎宁、抗生素等均可致病。

3.接触物　如化妆品、汽油、油漆、乙醇等。

其他:某些细菌及其毒素、物理因素(如冷热变化)、内分泌失调或体液酸碱平衡失调等病因均可致病。也可由于多种因素同时或先后引起。

## 二、临床表现

症状可因与刺激因素接触的时间、数量以及患者的机体反应状况不同而各异。常年性变应性鼻炎，随时可发作，时轻时重，或每晨起床时发作后而逐渐减轻。一般在冬季容易发病，常同全身其他变应性疾病并存。季节性变应性鼻炎，呈季节性发作，多在春、秋季发病，迅速出现症状，发病时间可为数小时、数天至数周不等，发作间歇期完全正常。

典型症状为鼻痒、阵发性喷嚏连续发作、大量水样鼻涕和鼻塞。具体表现如下：

1.鼻痒和连续喷嚏　每天常有数次阵发性发作，随后鼻塞和流涕，尤以晨起和夜晚明显。鼻痒见于多数患者，有时鼻外、软腭、面部和外耳道等处发痒，季节性鼻炎常伴有眼痒。

2.大量清水样鼻涕　涕多，清水样，多在连续喷嚏后出现。急性反应减弱或消失时，可减少或变稠厚，若继发感染可变成黏脓样分泌物。

3.鼻塞　程度轻重不一，单侧或双侧，间歇性或持续性，亦可为交替性。

4.嗅觉障碍　由黏膜水肿、鼻塞而引起者，多为暂时性。因黏膜持久水肿导致嗅神经萎缩而引起者，多为持久性。

## 三、诊断和鉴别诊断

对典型病例较易，但常因询问病史不详细或症状不典型，而误诊为急性或慢性鼻炎，应予以注意。故要获得正确的诊断，必须进行多方面的检查。

(1)详细询问病史，包括过去病史及家族史。注意有无变应原接触史，找寻有关病因。

(2)主要症状如鼻痒、连续喷嚏、大量清水样鼻涕等。

(3)前鼻镜检查。可见鼻黏膜苍白水肿，大量清水样分泌物，若因持久性水肿可发生鼻息肉或黏膜息肉样变。

(4)鼻腔分泌物涂片检查。在变态反应发作期间，鼻分泌物中可见嗜酸性粒细胞增多。

(5)变应原皮肤试验。以适宜浓度的各种常见变应原提取物做皮肤试验（点刺或皮内注射）。如患者对某种变应原过敏，则在激发部位出现风团和红晕，可协助诊断。变应原诊断明确后还可应用这种变应原进行脱敏治疗。

## 四、预防及治疗

2010 年版 ARIA 提出应重视 AR 的预防和治疗。并首次建议采用"推荐分级的评估、制订与评价（GRADE）"工作组制订的评价体系。此系统对 AR 各项治疗的证据质量分为高质量、中等质量、低质量和极低质量 4 个等级，并将推荐意见分为"强"和"弱"两个等级。GRADE 评价体系方法严谨，使用方便，目前已被包括 WHO 在内 25 个以上的学术机构或组织广泛采纳。

### （一）预防

2010 年版 ARIA 提出的预防措施包括：①婴幼儿出生后至少纯母乳喂养 3 个月，对妊娠期和哺乳期妇女饮食无特殊要求，但其作用尚不确定；②创造无烟雾环境，患者应戒烟或避免被动吸烟,此点极重要;③建议婴幼儿和学龄前儿童应采用多方面干预措施以避免暴露于尘螨和接触宠物;④强力建议采用多方面预防措施消除或减少职业性变应原的暴露。

## (二)避免接触变应原

是 AR 的基础治疗。避免接触变应原的前提是必须明确患者的致敏变应原。但完全避免接触变应原,对大多数患者是非常困难的,甚至是不可能的,只能尽量减少接触。尘螨过敏患者应经常开窗通风,保持室内干燥,定期清洗床上用品、家具。移走地毯、悬挂物、柔软的绒毛玩具等,以控制尘螨的增长。

飘散在空气中的花粉、真菌难以避免,但可在花粉飘散传播期关闭窗户、空调增加特别滤过膜、外出时戴眼镜和口罩以减少与花粉接触。宠物变应原可移走(狗、猫等)。少在地下室逗留,清除霉烂食物,以减少真菌接触。

## (三)药物治疗

AR 药物治疗原则有两个基本特征,一是序贯性,二是阶梯性。前者指依照 AR 的分型分别采取相应的治疗方案;后者指针对持续性者坚持临床随访,每 2～4 周评价治疗效果,并据此调整治疗方案,增减治疗的药物和剂量。

由于 AR 的黏膜最轻持续炎症反应对鼻黏膜的预激效应,使鼻黏膜处于高反应状态,使阈值下的低剂量变应原或非特异性刺激均可引起鼻部症状,因此对 AR 应坚持持续用药,即在症状控制后仍持续用药,但剂量可减,或隔日给药。持续用药不仅可以持续控制病情,且减少医疗费用。

糖皮质激素制剂和 $H_1$ 抗组胺药是目前治疗 AR 的首选和一线药物。对轻度间歇性者,可考虑应鼻腔局部用或口服 $H_1$ 抗组胺药和鼻用减充血剂,后者每次不超过 10 天,每月不重复治疗 2 次以上。

对中一重度间歇性者和轻度持续性者,除了鼻腔局部用或口服 $H_1$ 抗组胺药外,可联合应用口服减充血剂,或鼻腔局部用糖皮质激素。但口服减充血剂一般不用于儿童。对中-重度持续性者,首先选择鼻腔局部用糖皮质激素治疗,治疗 2～4 周疗效不佳时可根据主诉增加剂量,或加用 $H_1$ 抗组胺药,鼻分泌物多者可鼻腔局部用溴化异丙托品,鼻阻塞重者可加用鼻用减充血剂。

选择药物应考虑疗效、安全性、效价比,以及患者的选择和治疗目的等因素,并注意疾病的严重程度和控制情况以及有无并发症等。

药物治疗能有效地控制 AR 的症状。临床上主要是 6 类药物,即 $H_1$ 抗组胺药、糖皮质激素药物、减充血药、抗胆碱药、肥大细胞稳定剂和白三烯受体拮抗剂。

1. $H_1$ 抗组胺药　 $H_1$ 抗组胺药的发现是治疗组胺介导的变应性疾病的一个重大的突破。不同学者先后合成了第一代和第二代 $H_1$ 抗组胺药,按其合成的先后依次为(择其主要者):苯海拉明、氯苯那敏几乎同时于 20 世纪 40 年代问世;特非那定、阿司咪唑在 1979 年问世;氯雷他定和西替利嗪在 1988 年问世;非索非那定在 1996 年问世;地氯雷他定、左西替利嗪在 2001 年问世。目前,全世界有 40 余种不同的 $H_1$ 抗组胺药用于临床,但普遍应用的不过十数种。第一代 $H_1$ 抗组胺药物具有较多的不良反应,这是因为药物通过血-脑屏障所致,与镇静作用有关的主要的不良反应有:嗜睡、困倦、认知能力下降、反应缓慢、警觉程度下降、定向力减退、头晕、耳鸣、畏食、恶心、呕吐、腹泻和便秘;与药物抗胆碱作用相关的不良反应包括口干、视力模糊和尿潴留等。第二代 $H_1$ 抗组胺药没有抗胆碱作用,镇静作用极轻或无,第一代 $H_1$ 抗组胺药相关的镇静作用在第二代 $H_1$ 抗组胺药中虽然也可见到(如西替利嗪),但极轻微和少见,与安慰剂比并无明显差异。特非那定和阿司咪唑严重过量或与酮康唑、伊曲康唑、大环内酯类抗生素合用时可能出现少见的心脏毒性,如心电图 QT 间期延长、尖端扭转型室性心律不齐,重者可导致心搏骤停,甚至死亡,因此先天性 QT 间期延长的患者服用时应特别注意。

氯雷他定和非索非那定等未见心脏毒性的报道。西替利嗪被认为是具有轻度镇静作用的第二代抗组胺药,但绝大多数患者均可耐受。有抗炎作用的第二代抗组胺药主要有西替利嗪、氯雷他定、依巴斯汀、氮䓬斯汀、非索非那定、地氯雷他定和左西替利嗪等,其抗组胺活性不亚于第一代抗组胺药,有利于治疗呼吸道的变应性炎症性疾病。到目前 $H_1$ 抗组胺药已经历了半个多世纪,但仍在不断的研究和发展中,可以预测更加理想的抗组胺药将继续问世。

$H_1$ 抗组胺药经研究还没有证实其具有耐药性,在 10~20 年前,曾对第二代 $H_1$ 抗组胺药治疗 6~8 周后的耐药性进行过评估,并没有发现疗效的变化。在进行第二代 $H_1$ 抗组胺药治疗 12 周后的疗效评估中,也没有发现耐药现象。2005 年报道持续服用西替利嗪 2 年和 2006 年报道左西替利嗪持续服用 6 个月治疗持续性 AR,均未见耐药性产生。因此应用这类药物治疗 AR 时,临床疗效并不因长期应用而有所下降。

$H_1$ 抗组胺药有意的或意外的过量服用并不多见。成人药物过量常表现为中枢神经系统抑制,儿童则表现为兴奋。老年患者或肝肾功能不全的患者对药物过量反应敏感,这是由于药物的清除率降低的缘故。有些 $H_1$ 抗组胺药可经乳汁分泌,故哺乳妇女应慎用。有些 $H_1$ 抗组胺药可致胎儿畸形,特别是在妊娠早期,孕妇应慎用。

部分第二代 $H_1$ 抗组胺药除了拮抗组胺 $H_1$ 受体外,还具有抗炎作用,例如,氯雷他定和西替利嗪具有拮抗细胞间黏附分子-1(ICAM-1)的作用,已知在 I 型变应性疾病中由于组胺等介质的释放和细胞因子的产生,导致 ICAM-1 表达增强。ICAM-1 可分为 3 型,即黏膜上皮 ICAM-1、血管内皮 ICAM-1 和血细胞表面 ICAM-1。导致病变部位炎性细胞自血管内渗出,以及病变部位明显组织水肿和慢性炎症形成,这都是由于 ICAM-1 表达增强,细胞与细胞黏附的结果。应用氯雷他定和西替利嗪能一定程度地封闭 ICAM-1,达到减轻变应性炎症反应的目的。

由于 $H_1$ 抗组胺药对鼻阻塞无作用,因此有 $H_1$ 抗组胺药与口服减充血药联合制成的复方制剂或复方缓释制剂问世。例如马来酸氯苯那敏和伪麻黄碱、去氧肾上腺素或苯丙醇胺联合,氯雷他定和伪麻黄碱联合等。这类复方制剂在冠心病、高血压、甲状腺功能亢进、充血性青光眼、萎缩性鼻炎和糖尿病等器质性和代谢性疾病患者中应慎用,孕妇和儿童则应禁用。由于具有不良反应,加之效果良好的鼻用减充血剂(如异吡唑类衍生物等)不断问世,这类复方制剂始终没有在临床上得到推广。

$H_1$ 抗组胺药的鼻腔局部用制剂主要有氮䓬斯汀和左旋卡巴斯汀。鼻腔局部应用后与鼻黏膜上皮表面的 $H_1$ 组胺受体结合,产生减轻症状的作用。与口服抗组胺药一样,对鼻痒、喷嚏、流涕有效,而对鼻阻塞疗效较差。长期应用也不产生不良反应。适用于轻、中度变应性鼻炎的治疗。

目前尚无第三代 $H_1$ 抗组胺药问世。

临床和实验研究已经明确表明,新的第二代 $H_1$ 抗组胺药具有更重要的抗炎作用,能部分调节变应性炎症反应,减少介质释放、黏附分子表达,调节细胞因子、趋化因子的释放和其后的炎性细胞移行、趋化和聚集。目前临床上使用的新的第二代 $H_1$ 抗组胺药是左西替利嗪、地氯雷他定和非索非那定,特为介绍如下。

(1)左西替利嗪:抗组胺效果显著。18 名健康男性志愿者评定左西替利嗪 5mg 和 10mg、非索非那定 180mg、氯雷他定 10mg、咪唑斯汀 10mg 和安慰剂对皮肤组胺产生风团和红晕表面积的大小、个体差异性、起效时间和持续时间,评定方法是每一药物的曲线下面积。结果显示在抑制风团和红晕的表面积上,左西替利嗪最强效和用量最小,且所有 18 名志愿者 95% 风团抑制反应的强度在一个时间点上。表明左西替利嗪抗组胺效果明显,且个体差异性小。

研究发现左西替利嗪在培养的人类微血管内皮细胞中,可明显抑制组胺和细胞因子产生的嗜酸性粒细胞亲和素 mRNA 和蛋白,且呈剂量依赖性。在培养的人类角质细胞中,呈剂量依赖性抑制 RANTES、GM-CSF 和 ICAM-1 表达。在培养的人类内皮细胞中,则呈剂量依赖性抑制核因子 κB 和 VCAM-1 表达,同时呈剂量依赖性抑制 eotaxin 产生的嗜酸性粒细胞趋化和通过微血管内皮细胞间隙的迁徙。在变应原活化的 T 淋巴细胞中,能明显抑制转换因子 GATA-3 和 ICAM-1 表达。

另外,左西替利嗪可抑制血管内皮细胞和组胺一起培养所出现 eotaxinmRNA 和蛋白产物。取健康志愿者末梢血,分离嗜酸性粒细胞,分别与左西替利嗪($10^{-10} \sim 10^{-6}$ mol/L)和安慰剂培养,GM-CSF 刺激嗜酸性粒细胞通过重组人类 VCAM-1($10\mu g$/mL)由微型液体注射器泵出,其游出和黏附的影像通过视频显微镜显示。结果发现左西替利嗪能抑制嗜酸性粒细胞黏附于 VCAM-1,最大抑制剂量是 $10^{-8}$ mol/L;同时发现左西替利嗪呈剂量依赖性抑制 GM-CSF 增加嗜酸性粒细胞的黏附。

(2)地氯雷他定:抗炎作用是多重性的。可减少人嗜碱性粒细胞、肥大细胞释放组胺、类胰蛋白酶、PGD2、LTC$_4$,减少嗜碱性粒细胞释放细胞因子 IL-3、IL-4、IL-6、IL-8、IL-13、GM-CSF、TNF-α,减少嗜碱性粒细胞的趋化性和 TNF-α 诱导的嗜碱性粒细胞与血管内皮细胞的黏附作用,减少人支气管上皮细胞释放 RENTES。抑制人呼吸道细胞表达 ICAM-1 或鼻病毒感染后的 ICAM-1 表达,从而下调呼吸道黏膜的变应性炎症反应。减少人支气管上皮细胞释放可溶性 ICAM-1,减少人血管内皮细胞表达 P-选择素和过氧化物的生成,对 NF-κB 有拮抗作用。SAR 患者体外研究显示可显著下调 GM-CSF 作用下的外周血嗜酸/嗜碱前体细胞水平。Kowalski 等的研究证实地氯雷他定能抑制阿司匹林耐受不良性慢性鼻窦炎患者鼻息肉组织中的肥大细胞和嗜酸性粒细胞的活化。1mmol/L、10mmol/L 和 50mmol/L 三种浓度地氯雷他定可分别 29%、50% 和 63% 抑制 LTC$_4$ 释放,3%、47% 和 66% 抑制类胰蛋白酶释放,45% 和 48% 抑制 ECP 释放(仅做了 10mmol/L、50mmol/L 两个浓度)。

地氯雷他定与白三烯拮抗剂联合治疗 SAR 和轻度、间歇性哮喘,显示鼻部症状、鼻灌洗液中嗜酸性粒细胞和中性粒细胞数目,以及 IL-5 水平均明显下调,两者联合较单一应用地氯雷他定有附加的抗炎作用,减轻炎性细胞浸润和降低细胞因子水平。

(3)非索非那定:Juergens 等研究发现在临床相关浓度($10^{-6}$ mol/L)可抑制培养人单核细

胞释放 $LTC_4$、$D_4$、$E_4$，与对照组相比抑制率为 24%；当浓度增加至 $10^{-4} mol/L$ 和 $10^{-3} mol/L$ 时能抑制 $LTB_4$，也能抑制 PGD2；高浓度时则可抑制 PGF2α。另一研究显示非索非那定在低浓度时可抑制环氧合酶-2（COX-2）的活性，高浓度时则无作用，但不能抑制环氧合酶-1 的活性。

Vancheri 等取健康供血者的末梢血，观察到非索非那定（$10^{-3} mol/L$ 和 $10^{-4} mol/L$）可抑制 ICAM-1，也可诱导嗜酸性粒细胞凋亡增加，但对表达黏附分子的白细胞功能相关抗原-1（LFA-1）则无作用。非索非那定也能降低豚鼠 AR 模型增高的鼻气道反应性。基质金属蛋白酶（MMP）中 MMP-2 和 MMP-9 是最主要的，其可诱导气道重塑，对炎性细胞通过基底膜也具重要性，取鼻息肉和鼻黏膜中的成纤维细胞在 TNF-α 刺激下观察到非索非那定浓度超过 350ng/mL 可抑制 MMP-2 和 MMP-9 产物，也能抑制 MMP mRNA 表达和 NF-κB 活化。

2.鼻腔局部用糖皮质激素药物　鼻腔局部试用糖皮质激素药物治疗 AR 始于 20 世纪 50 年代，之后 1965 年 Norman 等报道应用地塞米松气雾剂喷鼻治疗花粉症，但未能证实比口服糖皮质激素药物有任何优点。鼻腔局部糖皮质激素治疗的目的是期望取得疗效而又不产生全身应用的不良反应，但由于当时应用的是天然糖皮质激素药物，这一目的没能达到，故未能正式在临床应用。1968 年 Czamy 报道应用小剂量倍他米松气雾剂喷鼻治疗 PAR 有效，且未见肾上腺皮质功能抑制，但未能被推广。20 世纪 70 年代初，人工合成用于皮肤炎症性疾病的局部用糖皮质激素问世，最先合成的是氟尼缩松和二丙酸倍氯米松（BDP）。此后布地奈德、丁基氟皮质醇等人工合成的糖皮质激素相继合成。人工合成的糖皮质激素鼻和口喷雾剂应用于鼻部、支气管，治疗 AR、支气管哮喘，均取得良好的治疗效果。人工合成的糖皮质激素较天然糖皮质激素有更强的活性，血管收缩试验测定表明，人工合成的糖皮质激素的局部抗炎作用是氢化可的松的数百倍至 10000 倍。

研究证实鼻腔局部用糖皮质激素药物对变应原激发试验后的速发反应和迟发相反应均有抑制作用。其机制是：①减少鼻黏膜组织中嗜碱性粒细胞、嗜酸性粒细胞数目；②减轻炎症性鼻黏膜水肿和血管扩张；③稳定鼻黏膜上皮和血管内皮屏障；④降低受体对刺激的敏感性；⑤降低腺体对胆碱能受体的敏感性；⑥干扰花生四烯酸代谢，减少白三烯和前列腺素的合成。可见，鼻腔局部用糖皮质激素药物的治疗作用可在不同免疫反应水平阻断鼻黏膜变应性炎症反应，从而达到良好的治疗效果。

鼻腔局部用糖皮质激素药物因为研究证据质量高，被 2010 年版 ARIA 强推荐为成人 AR 的首选治疗药物。丙酸氟替卡松（FP）和糠酸莫米松（MF）是新一代局部应用糖皮质激素药物，这两种鼻喷制剂是根据结构-活性相关性（如局部抗炎作用、皮肤变白试验和对下丘脑-垂体-肾上腺轴的抑制作用），并在类固醇的分子结构式的基础上进行筛选而确定的。

FP 是在基础结构式上的 9a 和 6a 位上加入氟基、17a 和 b 位上分别加入丙酸基和巯基，以增强局部抗炎作用，16a 位上加入甲基以降低全身不良反应；MF 是在 16a 位上加入甲基，21 位上加入氯原子，增强其抗炎活性，并使之易于代谢，17a 位的糠酸酯可降低其全身不良反应，并增强其局部抗炎活性。新一代鼻腔局部用糖皮质激素药物对糖皮质激素受体具有绝对亲和力，其相对亲和力较二丙酸倍氯米松、氟尼缩松和布得松等高出 1.5～20 倍，且与受体亲和速度快而亲和力高，解离速度慢，半衰期长（>10 小时），故仅每天用药 1 次。对糖皮质激素受体以外的其他激素(盐皮质激素、雌激素、孕激素和雄激素)受体几乎无活性。此外,口服生物利用度亦较老一代糖皮质激素药物明显低(<1%)。在抗炎方面,新一代鼻腔局部用糖皮质激素药物在抑制细胞因子和介质的产生和释放、减少黏附分子表达、促进以嗜酸性粒细胞为主的炎性细胞凋亡和导致抗蛋白酶的释放等方面都强于老一代糖皮质激素药物。因此较老一代糖皮质激素药物起效快、效果好。且耐受性良好,未见全身不良反应,可长期应用于治疗包括 AR 在内的多种呼吸道炎症性疾病。

新一代鼻腔局部用糖皮质激素药物局部不良反应包括长期鼻内用药后偶有鼻干燥感、烧灼感、非大量鼻出血,罕见鼻中隔穿孔,与无活性安慰剂无差别。

3.减充血剂 鼻黏膜减充血剂有鼻腔局部用和全身用两类制剂,各有其利弊。鼻腔局部用起效快,但不能长期应用,一般说来不应超过 4 天,最长 7~10 天。由于其具有血管扩张后作用,反致鼻阻塞症状加重,长期应用可导致药物性鼻炎。口服减充血剂的血管扩张后作用很小,故可较长期应用,但严重高血压、心血管疾病患者应慎用或禁用。鼻腔局部用减充血剂主要有两类:一类是儿茶酚胺类,包括麻黄碱和新福林等;另一类是异吡唑类的衍生物,如羟甲唑啉、四氢唑啉、赛洛唑啉等,已摒弃不用的萘甲唑啉也包括在这一类中。鼻黏膜容量血管有两种受体,一是 $\alpha_1$ 受体,对儿茶酚胺类药物敏感;二是 $\alpha_2$ 受体,对异吡唑类衍生物敏感。羟甲唑啉是较理想的鼻腔局部用减充血剂,主要兴奋 $\alpha_2$ 受体,使小血管收缩。目前,作为非处方用药广泛应用于临床的浓度是 0.05%,起效快、减充血作用显著、药效持续时间长、对鼻黏膜纤毛运动无明显影响和血管扩张后作用极小或无。但不推荐学龄前儿童使用。

4.肥大细胞稳定剂 肥大细胞稳定剂的最终功能是阻止肥大细胞脱颗粒,对脱颗粒释放的组胺和 5-羟色胺等介质则不具拮抗作用。故应在发病前或接触致敏变应原前用药。肥大细胞稳定剂的药理机制是通过抑制细胞内环磷酸二酯酶,致使细胞内环磷腺苷(cAMP)浓度增加,阻止钙离子转运入肥大细胞内,从而稳定肥大细胞膜和阻止肥大细胞脱颗粒。目前主要的制剂有:①色甘酸钠喷雾剂或吸入干粉:主要应用于轻、中度 AR,制成滴眼液对变应性结膜炎有效;②尼多克罗:与色甘酸钠结构不同,口服吸收好,作用较色甘酸钠强数倍。

5.抗胆碱药 通过拮抗迷走神经释放的递质乙酰胆碱,阻止乙酰胆碱和毒蕈碱受体相互作用,从而抑制迷走神经的反射,达到减少腺体分泌的目的。第四代抗胆碱药溴化异丙托品喷雾剂,每日喷鼻 2~3 次,对缓解 AR 流涕症状效果良好。使用 0.03%喷鼻或滴鼻剂,可在一日内流涕明显减少,如使用 0.06%者,1 小时内即症状改善。抗胆碱药与糖皮质激素联合应用,还可迅速有效缓解鼻阻塞。长期应用无全身不良反应,主要的不良反应是鼻干涩感和鼻出血。本药国内尚无鼻用制剂。

6.白三烯受体拮抗剂 白三烯受体拮抗剂是对速发反应和迟发相反应、系统性炎症和局部性炎症都有效的药物。是唯一能通过其作用同时改善肺功能和哮喘症状的药物。数年前已开始应用半胱氨酰白三烯受体拮抗剂(孟鲁司特、扎鲁司特)治疗哮喘,取得良好效果。近年来才注意到这类药物在 AR 的临床治疗价值。系统性评价和荟萃分析表明,白三烯受体拮抗剂对改善 SAR 的症状和生活质量优于安慰剂,与 $H_1$ 抗组胺的疗效相似,因此 2010 年版 ARIA 强推荐用于治疗成人和儿童 SAR。用于治疗间歇性 AR 伴哮喘,鼻部症状和支气管症状均有改善,但对 AR 的效果不如哮喘。有学者提出与 $H_1$ 抗组胺药合用,疗效超过应用单一任一药物。但亦有相反的报道。

7.中药和针刺治疗 报道对临床症状有一定的改善。目前仅见小样本与其他药物同时应用的效果报道，且疗效评定主要依靠医师的经验。

### （四）免疫治疗

最早的变应原特异性免疫治疗（SIT）是 1911 年，Noon 和 Freeman 应用草类花粉浸液治疗草类 SAR。当时设想的机制是，反复注射花粉浸液可能产生花粉抗毒素，从而发挥对抗"花粉毒素"的作用而达到治疗目的。近年又有了舌下给药途径。采用 SIT 必须明确致敏的变应原。

1.治疗机制 SIT 诱导患者体内免疫反应改变，被认为是唯一可以影响 I 型变应性疾病自然过程的治疗方法。因此，SIT 是立足于改变 AR 的免疫反应以达到临床治愈的治疗手段。在 20 世纪 80 年代提出"封闭抗体"理论，研究发现 SIT 期间变应原特异性 IgG4 水平稳定增加，而未 SIT 者在 3～10 年期间血清特异性 IgE 和 IgG4 皆无波动性变化。因而认为变应原特异性 IgG4 抗体可能作为封闭抗体，和肥大细胞表面的 IgE 抗体竞争，在变应原黏附于肥大细胞表面的 IgE 之前中和变应原，从而阻止了 IgE 介导的免疫反应。因此，SIT 的疗效取决于"有害的"特异性 IgE 和"保护性"的特异性 IgG4 之间平衡的变化。然近十多年来的研究发现，SIT 可调节 Th 细胞分化，接受 SIT 者 $CD4^+$ T 细胞重新向 Th1 型分化，使 Th1 和 Th2 重新恢复至正常的平衡状态。由此提出 SIT 可能通过 3 种机制达到治疗目的，一是使 Th2 反应减轻；二是使 Th1 的反应加强；三是使 Th2 反应减轻和 Th1 反应加强相结合。

2.方法、适应证及疗效 根据给药途径不同可分为皮下注射免疫治疗（SCIT）和非注射免疫治疗，也称局部免疫治疗。后者又分为舌下免疫治疗（SLIT）、口服免疫治疗、鼻内免疫治疗和气管免疫治疗。

（1）SCIT：使用有明确效价和有效期的标准化疫苗进行皮下注射，是目前临床的主要方法。临床疗效一般在治疗开始后 6 个月前后显效，因此在治疗开始阶段尚须配合药物治疗以控制症状和改善生活质量。研究已经表明远期疗效是肯定的，治疗停止后疗效仍能维持数年，且能预防对新的致敏原发生过敏。

由于药物，特别是鼻腔局部用糖皮质激素治疗，对绝大多数患者都能取得良好的效果，并有良好的安全性，因此 SCIT 通常被作为药物治疗无效后的选择。然而由于 SIT 可使 $CD4^+$ T 细胞重新向 Th1 型分化的理论，表明在疾病早期阶段，甚至在临床症状出现之前采取 SCIT，是改变 I 型变应性疾病自然过程的最佳时机。

2008 年版 ARIA 提出 SCIT 的适应证意见：①接触吸入物变应原引起症状者；②季节性迁延或因连续的花粉季节引起症状者；③在接触变应原的高峰期，AR 合并下呼吸道症状；④$H_1$ 抗组胺药和中等剂量鼻腔局部用糖皮质激素治疗不能有效控制症状者；⑤拒绝持续、长期药物治疗者；⑥药物治疗不良反应较大者。2010 年版 ARIA 提出不伴哮喘的成人 SAR 和尘螨过敏的持续性 AR 适宜 SCIT。

日本学者提出 SCIT 成功治疗 PAR 者应达到的条件是：①治疗持续超过 6 年；②持续 1 年无鼻部症状；③鼻激发试验阴性；④IgE 水平低于正常。

以下情况不宜采取 SCIT：①正在使用 β 受体阻断剂治疗；②患有其他免疫性疾病；③治

依从性差；④妊娠期。此外，恶性肿瘤者、严重心理障碍者、严重哮喘者和（或）伴有不可逆气道阻塞者（适当用药后 FEV1 仍低于预测值的 70%），以及严重心血管疾病患者和 6 岁以下儿童也不适宜 SCIT。

（2）SLIT：2001 年 WHO 正式推荐应用于成人及儿童。将一定剂量的特异性变应原浸液置于舌下，1～2 分钟后吞咽，因此又称为舌下-吞咽免疫治疗。剂量逐渐递增至维持量。治疗时间 1～3 年。由于 SLIT 的剂量是 SCIT 的 100 倍以上，因此药品费用更高。然而因可在家自己执行，减少了专业医疗服务等费用，故最终总费用可能不比 SCIT 高。

2010 年版 ARIA 提出 SLIT 宜用于不伴哮喘的成人 SAR 和尘螨过敏的持续性 AR。也可用于不伴哮喘的儿童 SAR。

3.SCIT 全身反应　SCIT 的安全性较好，但也有引起全身反应的危险性。用于治疗哮喘比治疗 AR 危险性要多见，即使是使用标准化疫苗、类变应原或重组变应原也不能完全避免。

全身反应通常分为速发性和迟发性两种，前者于注射 30 分钟内发生，后者则在 30 分钟后。全身反应程度分四级：Ⅰ级：轻度全身反应，局部荨麻疹、AR 或轻度哮喘（峰值流速自基线下降<20%）；Ⅱ级：中度全身反应，缓慢发生（>15 分钟）全身荨麻疹和（或）中度哮喘（峰值流速自基线下降<40%）；Ⅲ级：非致命性重度全身反应，快速发生（<15 分钟）全身荨麻疹、血管性水肿或重度哮喘（峰值流速自基线下降>40%）；Ⅳ级：过敏性休克，即刻发生瘙痒反应、面部潮红、红斑、全身荨麻疹、哮吼（血管性水肿）、速发型哮喘、低血压等。曾有报道注射前口服 $H_1$ 抗组胺药可减少全身反应的发生。

总体来说，SCIT 发生全身反应见于报道的极少，有也是Ⅰ、Ⅱ级。我们数十年的临床实践基本上未发生过全身反应。Cabrera 等报道较为特殊的一例，该患者在治疗数年后出现坏死性血管炎，但在此前 7 个月曾 4 次在注射后立即发生过敏性反应。坏死性血管炎突然发病，右手中指皮肤变白、变蓝和小面积坏死，血沉和 C 反应蛋白水平升高，血清补体水平降低。

4.修饰变应原　为了避免 SIT 严重过敏反应的发生，学者们研究将变应原进行修饰。

（1）以甲醛处理：使变应原浸液变成类变应原，类变应原具有与未修饰的变应原几乎同等的免疫原性，但变应原性下降。

（2）以戊二醛作为变应原修饰物：经此修饰的变应原能使 IFN-γ 增多，继而使 Th1 和 Th2 平衡向以 Th1 反应为主转化，并下调 IgE 抗体。

类变应原和戊二醛修饰变应原比未修饰的变应原更安全。且可以较大剂量作为开始剂量，从而缩短递增期疗程。然而采用类变应原和戊二醛修饰变应原进行 SIT 的长期疗效还不能肯定。

（3）聚合变应原：是将变应原制成高分子量聚合体，此种浸液的免疫原性仍保留，却变应原性减低。免疫原性保留使变应原在体内被巨噬细胞吞噬后仍可向 B 细胞传递变应原信息；变应原性减低则降低了变应原与肥大细胞相结合的能力，因此即使使用较高剂量、递增速度较快也不至于发生局部和全身反应。

（4）其他：例如尿素变性变应原、聚乙二醇变应原等，虽有一定优点，但均未广泛用于临床。

5.重组变应原　通过 DNA 重组技术，以编码变应原 DNA 为模板，可获得重组变应原。然后将多种重组变应原组合制备成 component-resolved（CR）。将各种变应原均以编码 DNA

重组并用于临床,尚需大量的工作,但现有的研究成果提示,重组变应原有潜在应用前景。

6.新的免疫治疗研究前景 目前尚在动物实验或临床实验研究中。①肽免疫疗法:T 细胞抗原表位肽,是变应原在 MHC Ⅱ级分子参与下,经抗原提呈细胞处理后,呈递给 T 细胞的一种短、线性氨基酸序列。临床实验已经证实,肽免疫治疗安全有效,但一种抗原 T 细胞表位肽尚不能足以保护所有患者。②DNA 疫苗:是将编码某种变应原的质粒 DNA 注入肌肉或皮下。虽然初步证实质粒 DNA 疫苗有潜在应用前景,但克隆所有目的基因以及寻找适宜载体和确立可控调基序尚需较长时间。

## (五)手术治疗

1.手术治疗的依据 虽然 AR 的发病机制是免疫反应,但临床症状的发生与鼻腔自主神经支配和神经反射密切相关。因此选择性阻断鼻腔副交感神经支配、降低副交感神经的兴奋性或降低鼻黏膜的敏感性,可阻断感觉-副交感神经反射,破坏喷嚏反射弧传入通路,使鼻黏膜血管扩张减轻,腺体分泌减少和对外界刺激敏感性下降,从而使鼻痒、喷嚏、鼻阻塞、流涕等症状得到缓解或消除。

2.适应证 ARIA 提出外科干预的适应证是:①药物免疫性下鼻甲肥大;②鼻中隔解剖变异有功能障碍;③鼻骨锥形结构解剖变异伴功能障碍或影响美观;④合并继发的或孤立的慢性鼻窦炎;⑤合并单侧鼻息肉或对治疗免疫的双侧鼻息肉;⑥某些与 AR 无关但同时发生的鼻和鼻窦疾病。

3.手术种类

(1)下鼻甲部分切除术:下鼻甲黏膜深层存在独立的副交感微神经节,手术可破坏这些微神经节。对肥大影响鼻通气者还可缩小其体积。

(2)鼻中隔矫正术:改善鼻腔通气功能。Connel 等报道意欲采用 SIT 者,应先矫正较严重的鼻中隔偏曲以改善鼻腔通气功能,将有助于获得 SIT 良好疗效。

(3)功能性内镜鼻窦手术:合并慢性鼻窦炎和鼻息肉等。

(4)其他手术:①冷冻、激光、微波、射频治疗:原理是通过冷、光热化、机械、电磁及生物刺激作用切除肥大或病变组织和阻断神经;②聚焦超声治疗:原理是将体外发射的超声波聚焦到体内病变组织,通过超声的机械效应、热效应和孔化效应达到治疗目的;③神经切断术:翼管神经切断术、岩浅大神经切断术、筛前神经切断术用于治疗 PAR。前两者由于手术操作复杂,并有并发症,临床上已不推荐应用。

AR 的外科治疗近期疗效是较肯定的,但不能从根本上改变特应性体质,随术后时间的延长,疗效逐渐减低,直到完全无效。各种手术治疗方法的疗效评定主要是依靠医师的经验,尚缺乏荟萃资料分析。

## (六)卫生宣传教育

对患者或其监护人员进行 AR 卫生宣教可以提高治疗的依从性和优化治疗效果,并能及时了解患者信息和建立医务人员与患者之间的沟通和协作关系。对严重患者应采取书面的自我管理和急诊方案。同时,应对卫生保健工作者进行培训。最近国外的一项研究显示对初级卫生保健人员进行标准化变态反应学教育对改善 PAR 患者与疾病相关的生活质量起到了一定作用。目前尚无关于卫生宣教在 AR 治疗效果、依从性和有效性方面的益处的评价资料。

# 第四节 血管运动性鼻炎

血管运动性鼻炎(VMR)一般认为是神经内分泌对鼻黏膜血管、腺体功能调节失衡而引起的一种高反应性鼻病。其发病原因很多,精神紧张、焦虑、环境温度变化、内分泌功能紊乱等均可以引起副交感神经神经活动过度,递质释放过多,引起组胺非特异性释放,血管扩张,腺体分泌增多,导致相应的临床症状。

## 一、病因

血管运动性鼻炎发病机制尚不十分清楚,目前主要有以下几种假说:

1.鼻黏膜上皮损伤 各种刺激物、感染等因素对鼻黏膜上皮的损伤可引起上皮通透性增加,继而有可能导致对感觉神经末梢、血管和腺体的刺激增加,表现为鼻炎症状。干冷空气被认为是血管运动性鼻炎的一个典型诱发因素。

2.神经源性反应 血管运动性鼻炎是由交感神经和(或)副交感神经功能障碍引起的一种高反应性鼻病。鼻黏膜上皮受到多种理化因素刺激,其信号在向中枢传递的同时,还可以沿感觉神经末梢借助轴索反射逆向传递至附近的感觉神经,诱发多种炎性神经肽的释放,加重局部血管扩张、炎性渗出及腺体分泌。

3.鼻黏膜局部炎性反应 传统观点认为,血管运动性鼻炎属于非IgE介导的高反应性鼻病。但最近的研究发现,一部分血管运动性鼻炎患者变应原鼻激发试验和鼻腔局部特异性IgE阳性,但没有全身变态反应的证据。因此,血管运动性鼻炎可能是一个由局部IgE介导的鼻黏膜炎性反应性疾病,但与全身变态反应的内在联系尚不清楚。

## 二、临床表现

血管运动性鼻炎多为30~60岁的成人发病,儿童少见,女性居多。其症状主要表现为:鼻塞、流涕、喷嚏等症状反复发作,交替存在,每天累计持续1小时以上;物理、化学(温度、湿度、气压、刺激性气味等环境因素)或精神心理因素可以诱导症状发作。临床上根据其主要症状可分为喷嚏型、鼻漏型和鼻塞型,但此分类也存在争议。

1.鼻塞型 症状以鼻塞为主,多为间歇性。一些患者晨起时鼻塞严重,白天减轻或消失。也有的患者每晚加重,常伴有随体位变化的交替性鼻塞。如鼻黏膜发生息肉样变或鼻息肉,可有不同程度的持续性鼻塞。时有喷嚏,但程度较轻。喷嚏过后鼻可获短暂缓解。患者往往对气候和环境温度的变化异常敏感。

2.鼻溢型 水样鼻涕增多为其主要症状,多伴有发作性喷嚏。发病常为连续数天,每天换洗数条手帕或耗用大量手纸。鼻内发痒,经过一定间歇期后在一些诱因作用下又可发病。本型以20~40岁女性多见,且精神状态多不稳定。

## 三、检查

鼻黏膜一般呈充血状态,也可表现为苍白;下鼻甲肿胀,可以伴有清水样或白色黏性分泌物。变应原检查包括皮肤点刺试验及血清特异性 IgE 均为阴性。血常规检查嗜酸粒细胞比例<5%,鼻分泌物涂片嗜酸粒细胞计数比例<5%。鼻分泌物涂片采用伊红亚甲蓝染色(瑞氏染色)。

## 四、诊断

血管运动性鼻炎的诊断依靠临床症状、体征和实验室检查,但无特异性诊断方法,多以排除法进行诊断。

## 五、鉴别诊断

需要和以下几种疾病相鉴别:

1.变应性鼻炎　变应原皮肤试验阳性或血清 IgE 阳性,鼻分泌物中有嗜酸性粒细胞。季节性鼻炎呈季节性发作。

2.感染性鼻炎　可分为急性鼻炎和慢性鼻炎。鼻分泌物常为黏液性或黏液脓性,分泌物中多为中性粒细胞。

3.非变态反应性嗜酸细胞增多性鼻炎　鼻分泌物中有大量嗜酸性粒细胞,但无其他变态反应依据。

4.阿司匹林不耐受三联征　有水杨酸制剂或其他解热镇痛药过敏史和哮喘史,鼻内有鼻息肉。鼻分泌物中可有大量嗜酸性粒细胞。

## 六、治疗

### (一)规避诱发因素

血管运动性鼻炎发病可有多种诱发因素,应仔细询问病史,关注环境温度和湿度的变化、患者的精神状态、其他疾病治疗及现在服用的药物等对病情的影响,避免诱发因素,制订合理的个体化治疗方案。

### (二)药物治疗

(1)鼻用糖皮质激素:首选,具有显著的局部抗炎、减轻鼻黏膜水肿的作用,可有效改善鼻部症状,对缓解鼻塞效果较好。治疗血管运动性鼻炎的用药剂量可参考其治疗变应性鼻炎的剂量。

(2)抗组胺药:具有一定的抗炎作用,鼻用或口服抗组胺药物有助于缓解部分临床症状,对缓解喷嚏、流涕效果较好。可与鼻用糖皮质激素联合应用。

(3)鼻用抗胆碱能药:主要用于缓解严重的流涕症状,但对鼻塞无显著改善作用。

(4)减充血剂:鼻用减充血剂可减轻鼻塞症状,但长期使用会导致药物性鼻炎,建议连续用药不超过 7 天。禁用萘甲唑林。口服减充血剂可引起全身不良反应,不推荐使用。

(5)鼻腔冲洗。

## (三)外科治疗

伴有鼻腔结构异常的(鼻中隔偏曲、鼻甲肥大等)VMR,并经规范化药物治疗,主要症状无明显缓解,可考虑外科干预,纠正引起鼻腔阻塞的异常结构。下鼻甲黏膜下部分切除或减容术对改善鼻腔通气和降低鼻腔黏膜反应性有一定效果。慎重选择翼管神经切断术等以阻断神经传导为主的手术方式。

## (四)其他治疗

中医中药、理疗等方法,临床疗效有待进一步观察。

# 第五节　萎缩性鼻炎

萎缩性鼻炎是一种进行性缓慢发展的鼻腔萎缩性炎症。萎缩性病变不仅限于鼻腔黏膜,鼻甲骨膜和骨质也可发生萎缩。临床特征为鼻腔空旷、大量恶臭脓痂附着,可表现为鼻及鼻咽部干燥感、鼻塞感、头痛、头昏等。病因大多不明,女性发病多于男性。

## 一、病因

本病可分为原发性与继发性。前者病因不明,后者继发鼻腔特殊炎症或创伤。

1.原发性

(1)营养代谢:多见于营养条件、生活环境较差的人群。可能与脂溶性维生素、铁元素摄取不足或利用障碍有关。

(2)遗传倾向:可能与人类致病基因有关,有明显的遗传倾向。

(3)内分泌功能紊乱:可能与女性激素分泌功能紊乱有关。多在青春期后发病,月经期症状加重。

(4)自身免疫性疾病:多数患者可见不同程度的免疫功能紊乱,可能是一种自身免疫性疾病。

2.继发性

(1)特殊感染:结核、麻风、梅毒等慢性肉芽肿性炎症侵袭鼻腔,可造成鼻腔结构毁损,后期遗留鼻腔不规则萎缩。

(2)创伤因素:外伤、手术、放射线照射后可导致鼻腔结构缺失,黏膜功能障碍或功能紊乱。

## 二、病理

早期为黏膜慢性炎症改变,随后出现黏膜甚至骨质血管炎,血管狭窄和闭塞,供血不足,呈现进行性黏膜萎缩,纤毛脱落,腺体减少,炎性细胞浸润,鳞状上皮化生和纤维化,后期鼻甲骨质吸收,鼻腔宽大,大量脓性痂皮堆积。

## 三、临床表现

1.鼻腔及鼻咽部干燥感　由于鼻腔黏膜萎缩，腺体缺失，分泌功能减退，加之鼻腔宽大导致的通气过度所致。可有干燥性鼻黏膜出血。

2.鼻塞　虽鼻腔空旷通气道增大，但因鼻腔内大量痂皮阻塞，或因鼻黏膜感觉神经萎缩，纵然有气流通过，因感觉迟钝不能客观感知而误认为鼻塞，故又称为矛盾性或反常性鼻塞。

3.嗅觉减退　因嗅区黏膜萎缩或被痂皮堵塞能导致嗅觉减退甚至消失。

4.头痛头昏　可因鼻腔调温、保湿功能减退，未经鼻腔调节的大量冷空气直接刺激，或因鼻内脓痂炎症刺激所致。

5.他觉性恶嗅觉　由于鼻腔内克雷伯菌（臭鼻杆菌）、变性杆菌等细菌脓性分泌物和痂皮内的蛋白质分解，患者鼻腔内有特殊的臭味，故萎缩性鼻炎又称为臭鼻症。但由于嗅觉减退或丧失，也可能长期耐受，患者本身却并不感知。

6.邻近器官症状　病变波及鼻咽部，可出现咽鼓管功能障碍，表现为耳鸣、听力下降；向咽喉、气管延伸可出现如咽干、声嘶及刺激性干咳等。

7.检查　鼻黏膜明显干燥、结痂，鼻腔明显宽大，鼻甲萎缩以下鼻甲最为明显，如鼻甲结构萎缩变小鼻腔空旷则可从前直视到鼻咽部。鼻腔深部可有大量黄绿色结痂堆积，伴有恶臭味，除去痂皮可见黏膜糜烂、出血。萎缩性病变多延及鼻咽部，形成鼻咽宽大，口咽黏膜则呈蜡纸状，也可见喉气管黏膜干燥、结痂。部分患者有鼻梁塌陷，鼻外形呈鞍鼻样变化。

## 四、诊断及鉴别诊断

根据鼻腔干燥、结痂，结构萎缩的特征性临床表现不难作出诊断。鼻内镜检查时应注意清除鼻腔深部的结痂，细菌学检查常见有臭鼻杆菌等细菌，但被认为是继发感染而并非真正致病菌。CT检查鼻窦可有炎症样改变，但多不明显，但在部分病例可发现伴有额窦和上颌窦发育不全征象。鼻阻力检查和声反射鼻腔测量可对鼻腔、鼻咽腔的萎缩程度做出客观测量。临床还需注意与以下疾病进行鉴别。

1.鼻部肉芽肿样疾病　如恶性肉芽肿的鼻腔表现，可有高热，免疫指标异常，鼻腔内以组织坏死性病变为主。可通过细菌学检查和病理检查进行鉴别。

2.鼻硬结症　鼻硬结症是一种慢性进行性肉芽肿病变，初期与萎缩性鼻炎相似，但病变多位于鼻腔前部，痂皮无臭味。鼻腔分泌物中可培养出鼻硬结杆菌，病理检查可见泡沫细胞和品红小体可作为特征性诊断依据。

3.干燥性鼻炎　干燥性鼻炎主要表现为鼻腔黏膜干燥，分泌物减少，被认为可能是萎缩性鼻炎的前期，但未达到黏膜和鼻甲萎缩程度。多与外界环境不良刺激和自身营养不良有关。

4.空鼻症　又称"空鼻综合征"，多有鼻甲部分切除等鼻腔手术史，检查鼻腔较正常宽大或并不宽大，黏膜可有干燥但痂皮不多。患者述求常有与客观不符的明显鼻腔干燥感、矛盾性鼻塞、张口呼吸等局部症状，部分患者可出现不典型面部疼痛和焦虑、抑郁、多疑、妄想等精神症状。鼻内镜、影像学检查和鼻阻力、声反射鼻腔测量等功能检查，神经精神科会诊评估等有助于与单纯继发性鼻腔萎缩性鼻炎进行鉴别。

# 五、治疗

目前尚无特效治疗方法。

1.全身治疗　加强营养,改善生活环境,提高生命质量。

(1)维生素疗法:补充维生素 A、B、C、D、E,尤其是维生素 B$_2$、维生素 C 和维生素 E。

(2)微量元素疗法:适当补充铁、锌等微量元素。

2.局部治疗

(1)鼻腔冲洗:生理盐水冲洗鼻腔,清除鼻腔内痂皮及臭味。

(2)鼻内用药:①复方薄荷油滴鼻剂、植物油、鱼肝油、石蜡油等滴鼻,润滑鼻黏膜,软化干痂,便于清除痂皮,改善鼻干症状;②50%葡萄糖滴鼻,可能具有刺激黏膜腺体分泌的作用;③复方雌二醇滴鼻剂,有抑制鼻分泌物分解的作用。

(3)手术治疗:手术的目的是缩小鼻腔,减少鼻腔通气量,降低鼻黏膜水分蒸发,减轻黏膜干燥及结痂形成。主要方法有:①鼻腔缩窄术,于鼻内孔后方的黏膜下埋藏人工生物陶瓷、人工骨、自体骨或软骨、硅橡胶等,缩窄鼻腔;②前鼻孔闭合术,分为前鼻孔部分闭合或完全闭合术,可分期或同期进行,待鼻黏膜基本恢复后,可重新开放前鼻孔;③鼻腔外侧壁内移固定术,手术破坏性较大,目前临床较少应用。

# 第九章 咽部脓肿

## 第一节 扁桃体周围脓肿

扁桃体周围脓肿是指扁桃体周围间隙的急性化脓性炎症,多继发于急性扁桃体炎,进而形成扁桃体周围炎,炎症若仍未控,逐渐形成扁桃体周围脓肿。

### 一、病因

多继发于急性扁桃体炎,尤其是急性化脓性扁桃体炎,常见致病菌包括溶血性链球菌、金黄色葡萄球菌和厌氧菌等。慢性扁桃体炎反复多次急性发作,影响扁桃体隐窝的引流,急性炎症期,炎症向扁桃体实质深层侵犯,在扁桃体周围隙形成脓肿。分前上型与后上型两种,前者较多见,脓肿位于腭舌弓与扁桃体上极之间,临床最为常见,后上型脓肿位于扁桃体与腭咽弓之间,临床较为少见。严重时,脓肿可影响到颈深部间隙,形成颈深间隙的感染。

### 二、病理

属急性化脓性炎症伴脓肿形成,同时合并口咽、扁桃体的急性炎症改变。

### 三、临床表现

1.症状 因继发于急性扁桃体炎,但一旦形成扁桃体周围炎、周围脓肿,发热、咽痛的症状持续存在并加重。多表现为一侧明显的咽痛,吞咽时加重,疼痛可向同侧耳部放散,严重时流涎、张口困难、颈部活动受限,同侧Ⅰ、Ⅱ区淋巴结肿大,可伴有较为明显的全身症状。

2.体征 急性病容,强迫体位,表情极为痛苦,头颈部活动受限,偏向患侧,流涎、言语含糊不清,不同程度的张口受限,上颈部有时可触及肿大淋巴结伴触痛,口咽局部黏膜充血、水肿,一侧腭舌弓或腭咽弓充血、肿胀,局部隆起,触诊可有波动感。前上型脓肿挤压扁桃体,推移扁桃体至内下方,而后上型将扁桃体推移至前下方。扁桃体表面充血,伴或不伴有脓苔形成。多无吸气性呼吸困难,但若炎症波及下咽及喉部可出现相应的体征,如下咽部黏膜的水肿、喉部黏膜的充血、水肿等。全身状况差、精神差、食欲差,严重时可影响基本生命体征,如心率加快、体温升高等。

## 四、辅助检查

1.穿刺　　对于怀疑扁桃体周围脓肿形成者,可诊断性穿刺,若为脓性液可明确诊断,同时也是治疗的重要方法。

2.超声检查　　对诊断有一定的帮助。

3.血细胞分析　　白细胞总数升高,且中性粒细胞升高。

## 五、诊断

病史、体征、局部穿刺可明确诊断,超声检查可判定有无脓肿形成。

## 六、鉴别诊断

1.咽旁脓肿　　脓肿位于咽旁间隙,可表现为咽痛及上颈部的疼痛,但扁桃体及口咽部的黏膜多无明显的炎症表现,脓肿可推移扁桃体内移,同时可出现强迫体位,颈部活动受限,颈部超声及增强 CT 检查有助于诊断,病情未得到控制可形成颈深间隙的感染。

2.智齿冠周炎　　可继发下颌阻生齿引起的冠周炎,可表现为咽痛,但查体可见阻生齿及周围牙龈的红肿、触痛,而腭舌弓黏膜的充血等,但扁桃体多无明显的炎症反应。

3.扁桃体恶性肿瘤　　多表现为一侧扁桃体肿大,渐进性,伴或不伴有发热,如表面伴有溃疡形成,可出现咽痛等症状,病史较长,可伴有上颈部 Ⅰ、Ⅱ 区淋巴结的肿大。查体:扁桃体不同程度的肿大,多不伴有充血肿胀,触诊无波动感,表现为扁桃体实性占位,某些恶性肿瘤如淋巴瘤还可伴有全身多处淋巴结的肿大,可依据病理进行鉴别诊断。

## 七、并发症

扁桃体周围脓肿可因多种原因导致炎症的扩散,进而形成咽旁脓肿、颈深部脓肿等。近年该类疾病的发病有所增加。

## 八、治疗

(1)切开排脓:表面麻醉,切口位置为肿胀最突出处,切开后可插入血管钳扩张,次日再次扩张引流口。

(2)择期或待脓液消失,张口如常后,施行扁桃体切除术。

# 第二节　咽后脓肿

咽后脓肿是咽后隙内的化脓性炎症。

## 一、病因

　　咽后脓肿分急性与慢性,两者发病机制截然不同。急性型是各种原因引起咽后间隙内咽后淋巴结的急性化脓性炎症,进而形成局部的脓肿,多见于3岁以内的婴幼儿。周围器官鼻腔、咽腔、中耳及咽鼓管、腮腺的急性炎症等均可引发本病。其致病菌以链球菌、葡萄球菌最为多见。另外也可由某些急性的传染病引发,多见于猩红热、麻疹、流感等。而慢性型是由颈椎结核在椎体与椎前筋膜之间的椎前间隙形成的寒性脓肿,严格意义上讲,脓肿所在部位不属于咽后脓肿,但临床症状类同,多见于成年人,也可见于儿童,多有全身原发结核灶,伴或不伴有明显的结核中毒症状。

## 二、临床表现

　　1.急性型　发病急,前期多伴有上呼吸道感染的症状,渐加重,患儿出现发热、烦躁、哭闹、拒食、吞咽时反呛,不同症状的呼吸困难。表现为鼻塞、张口呼吸、睡眠打鼾、吸气性呼吸困难等。因脓肿占据咽腔还可出现语言与哭声含糊,同时为减轻脓肿的张力,减轻疼痛,患儿可出现强迫体位,头向一侧偏斜。严重时还可继发出现腹泻、水、电解质平衡紊乱、肺炎、心力衰竭等全身多系统的并发症,如脓肿破裂,脓性液可吸入肺内引起下呼吸道的感染。严重时可引起窒息。

　　查体:患儿多呈急性病容,咽后壁一侧隆起,咽部黏膜充血,有时可见异物,强迫体位及不同程度吸气性呼吸困难,查体过程需尽可能轻柔,以免导致脓肿的破裂。

　　2.慢性型　多见于成人,病程较长,多表现为咽部异物感,吞咽时加重,多无咽痛、发热等症状,可伴或不伴有结核的全身表现,查体在咽后壁中央可见黏膜隆起,但多无黏膜的充血、水肿等。颈部X线或CT检查可见颈椎前方软组织影,提示脓肿形成,慢性型多,同时可见颈椎骨质骨破坏征象,提示颈椎结核。

　　普通CT检查,一次接受的放射剂量对婴幼儿有一定的影响,目前临床多采用锥形束计算机断层扫描技术,放射量小,可为咽后脓肿的诊断提供良好依据。

## 三、诊断

　　根据病史和查体,辅助颈部X线或CT检查可明确诊断。

## 四、并发症

　　1.呼吸困难　脓肿体积的不断增大,阻塞咽腔与喉前庭影响呼吸,或急性炎症波及喉部引起小儿急性喉炎,或脓肿破溃,脓液堵塞喉及气道均可导致呼吸困难,同时可引起吸入性肺炎,严重时可出现窒息。

　　2.咽旁脓肿及颈深部脓肿　咽后脓肿突入咽旁间隙引起咽旁间隙的感染,如炎症进一步扩散可波及颈深筋膜间隙引起颈深间隙的感染。

## 五、治疗

脓肿形成前,抗炎对症治疗,脓肿形成后尽早切开排脓。

1.急性咽后脓肿 一经确诊,须行切开排脓。取仰卧头低位,用压舌板或直接喉镜暴露口咽后壁,于脓肿最隆起处穿刺抽脓。在脓肿下部最低处做一纵行切口,扩大排出脓液。术后使用抗生素控制感染。如脓液引流不畅,每日应扩张创口,排尽脓液直至痊愈。

2.结核性咽后脓肿 除抗结核治疗外,可在口内穿刺抽脓,脓腔内注入 0.25g 链霉素液,但不可在咽部切开。有颈椎结核者,宜与骨科医师共同处理,同时行颈外切开排脓。

## 六、预后及预防

咽后脓肿多继发于咽部淋巴结炎症,如果发生炎症得到及时正确的治疗一般可以预防炎症的进一步扩散导致的咽旁脓肿。脓肿形成后通过切开排脓及抗炎对症可以得到很好的治疗效果。

# 第三节　咽旁脓肿

## 一、概述

咽旁脓肿为咽旁间隙的化脓性炎症,由早期的蜂窝织炎发展成脓肿。感染进路较多,包括腭扁桃体、咽扁桃体、牙、咽、腮腺及鼻部、咽部所属淋巴结等处的急性炎症,均可蔓延至咽旁间隙中。

## 二、诊断要点

### (一)症状与体征

1.症状

(1)全身症状:发热、寒战、出汗、头痛及食欲缺乏。体温可呈持续性高热或脓毒血症的弛张热,严重时可呈衰竭状态。

(2)局部症状:咽旁及颈侧剧烈疼痛、吞咽困难、语言不清、当炎症侵犯翼内肌时,出现张口困难。

2.体征 患者呈急性重病容、颈部僵直、活动受限。患侧颈部、颌下区肿胀,触之坚硬,压痛明显。严重者肿胀范围可上达腮腺、下沿胸锁乳突肌而达锁骨上窝。如已形成脓肿,则局部变软且有波动感。咽部检查,可见患侧咽侧壁隆起、充血,扁桃体及腭弓被推向中线,但扁桃体本身无红肿。

### (二)特殊检查

(1)穿刺抽脓可以颈部肿胀处穿刺抽脓。

（2）X线及颈部CT可见咽侧软组织阴影加宽，咽旁间隙积液形成。

# 三、鉴别诊断

1.扁桃体周脓肿　大多数发生于急性扁桃体炎发病3～5天后，发热仍持续或又加重。一侧咽痛较扁桃体炎时加剧，患者吞咽困难，口涎外溢，饮水向鼻腔反流，语言含糊不清。周围炎症波及翼内肌时，出现张口困难。颈部无肿胀，颈部X线或CT检查咽旁间隙无积液。

2.咽后脓肿　急性咽后脓肿有咽痛、进食困难、呼吸不畅等症状，查体可见咽后壁隆起，颈部CT及X线见咽后壁软组织影加宽、液平及气泡。

# 四、治疗

感染初期，抗炎治疗，患脓肿形成后，应立即经颈外进路切开脓肿排脓。

# 五、诊断

根据病史及临床表现诊断并不困难，患者出现咽旁及颈侧剧烈疼痛、吞咽困难、语言不清、并可伴有全身中毒症状，严重时可呈衰竭状态。患侧颈部、颌下区肿胀，压痛明显。形成脓肿后局部变软且有波动感。根据CT检查可进一步明确诊断。

# 六、治疗

根据影像学资料，明确脓肿的范围及与颈部主要血管的关系，尤其颈内动脉、颈总动脉、颈内静脉与脓肿的毗邻空间关系，确定脓肿引流的方法及路径。

1.颈外径路脓肿切开引流　对于脓肿范围大，颈部脓胀明显者多行颈外径路脓肿切开。如情况允许，手术在全麻下进行，取患侧上颈部横行切口，沿皮纹设计切口，切开皮肤、皮下组织，明确颈鞘内主要血管的位置及与脓肿的位置关系后，切开脓肿，充分引流，术腔内放置两根引流管，关闭切口，尽可能保留颈部外观。术后术腔负压引流，定期冲洗，全身使用敏感抗生素及支持治疗。个别脓肿突向咽腔者，血管向外侧移位，脓肿范围较为局限，可在全麻下经口纵行切口切开脓肿引流，该引流方法术后无法进行冲洗，引流欠充分，但避免了颈部切口。

2.全身用药及支持对症治疗　全身使用有效抗生素，积极控制全身疾患。

# 第十章 咽部及咽旁肿瘤

## 第一节 咽部良性肿瘤

### 一、鼻咽纤维血管瘤

鼻咽部纤维血管瘤为鼻咽部常见的良性肿瘤,好发于10～25岁男性青少年。病理上肿瘤由有纤维组织基质包绕的形状和大小各异的血管间隙组成。

#### (一)病因

病因尚不明确,有研究结果表明鼻咽纤维血管瘤发病可能与雄性激素水平相关。

#### (二)临床表现

该病临床表现十分危险,常有大出血,且有颅内侵犯倾向,故处理极为困难,常有以下临床症状。

1.反复鼻出血 最主要的症状,多表现为反复鼻腔出血或口腔大量出血。

2.进行性鼻塞 肿瘤向前发展堵塞鼻后孔,可引起一侧或两侧鼻塞,常伴流涕、闭塞性鼻音、嗅觉减退等症状。

3.邻近器官的压迫症状 如肿瘤压迫咽鼓管咽口,则可发生耳鸣、耳痛及听力减退等症状。若破坏颅底及压迫脑神经,则有头痛及脑神经麻痹。若肿瘤侵及眼眶、翼腭窝或颞下窝,则致眼球突出、视力减退、颊部或颞颧部隆起及三叉神经痛。较大肿瘤突入口咽部,可使软腭膨隆、饮食困难。

#### (三)诊断

该病诊断主要根据患者的症状以及影像学检查来确定结果,由于活检极易引起大出血,所以临床上应避免使用。

1.触诊 用手指或器械可触及肿块基底部,肿块活动度小,质地硬。

2.间接鼻咽镜或鼻内镜检查 可见鼻咽部有圆形或分叶状粉红色肿瘤,表面有血管纹。

3.CT表现 鼻咽腔内软组织密度肿块,外缘光滑锐利,增强明显、不均。肿瘤常突入鼻后孔、翼腭窝、颞下窝甚至上颌窦,相邻骨壁压迫吸收,受累肌间隙显示不清。

4.MRI检查 肿瘤$T_1$加权像与质子密度像为低、中等信号强度,$T_2$加权像与梯度回波像为中、高信号强度。瘤内较多流空血管。注射钆造影剂后肿瘤增强明显。矢状层面可见肿瘤来源于鼻咽顶后壁。

5.血管造影　可显示肿瘤的供血血管,确定肿瘤位置。

诊断时要注意鼻咽纤维血管瘤的临床分期,一般采用 Fisch 分期。

Fisch 分期:

Ⅰ期:肿瘤位于鼻腔和(或)鼻咽部,骨质破坏极少。

Ⅱ期:肿瘤侵犯翼腭窝、筛窦、蝶窦。

Ⅲa 期:肿瘤侵犯颞下窝和眼眶,并有骨质破坏,无颅内侵犯。

Ⅲb 期:肿瘤侵犯颞下窝和眼眶,并有骨质破坏,有颅内侵犯。

Ⅳa 期:肿瘤侵犯硬膜内,未侵犯海绵窦、垂体窝及视交叉。

Ⅳb 期:肿瘤侵犯硬膜内,并侵犯海绵窦、垂体窝及视交叉。

## (四)治疗

一般采用手术治疗,术前可考虑颈外动脉结扎或数字血管减影(DSA)下行供瘤血管栓塞,术中控制性低血压也可控制出血。传统的手术方式是经硬腭的肿瘤切除,或颅面联合手术;随着鼻内镜的成熟,鼻内镜下行鼻咽血管纤维瘤切除术已成为治疗该病的主要方法,适用于 Fisch Ⅰ 期、Ⅱ 期和 Ⅲa 期的病变;一般为术前 2～4 天行 DSA 责任血管栓塞,然后行鼻内镜下手术,术中常采用控制性低血压,该方法有创伤较小、肿瘤暴露较好、患者恢复快、面部无瘢痕等诸多优点。对于 Ⅲb 期、Ⅳa 期的患者,可以采用鼻内镜辅助下的颅面联合手术,先开颅将颅内及颅底部分肿瘤切除或切断,再经鼻在鼻内镜下将肿瘤的颅外部分切除;或采用标准的颅面联合手术,面部的上颌窦外旋,切除肿瘤后再将上颌骨复位。对于 Ⅳb 期的患者,手术应慎重,避免发生难以控制的大出血。

# 二、咽部其他良性肿瘤

## (一)口咽及咽旁良性肿瘤

口咽部肿瘤以恶性肿瘤为主,良性肿瘤较恶性肿瘤少见,但良性肿瘤种类繁多。较常见的有乳头状瘤、纤维瘤、潴留囊肿、多形性腺瘤及血管瘤等,其他肿瘤如脂肪瘤、淋巴管瘤、畸胎瘤等少见。咽旁肿瘤为位于咽旁间隙的肿瘤,以良性肿瘤多见。病理组织学分类包括腮腺或小涎腺混合瘤、神经鞘膜瘤、神经纤维瘤及副神经节细胞瘤等。

1.临床表现　口咽部良性肿瘤生长缓慢,较局限,无特异性临床表现。肿瘤较小时多无自觉症状,常于体格检查或检查咽部其他疾病时,偶然发现。肿瘤较大时,可出现咽异感症,甚至可引起吞咽障碍,当瘤体向下延伸至喉咽时可引起呼吸和发声功能障碍。

2.检查　乳头状瘤多发生于悬雍垂、扁桃体、腭弓等处表面呈颗粒状,色白或淡红色,根部带蒂或较广。纤维瘤发生部位同乳头状瘤,肿瘤多呈圆形突起,表面光滑,覆有正常黏膜,触之较硬。潴留囊肿多发生于软腭、咽后壁、咽侧壁及扁桃体,呈圆形或椭圆形,表面光滑。多形性腺瘤多发生于软腭,表面光滑。血管瘤常发生于软腭、咽后壁及侧壁,呈紫红色不规则肿块,易出血。

3.治疗　瘤体较小时,可采用激光、电凝、冷冻等治疗;瘤体较大时,需采用手术治疗,主要为局部病变切除。通常采用经口进路,肿瘤累及咽旁间隙或颈部时,需采用经颈侧进路或颞下窝进路。

### (二)喉咽良性肿瘤

喉咽部良性肿瘤较为少见,偶有发生者多为血管瘤、纤维瘤、脂肪瘤。常发生于梨状窝、咽后壁及咽侧壁。血管瘤表现为红色不规则隆起,易出血,纤维瘤及脂肪瘤则表现为黏膜下隆起。喉咽部良性肿瘤多起源于上皮或结缔组织,瘤体生长缓慢,一般不发生转移。

1.临床表现 早期症状不典型,可有吞咽异物感或哽噎感。血管瘤者可咯血,尤其是进食硬性粗糙食物后即可出血。肿瘤较大时可引起吞咽及呼吸困难。

2.诊断 喉咽部肿瘤由于自身解剖部位隐匿,不易检查。间接喉镜可发现肿瘤,但早期病变较小时难以发现,需行纤维喉镜检查。喉咽部 CT 或 MRI 检查有助于了解病变范围。

3.治疗 血管瘤可采用激光、冷冻等治疗。纤维瘤、脂肪瘤需手术切除。

# 第二节 鼻咽癌

鼻咽癌是我国南方常见的恶性肿瘤之一,其中广东、广西、湖南、福建、江西为高发区;男性发病率为女性的 2~3 倍,40~50 岁为高发年龄段。

## 一、病因

目前认为鼻咽癌的发生主要与遗传、EB 病毒及环境因素等相关。

1.遗传因素 鼻咽癌患者有明显的种族易感性和家族聚集性。据相关文献报道,广州地区一个家族三代 9 人中有 5 人患鼻咽癌;移居国外的广东、福建人仍保持较高的鼻咽癌发病率。研究认为人类白细胞抗原的类型与鼻咽癌发病密切相关。

2.EB 病毒 Epstein-Barr 病毒(EB 病毒)与多种疾病及恶性肿瘤相关。鼻咽癌中可以检测到 EB 病毒 DNA 及多种 EB 病毒成分的相关特异性抗体。研究发现,EB 病毒与鼻咽癌发生、发展、转移以及预后密切相关。

3.环境因素 我国鼻咽癌高发区居民多有进食咸鱼、腊味等腌制食品习惯,目前主要认为,可能与这类食物中所含的亚硝酸盐和亚硝胺有关,此外,还发现某些微量元素、吸烟和化学燃料等都可能与鼻咽癌的发病有关。动物诱癌实验发现亚硝胺类化合物可在大鼠诱发出鼻咽癌。鼻咽癌高发区的大米和水中微量元素镍含量较低发区高,鼻咽癌患者头发中镍含量亦较高,动物实验证实镍可以促进亚硝胺诱发鼻咽癌。

## 二、病理

目前病理分型主要依据 WHO 分型,可分为基底样鳞状细胞癌、角化性鳞状细胞癌和非角化性癌,其中非角化性癌又分为分化型非角化性癌和未分化型非角化性癌,在我国绝大多数患者为非角化性癌,而其中又以未分化型非角化性癌多见。非角化性鼻咽癌与 EB 病毒感染密切相关,且对放疗敏感,预后相对较好。

## 三、临床表现

鼻咽癌由于发病部位隐匿,早期症状不典型,缺乏特异性,临床上容易延误诊断,所以必须提高警惕。其常见症状为:

1.鼻部症状　鼻咽癌早期即有易出血倾向,表现为回吸涕中带血或擤鼻涕中带血,时有时无,多未引起患者重视,瘤体增大可阻塞后鼻孔,引起鼻塞,始为单侧,继而双侧,易误诊为鼻炎。

2.耳部症状　肿瘤发生于咽隐窝者,早期可压迫或阻塞咽鼓管咽口,引起该侧耳鸣、耳闭塞感及听力下降,可伴有鼓室积液,因此,常可被误诊为分泌性中耳炎。

3.颈部淋巴结肿大　颈淋巴结肿大为首发症状者约占 60%,转移常出现在颈深部上群淋巴结,始为单侧,继之发展为双侧,并可向颈中、下部扩大。

4.脑神经症状　瘤体经患侧咽隐窝由破裂孔侵入颅内,常先侵犯第 V、第 VI 脑神经,继而累及第 II、第 III、第 IV 脑神经而发生头痛,面部麻木,眼球外展受限,上睑下垂等脑神经受累症状;由于瘤体的直接侵犯或因转移淋巴结压迫均可引起第 IX、第 X、第 XI、第 XII 脑神经受损而出现软腭瘫痪、呛咳、声嘶、伸舌偏斜等症状。

5.头痛　主要因为肿瘤侵袭颅底骨质引起。

6.远处转移　晚期鼻咽癌可出现远处转移,常见转移部位有骨、肺、肝。

## 四、检查

1.间接鼻咽镜检查　鼻咽癌常好发于咽隐窝和鼻咽顶后壁,常呈小结节状或肉芽肿样隆起,表面粗糙不平,易出血,有时仅表现为病变局部黏膜隆起或一侧咽隐窝较饱满而表面光滑,对这些病变要特别重视,以免漏诊。

2.颈部触诊　颈上深部可触及质硬、活动度差或不活动、无痛性肿大淋巴结。

3.纤维鼻咽镜或鼻内镜检查　有助于发现早期微小病变。

4.EB 病毒血清学检查　可作为鼻咽癌诊断和判断治疗后是否复发的辅助指标。EB 病毒相关检测包括 EB 病毒壳抗原-免疫球蛋白 IgA 抗体(EBV-VCA-IgA)、EB 病毒核心抗原 I-IgA 抗体(EBNAl-IgA)、EB 病毒壳早期抗原-免疫球蛋白 IgA 抗体(EBV-EA-IgA)和 EB 病毒 DNA 酶抗体等。

5.影像学检查　CT 和 MRI 检查有利于了解肿瘤侵犯的范围及颅底骨质的破坏情况。

## 五、诊断

以病理诊断为金标准。若患者出现不明原因的回吸涕中带血、单侧鼻塞、耳鸣、耳闭塞感、听力下降、头痛或颈上深淋巴结肿大等症状,应及早进行间接鼻咽镜或内镜检查,必要时进行病理活检,同时行 EB 病毒血清学、影像学等必要的检查。必须注意的是,对于部分黏膜下型的病例,往往需要多次活检才能获得阳性结果。因此,对于可疑的患者,应注意密切随访。对于颈部淋巴结肿大而高度怀疑鼻咽癌的患者,应重点检查鼻咽部,不要轻易行颈部的淋巴结切开活检,以免促进癌瘤的扩散。

## 六、综合治疗原则

放射治疗是鼻咽癌最主要治疗方法,随着对鼻咽癌生物学行为的不断加深了解和放射治疗技术的进步,鼻咽癌疗效不断提高,早期鼻咽癌（Ⅰ、Ⅱ期）患者 5 年生存率已达到 76％～90％。但晚期（Ⅲ、Ⅳ期）患者单纯放疗 5 年生存率仅为 20％～50％。近年来,中晚期鼻咽癌的综合治疗越来越引起重视,可提高局部控制率,并降低远处转移率,从而改善预后。

### (一)放射治疗原则

鼻咽癌的治疗根据分期不同采用不同的治疗原则:$T_1N_0M_0$ 患者,行单纯放疗;$T_1$、$N_{1\sim3}$,$T_{2\sim4}$、$N_{0\sim3}$ 患者,采用顺铂或尼妥珠单抗配合原发灶或受侵淋巴结放疗,剂量≥70Gy。放疗后采用顺铂和氟尿嘧啶化疗,每 4 周重复 1 次,连用 3 个周期。颈部仍有残留,可考虑行颈清扫。$M_1$ 期患者采用以铂类为基础的联合化疗,如果临床完全缓解,可考虑行原发灶或颈部根治性放疗或化疗/放疗。

鼻咽癌放疗范围包括鼻咽原发灶、邻近可能侵犯的区域、鼻咽淋巴引流区域。鼻咽周围均为重要器官,如大脑、脑干、脊髓、晶状体等。放射野设计及摆位均应精确,尽量减少周围正常组织损伤。三维适形放射治疗是放射治疗新技术,使鼻咽癌治疗范围更加准确,改善靶区的剂量分布,进一步提高靶区照射剂量,进而提高肿瘤的局部控制率,同时减少靶区周围正常组织的受照剂量,减少放射并发症,提高了患者的生活质量。但三维适形放射治疗在鼻咽癌治疗方面又有一定的局限性,对靶区立体形状不规则、咽旁间隙广泛侵犯、咽后淋巴结和上颈深淋巴结转移、病灶包绕脑干、颈髓、肿瘤压迫眼球、腮腺等重要器官时难以同时获得既能很好的适形又能保护重要组织的满意的剂量分布。调强适行放射治疗是在三维适形治疗基础上发展起来的新技术,剂量分布与靶区形态一致,并采用逆向放射治疗计划,使靶区内剂量能按处方剂量要求分布,进一步减少了肿瘤邻近正常组织器官照射剂量,提高了放射治疗效益比、肿瘤局部控制率及生存率,更有利于保护正常组织器官的功能。

放射反应可分为早期放射毒性和后期毒性。早期放射毒性为治疗开始后 90 天内发生的急性反应,常见的有急性腮腺区肿胀,一般放疗开始后 1～3 天发生,因腮腺照射后水肿充血,腮腺导管引流不畅。通常无须处理,发热可采用抗炎治疗。口腔、口咽黏膜毒性,多发生于照射剂量为 20～30Gy 时,当放化综合治疗时,毒性反应时间可能会提前,且严重程度增加。一般采用对症处理。耳毒性如耳膜穿孔、流液等,可局部清洗及抗炎处理。后期毒性指放射开始后 90 天后发生的慢性反应。常见的有口干燥症,临床表现为口干,严重者影响咀嚼、吞咽和语言功能。主要是唾液腺受到照射所致。龋齿,为射线损伤牙釉质、放射致牙龈萎缩等。颞颌关节损伤,主要为颞颌关节和咬肌受到高剂量照射造成损伤导致纤维化引起,临床表现为张口困难、张口疼痛。放射性脑病,与脑组织受到高剂量照射有关,多发生于双侧颞叶。

### (二)放化综合治疗

鼻咽癌是一种化疗相对敏感的肿瘤,局部晚期的治疗选择应以综合治疗为主,其方式主要是放、化疗的联合,联合方式包括:新辅助化疗、同步放、化疗和辅助化疗。化疗和放疗结合具有以下优点:可通过作用不同的靶点,与放疗在空间上起协同作用;杀灭亚临床转移灶,可降低远处转移率;可将肿瘤细胞阻滞在放疗敏感期,起到放疗增敏作用。根据放化疗根据放疗和化疗时间的不同可分为新辅助化疗、同期放化疗和辅助化疗。

1.新辅助化疗 又称为诱导化疗。其优点在于:①放疗前肿瘤的血供良好,有利于化疗药物作用于肿瘤部位;②放疗前患者一般情况良好,对化疗有良好的耐受性及敏感性;③减少肿瘤负荷,增强放疗的敏感性;④联合化疗可能杀灭远处转移灶或亚临床灶,从而提高患者生存率。但其不利之处是造成放疗延迟,一般状况的下降还可加速肿瘤细胞再增殖,从而影响放疗疗效。大部分文献报道诱导化疗方案一般为含铂类药物的多药联合,治疗 2~3 个疗程,鼻咽肿瘤消退通常出现在化疗后 1~2 周。目前,有关鼻咽癌诱导化疗同单纯化疗比较的临床试验中诱导化疗均未能提高总生存率。第一个大规模多中心Ⅲ期临床研究是国际鼻咽癌研究组于 1989 采用顺铂、博来霉素和表柔比星(表阿霉素)治疗 3 个周期后加上放疗同单纯放疗比较,其中新辅助化疗+放疗 171 例,单纯放疗组 168 例;中位随诊时间 49 个月;与单纯放疗比较,新辅助化疗提高了患者的无病生存率($P<0.01$),但未能提高总生存率,而治疗相关毒性的致死率却达 8%。亚太地区临床肿瘤协会鼻咽癌研究组共有东南亚 6 个治疗中心参加研究,化疗方案为顺铂和表柔比星,共2~3 个疗程,入组病例数为 334 例(Ho 氏分期:$T_3$、$N_{2\sim3}$ 或淋巴结≥3cm),其中新辅助化疗组和单纯放疗组各 167 例;中位随诊时间 30 个月;与单纯放疗比较,新辅助化疗未能提高 3 年无病生存率(48% vs. 42%,$P=0.45$)和 3 年总生存率(78% vs. 71%,$P=0.57$);但在完成了全部治疗并可评价治疗反应的 286 例患者(新辅助化疗 134 例,单纯放疗 152 例)中,3 年无病生存率有提高的趋势(58% vs. 46%,$P=0.053$),而 3 年总生存率差异无统计学意义;进一步对 49 例颈部淋巴结>6cm 患者的分析显示,新辅助化疗提高了 3 年无生存率(63% vs. 28%,$P=0.026$),总生存率有提高的趋势(73% vs. 37%,$P=0.057$)。2001 年 Ma 采用2~3周期的顺铂、博来霉素、氟尿嘧啶新辅助化疗,显示两组 5 年无瘤生存率分别为 59% 和 49%($P=0.05$),化疗组局部控制率提高(82% vs. 74%,$P=0.04$),两组总生存率无统计学差异。有学者对亚太鼻咽癌研究组中的 179 例患者的长期疗效进行了分析,其中 92 例为诱导化疗+放疗组,87 例为单纯放疗组,中位随诊为 70 个月,新辅助化疗组和单纯放疗组比较,无复发生存、无远处转移,生存率和总生存率差异均无统计学意义。通过报道 80 例局部晚期鼻咽癌前瞻性随机对照研究结果,新辅助化疗组采用顺铂+氟尿嘧啶进行 2 个周期化疗,平均随访时间 49 个月,观察到了总生存率和无病生存率提高的趋势,但统计学上差异仍无统计学意义。学者对亚太鼻咽癌研究组和 Ma 的数据进行了分析,发现新辅助化疗组 5 年无瘤生存率明显提高为 50.9%而放疗组为 42.7%($P=0.014$),新辅助化疗组 5 年局部区域失败率和远处转移率下降了 18.3%和 13.3%,两组总生存率差异无统计学意义。总之,新辅助化疗虽然对鼻咽癌取得了较高的缓解率,可提高局部控制率和无病生存率,但在远期疗效方面,绝大多数研究并没有显示总生存获益。

2.同期放化疗 同期放化疗是指在放射治疗的同时使用化疗,其应用的理论依据在于:①化疗药物的细胞毒作用可使肿瘤缩小,改善血供及肿瘤乏氧情况;②化疗使肿瘤细胞同步化,增加肿瘤的放射敏感性;③化疗干扰肿瘤细胞亚致死损伤及潜在致死性损伤的修复,与放疗起协同作用;④化疗可直接杀灭肿瘤细胞。在单纯采用同期放化疗的前瞻性临床研究中,顺铂具有独特的放疗增敏作用。而且常规剂量对骨髓抑制作用较低,其毒性与放疗毒性不相叠加,故顺铂被认为是目前相对较好的同期放化疗的化疗药物之一。通过报道同期放化疗同单纯放疗疗效对比结果,入组患者共 284 例(均为Ⅲ、Ⅳ期患者),其中同期放化疗组 141 例,单纯放疗组 143 例,同期放化疗组的化疗方案为放疗第 1、5 周采用 PF 方案(DDP 20mg/m²,5-FU 400mg/m²,96 小时持续灌注)化疗。全组中位随诊时间为 65 个月,结果显示单纯放疗组有 46.2% 肿瘤复发,而同期放化疗组仅为 26.2%,同期放化疗组 5 年无进展生存率和总生存率明显高于单纯放疗组(分别为 71.6% vs. 53.0%,$P=0.0012$ 和 72.3% vs. 54.2%,$P=0.0022$)。通过报道采用奥沙利铂每周方案行同步放化疗取得较好的疗效,2 年总生存率同期放化疗组为 100%,单纯放疗组为 77%($P=0.01$),2 年无转移生存率分别为 92% 和 80%($P=0.02$),2 年无复发生存率为 96% 和 83%($P=0.02$)。有学者对 10 个临床随机研究共 2450 例患者进行 meta 分析显示同期放化疗对局部晚期鼻咽癌有 5 年生存获益达到 20%。同样有学者报道了来自 8 个随机研究试验共 1753 例鼻咽癌化疗+放疗同单纯放疗比较的 meta 分析结果,发现同期放化疗可使总生存和无病生存获益。有学者对 6 个随机临床研究进行 meta 分析显示,同期化疗加放疗较单纯放疗提高了局部晚期鼻咽癌的生存率。因此,基于上述明确的临床证据,同期放化疗已成为局部晚期鼻咽癌的标准治疗模式。

3.辅助化疗　辅助化疗是在放射治疗后进行的化疗。理论上其作用是杀灭放射治疗后局部区域残留的肿瘤细胞及全身亚临床的转移灶,并有可能推迟远处器官发生转移的时间。Rossi 等报道了在意大利米兰进行的前瞻性临床研究结果,将 229 例Ⅱ~Ⅳ期(Ho 氏分期)患者随机分为放疗+辅助化疗组(113 例)和单纯放疗组,辅助化疗组在放疗后采用 6 个疗程 VCA(VCR、CTX 和 ADM)化疗;入组后辅助化疗组有 13 例未行辅助化疗,24 例接受了 6 个疗程以上化疗,6 例因严重急性毒性反应未完成 6 个疗程化疗;经 4 年随访,放化疗组与单纯放疗组的 4 年无瘤生存率分别为 57.7% vs. 55.8%($P=0.45$),4 年总生存率分别为 58.5% vs. 67.3%($P=0.13$),差异无统计学意义。有学者进行了Ⅲ期临床试验,将 157 例鼻咽癌患者随机分为辅助化疗组和单纯放疗组,化疗采用 DDP(20mg/m²)、5-FU(2200mg/m²)和四氢叶酸(120mg/m²)24 小时灌注,放疗后每周 1 次,共 9 次,中位随诊 49.5 个月,对可供评价的 154 例(辅助化疗组和单纯放疗组各 77 例)患者的分析显示,两组的 5 年局部无复发生存率(54.4% vs. 49.5%,$P=0.38$)和总生存率(54.4% vs. 60.5%,$P=0.5$)差异均无统计学意义。以上研究显示单纯辅助化疗对鼻咽癌的局部控制及生存无明显获益,目前临床上已基本不单纯采用辅助化疗治疗局部晚期患者,而多同其他化、放疗结合方式相结合。

4.新辅助化疗联合同期放化疗　某地区前瞻性研究显示,使用紫杉醇、卡铂新辅助化疗 2 个周期联合同期放化疗,同期化疗顺铂 6~8 周(每周顺铂 40mg/m²)治疗 31 例Ⅲ、Ⅳ期鼻咽癌患者,其 2 年总生存率为 91.8%,2 年无进展生存率为 78.5%。Al-Amoro 等对 110 例ⅡB~ⅣB 的鼻咽癌患者使用新辅助化疗(DDP 100mg/m²,d1、d21;表柔比星 70mg/m²,d1、d21)2 个周期,同步放化疗(DDP 25mg/m²,d1~d4)3 个周期,3 年总生存率、无复发生存率、局部区域控制率、无远处转移生存率,分别是ⅡB 期 89%、78%、88%、89%,Ⅲ期为 71%、70%、89%、74%,ⅣA 期为 68%、49%、61%、77%,ⅣB 期为 70%、45%、60%、69%。最近,有学者报道了诱导化疗联合同期放化疗与同期放化疗疗效比较的随机临床研究,新辅助化疗采用 2 周期,方

案为多西他赛 $75mg/m^2$，d1 和顺铂 $75mg/m^2$，d1，每 3 周 1 次，接着采用顺铂 $40mg/m^2$ 同期放化疗，共 65 例Ⅲ～ⅣB 期患者，其中 34 例为新辅助化疗联合同期放化疗，31 例为同期放化疗，3 年无进展生存率分别为88.2%和59.5%（$P=0.12$），3 年总生存率分别为 94.1%和 67.7%（$P=0.012$）。

5.同期化放疗联合辅助化疗　鼻咽癌放化综合治疗的首次生存获益的报道最早来自研究，该前瞻性临床研究由美国西南肿瘤组（SWOG）发起，放射治疗肿瘤组（RTOG）和东部肿瘤协作组（ECOG）共同参与，采用随机对照方法，将Ⅲ、Ⅳ期（1987AJCC/UICC 分期）患者随机分为同期加辅助化疗组和单纯放疗组，化疗组的化疗方案为：DDP $100mg/m^2$ 于放疗期间的第 1、22 和 43 天静脉注射，放疗结束后改用 DDP $80mg/m^2$ d 1、5-FU $1000mg/(m^2 \cdot d)$ d1～d4 为 1 个疗程，每 4 周重复，共 3 个疗程，研究入组总病例数 193 例，其中 147 例（化疗组 78 例，单放组 69 例）可供分析。结果化疗组和单放组 3 年无进展生存率分别为 69%和 24%（$P<0.001$）；3 年总生存率分别为 78%和 47%（$P<0.005$）。然而，该研究仍存在一些争议，如单纯放疗组疗效较差，该组病例中 1/4 患者为角化型鳞癌，而亚洲流行区鼻咽癌病理类型 90%以上为非角化癌。为解决这一问题，新加坡有学者等进行了相似的前瞻性研究，共入组患者 221 例，Ⅲ、Ⅳ期（1997 AJCC/UICC 分期）患者各占 45%和 54%，全部患者病理组织学类型均为 WHO Ⅱ、Ⅲ型；同期化疗方案为 DDP $25mg/m^2$，d1～d4，在放疗开始的第 1、4、7 周用药；辅助化疗为 DDP $20mg/m^2$，d1～d4，5-FU $1000mg/m^2$，d1～d4，在第 11、15 和 19 周进行，中位随诊 3.2 年，化疗组与单纯放疗组比较，2 年累计远处转移率减少了 17%（$P=0.0029$），3 年无病生存率提高了 19%（$P=0.0093$），3 年总生存率提高了 15%（$P=0.0061$）。该项研究也证实了 0099 试验的正确性。同样，Lee 对 348 例 $T_{1\sim4}N_{2\sim3}M_0$ 患者进行了同期加辅助化疗的多中心前瞻性临床研究（鼻咽癌-9901 试验），同期放化疗组的急性毒性反应的发生率明显高于单纯放疗组（84% vs. 53%），其 3 年晚期毒性反应发生率也明显升高（28% vs. 13%，$P=0.024$），该研究的中位随诊时间为 2.3 年。同期放化疗组的 3 年无失败生存率明显高于单纯放疗组（72% vs. 62%，$P=0.027$），局部区域无失败生存率亦明显高于单纯放疗组（92% vs. 82%，$P=0.005$），而两组的无远处转移生存率及总生存率则差异无统计学意义（76% vs. 73%，$P=0.47$；78% vs. 78%，$P=0.97$）。2008 年 Chen 报道进行同期放化疗联合辅助化疗同单纯放疗疗效比较，平均随访时间 29 个月，结果显示联合化疗组与单纯放疗组相比 2 年总生存率（89.8% vs. 79.7%，$P=0.003$）、无失败生存率（84.6% vs. 72.5%，$P=0.001$）、无远处失败生存率（86.5% vs. 78.7%，$P=0.024$）和无局部区域失败生存率（98.0% vs. 91.9%，$P=0.007$）均有明显提高。

## （三）分子靶向治疗

随着分子生物学的发展，分子靶向药物越来越多应用于临床。分子靶向治疗是一种全新的肿瘤治疗模式，能够较为特异的阻断肿瘤细胞生长中起关键作用的信号传导通路，从而达到肿瘤治疗的目的。因为分子靶向药物毒副作用相对较轻，与放疗结合有更好的耐受性。常见的分子靶向药物有表皮生长因子受体抑制剂、血管内皮生长因子受体抑制剂和小分子酪氨酸激酶抑制剂等。表皮生长因子受体（EGFR）是一种跨膜糖蛋白，其细胞外部分与表皮生长因子（EGF）相结合。可使细胞膜内的酪氨酸激酶活化，从而调节细胞的生长、分化。EGFR 是肿瘤形成和侵袭性生长的主要促进因素,是不良预后的指标。通过报道采用西妥昔单抗联合卡铂用于铂类治疗失败的复发或转移的鼻咽癌患者,有效率为11.7%,稳定率为48.3%,中位生存时间为233天。有学者报道了放疗联合西妥昔单抗对比单纯放疗治疗局部区域晚期头颈部鳞癌的Ⅲ期临床试验,共有424例患者参与研究,单纯放射治疗组213例,放射治疗加西妥昔单抗组211例。中位随访54个月,中位控制期分别为24.4个月和14.9个月($P=0.005$),中位生存期分别为49个月和29.3个月($P=0.03$)。研究结果证实放疗联合西妥昔单抗可延长局部控制时间,降低死亡率,且不增加放疗相关的常见毒性反应。国内有学者等对137例Ⅲ～Ⅳ期鼻咽癌患者应用抗表皮生长因子受体单克隆抗体联合放疗同单纯放疗比较,其中单放组67例,联合治疗组70例,联合治疗组完全缓解率及有效率均高于单放组,两组差异有统计学。与单克隆抗体相关的主要不良反应是发热(4.28%)、血压下降(2.86%)、恶心(1.43%)、头晕(2.86%)、皮疹(1.43%)。

### (四)手术治疗

放射治疗是鼻咽癌主要根治手段,而对于放射治疗后鼻咽或局部淋巴结残留或复发,且未发生远处转移的鼻咽癌患者,手术治疗是一种重要的挽救治疗方式。有学者报道51例放疗后颈部淋巴结残留或复发的患者采用手术切除,颈部淋巴结控制率为66%,认为手术切除是控制放疗后颈部淋巴结的有效治疗方式。适当的手术治疗可减轻患者再程放疗加重的后遗症,改善患者生活质量。鼻咽癌手术治疗适应证:①放射治疗后鼻咽部残留或复发,病灶局限;②根治量放疗后颈部淋巴结残留或复发;③分化较高的鼻咽癌,如鳞癌Ⅰ、Ⅱ级、腺癌等。手术禁忌证包括:①肿瘤侵犯颅骨、脑神经;②全身转移;③颈部淋巴结侵犯颈动脉。

### (五)热疗

肿瘤热疗是一种通过物理方法将组织加热至能够杀灭癌细胞的温度来治疗肿瘤的方法。热疗与放疗联合应用有以下优点:①对放疗不敏感的S期细胞,对热疗表现为高敏感性;②热疗可干扰细胞亚致死损伤或潜在致死损伤的修复来增加放射效应;③乏氧细胞和低pH环境的细胞,对热疗敏感,对放疗抗拒。热疗可用于颈部转移淋巴结的治疗,有研究显示放疗加上热疗可提高局部控制率。

# 第三节　咽旁间隙肿瘤

## 一、病因

咽旁间隙位于颅底下方,鼻咽和口咽的两侧,下颌骨的内侧,为潜在的间隙,咽旁间隙内有颈血管鞘、脑神经等经过。咽旁间隙常见的肿瘤为多形性腺瘤、神经鞘瘤,其他相对少见的肿瘤有副神经节瘤、脂肪瘤、脂肪肉瘤、横纹肌肉瘤、软骨肉瘤等。

## 二、临床表现

1.症状　小的咽旁间隙肿瘤一般无特殊症状,大多是影像学检查偶然发现,肿瘤增大到一定程度,则出现局部占位压迫症状或神经压迫症状。

(1)吞咽及呼吸障碍:肿瘤导致一侧扁桃体隆起,常常被误诊为扁桃体肿大而行扁桃体切除,切除扁桃体后发现局部仍肿胀,再做影像检查才诊断为咽旁肿瘤。患者可以有吞咽不适或吞咽困难,肿瘤增大到一定程度可出现阻塞性睡眠呼吸暂停综合征。

(2)脑神经压迫症状:肿瘤可以压迫舌咽、迷走、舌下神经,出现软腭麻痹、舌肌麻痹或一侧声带麻痹而导致吞咽不利、语言含混不清,或声音嘶哑、吞咽呛咳等。

2.体征

(1)一侧扁桃体或软腭隆起:表面黏膜光整,触之质地韧,活动度差。

(2)如果有后组脑神经麻痹的症状,可以有同侧软腭活动度差,伸舌向对侧偏斜,同侧声带固定等。

## 三、诊断

1.CT 检查　咽旁间隙中等密度的软组织占位影,咽侧壁内移,咽腔变窄,边界清晰,肿瘤质地可以不均匀,增强下常有颈血管鞘移位。

2.MRI 检查　表现为咽旁间隙等 $T_1$ 高 $T_2$ 的软组织影,边界清楚。中心可以有信号不均匀。MRI 显示肿瘤的边界与周围组织的关系,明显优于 CT。

## 四、治疗

咽旁间隙的良性肿瘤以手术治疗为主,手术径路有经口径路、下颌下径路、颈-腮腺联合径路、下颌骨外旋径路、上颌骨外旋径路等方式切除,要根据肿瘤的大小、位置以及起源来确定,一般首选颈部径路,如果颈部径路切除有困难,可以将切口延长为颈.腮腺联合径路,一般上达颅底的肿瘤也能切除。

咽旁间隙的副神经节瘤,因为包裹颈血管鞘,常需要下颌骨外旋径路切除,还要做好切除颈内动脉的准备。

恶性肿瘤常根据病理类型,采取化学治疗、放射治疗或手术等综合治疗的模式。

# 第四节　喉咽恶性肿瘤

喉咽恶性肿瘤又称下咽癌,发生于喉咽部的黏膜上皮,较少见,发病率在男性约占头颈部癌的 16%,女性为 6% 左右。因部位隐蔽,早期症状较少,就诊时多属于中晚期。预后较差。

## 一、病因

病因未明,可能和咽部人乳头瘤病毒(HPV)感染、微量元素缺乏、烟酒过度、遗传因素等有关。男性发病率高于女性;20%～25%的患者合并中下段的食管癌。

## 二、病理

喉咽癌一般起源于喉咽部的黏膜上皮,鳞状细胞癌多见,占98%以上。分化程度以中低分化者较多。恶性程度相对于喉癌较高。

## 三、喉咽的分区

1.梨状隐窝区　为杓状会厌襞、咽会厌襞、喉咽外侧壁之间的区域。

2.喉咽上区　为舌根与会厌间至两侧咽侧壁的区域。

3.喉咽后壁　上起舌根平面,下至食管入口的咽后壁区域。

4.环后区　环状软骨后,食管入口水平以上的区域。

## 四、临床表现

1.临床症状

(1)咽部异物感:咽部异物感是最常见最早期的症状,可以进食时症状消失。

(2)吞咽疼痛:不明原因的吞咽疼痛,可以向同侧耳部放射。

(3)吞咽困难:肿瘤较大时可有吞咽困难,以吞咽固体食物时症状明显。

(4)声音嘶哑:肿瘤累及喉时,可以有杓状会厌襞肿瘤、声带固定等引起声音嘶哑。

(5)咳嗽及痰中带血:肿瘤刺激喉体可以起咳嗽,肿瘤溃破可有痰中带血。

(6)呼吸困难:肿瘤累及喉腔引起声门狭窄,导致吸气性呼吸困难。

(7)远处转移的症状:有肺、骨等远处转移者,可有咳嗽、骨痛等症状。

2.体征

(1)喉咽新生物:喉咽可见菜花状、球状或溃疡状新生物。

(2)半喉固定:肿瘤侵犯喉旁间隙或累及喉返神经,可导致半喉固定。

(3)喉咽分泌物增多:肿瘤累及食管入口时,喉咽部可有唾液积聚。

(4)颈部肿物:常在颈部下颌下腺后下方有肿大的淋巴结,部分患者可以颈部肿物就诊,甚至颈部肿大的淋巴结活检为转移性鳞状细胞癌后,进一步检查原发灶才发现喉咽癌。肿大淋巴结常有几周的病史,无明显疼痛,生长较快,抗生素治疗无效。

3.影像学检查

(1)CT检查:一般需要增强CT检查,可以见喉咽部轻到中度强化的软组织影,边界欠清晰,可以伴有颈血管鞘周围淋巴结的肿大,肿大的淋巴结表现为周边环状增强,中心密度减低的类似戒指状,也可均匀强化。冠状位和矢状位重建图像,有利于显示肿瘤与周围组织的解剖关系。

(2)MRI检查:比CT有更高的软组织分辨率,对于喉软骨的早期侵犯也能更清楚的显示。肿瘤表现为$T_1WI$和$T_2WI$像上的中高信号影,增强后有轻到中度增强。淋巴结肿大时也表现为中高信号影。

(3)PET-CT:因费用较昂贵,一般不作为常规的检查手段。但对于中晚期的病例,PET-

CT 检查有助于发现多病灶病变和远处转移。喉咽癌在 PET-CT 上表现为局部的高代谢病灶，一般代谢大于 6.0，可同时伴有局部淋巴结的高代谢病灶。小于 3.0 的代谢病灶一般不考虑恶性，或为放射治疗后改变。

（4）食管钡餐检查：可以了解颈段食管受累长度，或中下段食管是否有多病灶病变。表现为食管黏膜中断，局部充盈缺损，食管狭窄等。

（5）胃镜检查：电子胃镜检查，可明确食管病变的性质、范围，可以取病理检查。

## 五、诊断

依据病史及临床检查，不难做出正确诊断。病理检查是最后的确定诊断手段。重要的是在治疗前的诊断时，做出正确的 TNM 分期，有利于正确选择治疗方案，评估预后。

## 六、鉴别诊断

喉咽癌需要与喉咽乳头状瘤、喉咽囊肿、喉咽血管瘤等相鉴别。

## 七、治疗

采用手术、放疗及化疗等综合治疗。手术方式应依据肿瘤部位、大小、侵犯范围等而定。若肿瘤累及喉部，需同时行全喉或半喉切除加下咽部肿瘤切除。大多数情况下需要同时行颈淋巴结清扫术。根据术后创面大小，采用带蒂皮瓣、肌皮瓣、胃上提、空肠代食管等进行修复，术后辅以放疗和化疗。本病预后较差。

# 第十一章　喉部先天性疾病

## 第一节　先天性喉蹼

胚胎早期,在喉腔间的膜状物,名为喉蹼,大者可占喉腔之大部称为喉隔。喉蹼厚薄不一,为结缔组织,有少数毛细胞血管、覆有喉部黏膜上皮质。喉蹼分声门上、声门及声门下三型,以发生于声门区者多见,发生于声门上、下及喉后部者极少,偶有近于完全闭锁的。在喉先天性疾病中发病率较高。

### 一、病因

其发生原因与胚胎发育异常有关,当胚胎第 10 周左右,胚胎 30mm 时,原声门杓间的封闭上皮开始吸收,重新建立管道,若吸收不全,则可形成声门处先天性喉蹼。喉蹼之厚薄不一,为结缔组织,有少数毛细胞血管、覆有喉部黏膜上皮质。

### 二、临床表现

根据患者年龄,喉蹼处于不同的部位和累及的范围不同,症状也不同。婴幼儿喉蹼与儿童或成人喉蹼的症状不同,症状亦随喉蹼的大小而异。范围较大的喉蹼婴幼患儿,于出生后无哭声,呼吸困难或窒息,有呼噜样之喉鸣音,吸气时有喉阻塞现象,常有口唇发绀及不能吮乳的症状。喉蹼中等度大者,喉腔尚可通气,但声音嘶哑,伴吸气性呼吸困难。喉蹼较小者,则哭声低哑,无明显呼吸困难。成人和儿童喉蹼一般皆无明显症状,偶有声嘶或发音易感疲倦,在剧烈活动时有呼吸不畅感。

### 三、检查

新生儿和婴幼儿必须用直接喉镜检查诊断。儿童或成人喉蹼可行间接喉镜检查或电子喉镜等检查诊断。在喉镜下可见喉腔有膜样蹼或隔,呈白色或淡红色,其后缘整齐,多呈弧形,少数呈三角形。当发音时此膜折皱,被挤于声带之上部或下部,吸气时蹼扯平,但在哭或发音声门关闭时,蹼向下隐藏或向上突起如声门肿物。

喉蹼长度和厚度各不相同,声门型喉蹼较薄,为一透明"U"形膜覆盖于真声带前 2/3 表面,外侧端附着声带突,中间成拱形。这种变化包括声带表面一层很薄的膜及声带前面一半的融合,甲状软骨畸形通常伴有声门下喉蹼。

## 四、诊断

喉蹼呈现为蹼样突起,色泽淡红。成人行间接喉镜即可观察到,小儿不能配合者需行直接喉镜检查,硬质喉内镜、纤维或电子喉镜检查对确定喉蹼具体部位、累及范围很有帮助。影像学 CT 扫描、MRI 对确定喉蹼的厚度,尤其是声门下和少见的双喉蹼有一定的作用。

## 五、鉴别诊断

婴幼儿先天性喉蹼应与其他先天性喉发育异常,如先天性声门下梗阻及先天性喉鸣等相鉴别。对儿童或成人,还应根据病史鉴别喉蹼为先天性或属后天性。先天性喉蹼患者常伴有其他部位先天性异常,诊断时应注意。

## 六、治疗

(1)喉蹼较小,无明显症状可不予处理。

(2)新生儿患喉蹼若发生窒息时,应立即在直接喉镜下将婴儿型硬式气管镜插入气管,吸出分泌物,给氧和人工呼吸,以挽救患儿生命。

(3)手术主要目的为通畅气道及改善音质,目前对于喉蹼的手术方式主要包括以下几种。

①喉内喉蹼切除、反复粘连松解术:此种术式最早由 Jackson 和 Coates 在 1930 年提出,由于切除喉蹼后,创面上皮化瘢痕形成导致前部再粘连,需反复多次手术。

②喉裂开喉蹼切除、喉模植入:McNaugh 于 1950 年对其进行了系统描述。有报道使用钽膜、硅胶膜、银板等材料作为支撑物,术后发音功能得到提高,Tunker 使用硅胶和上端封闭的 T 形管,作为声门下扩张和声门模。此种术式缺点在于:a.需要二次手术取出喉模;b.需要行气管切开防止气道阻塞;c.喉模一般放置 3～4 周,延迟移除,有可能导致前部切口处肉芽形成。

③喉内喉蹼切除,喉板、喉模植入或声带内侧缘成形术:为目前最受欢迎的手术方式。由 Haslinger 在 1922 年提出。喉显微镜下切除或激光切除喉蹼,放置扩张管。

④喉内黏膜翻瓣或移植:分离喉蹼后使用黏膜瓣或游离组织覆盖单侧或双侧声带暴露的上皮表面。

⑤术中使用药物预防粘连:丝裂霉素为一种抗肿瘤药物。它可以抑制 RNA 和蛋白合成,但目前还没有明确丝裂霉素使用的浓度、持续时间或使用频率。

# 第二节　先天性喉软化症

先天性喉软化症是新生儿和婴儿喉喘鸣的最常见的原因,2 周左右出现明显症状,大多数于 1 岁半～2 岁时症状消失。10％左右的喉软骨软化症需要手术干预。

## 一、病因

由于妊娠期营养不良,胎儿缺钙,致使喉软骨软弱,吸气时负压增大,使会厌软骨两侧边缘向内卷曲接触,或会厌软骨过大而柔软,两侧杓会厌襞互相接近,喉腔变窄成活瓣状震颤而发生喉鸣。吸气性杓状软骨脱垂为另一原因。这种患儿之喉鸣并非因喉软骨软弱所致,而是当吸气时杓状软骨向前向下转动,其上的松弛组织向声门前部突起,阻塞声门而发生喉鸣。

## 二、发病机制

喉软化症的特征表现为极度松弛的声门上软组织坠入喉口引起喘鸣。喉喘鸣仅发生于吸气时,喉阻塞和喘鸣的程度决定于声门上软组织坠陷的程度,常因活动、啼哭等刺激使喘鸣或呼吸困难加重,俯卧位声门上组织前移使喘鸣减轻,因上呼吸道感染黏膜充血水肿而加重。

## 三、临床表现

婴儿出生时呼吸尚正常,于出生后1~2个月逐渐发生喉鸣。多为持续性或呈间歇性加重。喉软化症的特征表现为两个方面:一方面极度松弛的声门上软组织坠入喉入口引起喘鸣。喉喘鸣仅发生于吸气时,喉阻塞和喘鸣的程度决定声门上软组织坠陷的程度,常因活动、啼哭等刺激使喘鸣或呼吸困难加重,俯卧位声门上组织前移使喘鸣减轻,因上呼吸道感染黏膜充血水肿而加重。喘鸣发生时多为持续性。另一方面由于呼吸困难,导致患儿喂食困难、呛咳、肺部感染、发育迟缓等。

严重的喉软骨软化症婴幼儿常常有以下8种症状:吸气性喉鸣、胸骨上窝凹陷、胸骨下窝凹陷、喂养困难、呼吸困难、吐奶、发育迟缓及发绀、脸色苍白。

纤维喉镜或电子喉镜检查,可见会厌软骨两侧边缘向内卷曲接触,或会厌软骨过度柔软,两侧杓会厌襞互相接近,喉腔窄小。

根据检查临床将喉软化症分为3型。Ⅰ型:杓状软骨黏膜脱垂。Ⅱ型:杓会厌襞缩短。Ⅲ型:会厌后移。部分患儿为Ⅰ、Ⅱ型的混合型。

## 四、诊断

主要依据婴儿出生后不久即发生喘鸣,直接喉镜或纤维声带镜检见有喉软化症表现,另外可在喉镜下将金属吸引管置于喉入口处,其吸引负压会引起会厌和杓状软骨向喉腔内脱垂,此称 Narcy 征阳性,为本病直接的诊断依据。影像学检查,如 CT 扫描和 MRI 检查也有助于诊断和排除其他先天性喉疾病。

Roger 等制定了重度喉软化症的诊断标准:①平静时呼吸困难和(或)活动时重度呼吸困难。②进食困难。③身高和体重增长迟缓。④睡眠窒息或阻塞性通气不足。⑤无法控制的胃食管反流。⑥有因阻塞性呼吸困难而行气管插管的病史。⑦活动时低氧血症。⑧活动时高二氧化碳血症。⑨随窒息或阻塞性通气不足加重而出现睡眠监测的异常记录。

## 五、治疗

喉软骨软化病的治疗以保持气道通畅为原则。应注意增强体质,预防为主,减少气道感染的机会,适当补充钙及包括维生素 D 在内的多种维生素及矿物质。喘息发作时,可以通过改变体位使气道保持通畅和超声雾化加强排痰,合并细菌感染时应加用抗生素。

1.一般处理　本病多数预后良好,大多数病例无需进行任何治疗即可自愈。小儿的体位调整对疾病的恢复具有重要的价值,仰卧和激惹会使症状加重。同时,避免或减少胃食管反流发生,必要时使用药物治疗原发性或继发性胃食管反流。

2.外科治疗　外科治疗技术近年出现了巨大进展,传统的气管切开术是 20 世纪 80 年代之前唯一有效的手段,直至自愈。目前仅用于极度严重病例,只在出现严重威胁生命的气道阻塞症状时采用。

根据分型采用不同的声门上成形术,即Ⅰ型予切除杓状软骨后外侧多余的黏膜,Ⅱ型则切断缩短的杓状会厌襞,Ⅲ型予切除舌会厌韧带,将会厌拉向前,并缝合会厌和舌根部。

根据 Roger 等制定的标准,若满足其中 3 项或 3 项以上,则需手术;若仅有 1 项或 2 项,只需严密随访观察。

常用的手术器械包括喉显微器械、二氧化碳激光、低温等离子刀、微动力切削钻等。

# 第三节　先天性喉囊肿

先天性喉囊肿种类较多,包括先天性囊肿、喉黏膜下单纯潴留囊肿、内源性甲状舌管囊肿以及喉室和附属器异常等。

喉气囊即与喉腔相通的喉室附器,与喉小囊为一充满气体的扩张囊腔。此气囊可以向上沿血管神经束,形成限于假声带和杓会厌襞水平的囊腔(内源性),也可向上外经甲舌膜形成囊腔(外源性),另外两者均有混合型。

喉小囊囊肿或是喉黏液囊肿,均为黏液充满喉的囊而又未能与喉腔相通。外源性从后上延伸至假声带和会厌襞,前型延伸至中后的真假声带之间。

## 一、病因及发病机制

喉囊肿的发病机制不清楚。病因有鳃裂口发育异常、喉囊发育障碍、甲状舌管喉内型、来源于喉气囊和黏液腺管阻塞以及来自异位甲状腺等学说 。组织学上大多数先天性喉囊肿限于呼吸道上皮,其他的有复层鳞状上皮、柱状上皮、立方上皮,以及部分混合性上皮。大约一半以上的病例可观察到弥散或聚集的淋巴组织,但显示有淋巴组织既不能诊断本病,也不支持这类囊肿的鳃裂口异常病因学说,因为喉发生于内脏性小囊的中间部。

## 二、临床表现

先天性喉囊肿的症状可发生于新生儿期至生长过程的任何时候,也有病例症状出现于数十年以后。症状主要决定于囊肿的大小和位置,以及患者的年龄。这些症状包括囊肿顶部较大引起的呼吸不畅吞咽不畅,喂养时憋气、喘鸣、间断性哭声。喉气囊囊肿常无临床症状,有的可能有咽喉梗阻感。婴幼儿常有声嘶、哭声微弱,小儿或成人鼓气时有气肿性肿块。

### 三、诊断及鉴别诊断

根据症状,小儿可行直接喉镜或较细的电子喉镜纤维喉镜等检查,成人可行间接喉镜、电子喉镜或纤维喉镜检查,也可行喉气管和颈部的 CT、MRI、超声等影像学检查,可显示一边界清楚的肿块。直接喉镜下用空针抽吸如有液体或气体可确定诊断。

### 四、治疗

先天性喉囊肿优先考虑手术切除。先天性喉囊肿喉内型者,如症状轻,可待其年龄稍大再处理。切除术可在内镜下进行并彻底去除囊壁,对于气道堵塞严重的患者需先行气管切开术。对于无明显症状的喉气囊肿,无需手术,如有感染可先用抗生素治疗炎症消退后再行手术切除。喉外型者如囊肿较大,可采用颈外途径切除。

## 第四节　婴幼儿喉喘鸣

### 一、概述

喘鸣即在吸气和(或)呼气时,气流急速通过狭窄气道而产生的一种粗糙的高音调声音,是小儿呼吸系统疾病较常见症状。各种原因所致的传导气道(咽、喉、气管、支气管及细支气管)阻塞或口径变窄时,皆可导致不同程度、不同类型的喘鸣。喘鸣既是一种症状,又是一种重要且有鉴别意义的体征。

婴幼儿发生喉部喘息性疾病的机会明显高于年长儿及成人,其原因如下:①婴幼儿喉部结构和功能尚未发育成熟,喉部管腔狭小,外周气道阻力增高;②婴幼儿喉软骨未发育完全,弹性弱,受周围组织压迫后内腔易变窄;③婴幼儿喉部黏膜富含血管,发炎时极易肿胀、黏液分泌增多、潴留,引起管腔狭小;④婴幼儿期喉部敏感性较成人明显增高,对外界各种刺激的耐受性低,易诱发喉痉挛;⑤喉部先天发育异常所致的喘息在婴儿期即可有所表现。

### 二、临床分型

喘鸣依其产生的部位可表现为呼气性、吸气性及混合性,其中吸气性喘鸣是喉部阻塞性疾病的标志性症状;依据喘鸣的音调和音频的高低分为鼾鸣音(低调)、哮鸣音或哨鸣音(高调)。低调的喘鸣音(鼾鸣音),多发生于喉、气管或主支气管;而高调的喘鸣音多发生于支气管、细支气管。喘鸣音明显时,不用听诊器也能听到。

## 三、诊断要点

### (一)症状与体征

由于在婴幼儿期可引起喉部喘鸣症状及体征的疾病较多,病因复杂,缺乏特异性体征,鉴别难度大,因此,耳鼻咽喉科医师需要从多角度全面分析喉喘鸣症状及体征,否则极易误诊或漏诊。

1.临床症状分析

(1)从喉喘鸣发病的年龄分析:先天性喉性喘鸣可见于喉软骨软化病、喉闭锁、喉蹼、喉囊肿、声门下血管瘤、喉肌麻痹及腺瘤、声带息肉等;后天性喉性喘鸣常可见于喉咽部异物、急性喉炎、白喉、喉损伤、低钙血症。

(2)从不同喘息因素分析

①感染因素:反复呼吸道感染、真菌性喉炎、喉结核等。

②先天性因素:喉软骨软化病、喉闭锁、喉蹼、喉囊肿,先天异常所致胸腔内气道狭窄,原发性纤毛不动综合征,免疫缺陷病,先天性心脏病等。

③喉部周围组织异常受压也可引起,如异位甲状腺、胸腺肥大、重复大动脉弓等畸形动脉压迫等。

④机械刺激性因素:异物吸入、胃食管反流等。

(3)从喉喘鸣病因部位分析:可分喉部原因和喉外原因,前者有喉软骨软化病、儿童急性喉炎和急性喉气管支气管炎、急性会厌炎、喉水肿、喉异物、外伤性喉狭窄、先天性喉发育异常、喉囊肿与肿物、声带麻痹;后者有先天性气管异常、气管受压狭窄、纵隔大血管异常、咽后脓肿等。

(4)从喉喘鸣的发作类型分析急性发病,如急性会厌炎、喉气管支气管炎、异物吸入等;缓慢发病,如声门下狭窄、喉蹼、喉囊肿、声门下血管瘤、声带功能障碍等;进行性加重,如喉乳头状瘤病等。

2.体征分析

(1)吸气性喉鸣主要伴有吸气性呼吸困难及吸气性喘鸣,特点是吸气相延长,呼气多正常;吸气性喘鸣的音调高低往往与梗阻程度平行,但在呼吸趋向衰竭时,喘鸣反而减轻,喉喘鸣同时还伴有胸骨上窝、肋间、上腹部凹陷等呼吸性困难症状。

(2)喘鸣的音调:低调的喘鸣音(鼾鸣音)多发生于喉气管或主支气管;高调的喘鸣音(哮鸣音)多发生于下呼吸道。

(3)喘鸣音的变化:是持续性还是间歇性喘鸣,是否与体位、睡眠或其他诱发因素(运动、哭闹等)有关等。

### (二)特殊检查

所有以喉喘鸣为表现的喉软骨软化患者都应进行耳鼻咽喉科的全面检查,包括纤维喉镜。持续出现喉软骨软化病所不能解释的严重症状或症状加重时,有必要行直接喉镜或支气管镜检查以除外气道有其他合并症。影像学检查,如 CT 扫描和 MRI 也有助于排除其他先天性喉疾病。

1.喘息与进食、咳嗽或呕吐相关　注意胃食管反流,需检查 24 小时 pH 监测、钡剂透视。

2.喘息与体位变化有关　注意气管软化及大血管异常,需做血管造影、支气管镜、胸部 CT 或 MRI、心脏超声检查。

3.听诊湿性啰音、发热　注意肺炎,需做胸部影像学检查。

4.颈部弯曲时喘息加重,伸直时减轻　注意大血管异常,如血管环等,需做血管造影、钡剂透视、支气管镜、胸部 CT 或 MRI。

5.喘息伴有心脏杂音或心脏增大,没有呼吸窘迫的发绀　注意心脏性疾病,需行血管造影、胸部影像、心脏超声检查。

## 四、鉴别诊断

喉喘鸣是许多疾病的共同特征,而并非先天性喉软骨软化病的唯一表现,故先天性喉软骨软化病为一排除性诊断,必须排除引起喉喘鸣的其他病理因素方可确诊,应特别注意除外能够引起喉喘鸣的其他相关疾病。

常见的喉部占位性疾病如舌根甲状舌管囊肿、会厌囊肿等;喉部先天发育畸形如喉蹼等,某些神经系统疾病也可表现为喉喘鸣,如皮-罗综合征,其特点为下颌骨发育不全(小颌畸形或颌后缩),舌后坠及其所致的上气道梗阻,常伴发腭裂,故称为罗宾三联征;一些染色体病如猫叫综合征(5P 综合征)等在诊断过程中也应引起注意。此外,鼻咽部及纵隔占位病变和气管支气管软化、气管周围血管发育异常等也是可能的病因,故应需除外。

## 五、治疗

1.先天性喉气道异常

(1)保守治疗:轻症喉软骨软化病患儿,一般可随年龄增长而减轻或消除,可采取补充维生素 D 及钙剂、阿法骨化醇治疗,同时避免仰卧激惹和胃食管反流,抗酸等保守治疗。

(2)气管切开术或其他修整手术:严重喉阻塞有呼吸困难或发绀者,应行气管切开术或其他修整手术。

2.喉内外占位性病变　舌根囊肿、淋巴管瘤、会厌囊肿、血管瘤、甲状舌管囊肿、咽旁囊肿、喉乳头状瘤等病变,查明病因后,均应给予手术治疗。声门下血管瘤,给予口服普萘洛尔治疗,若病情进展,必要时急诊行气管切开术。

3.获得性病变　急性咽喉炎,给予抗炎、雾化吸入、能量支持治疗。喉气道异物,明确诊断后,应急诊行硬性支气管镜手术取出异物。

4.神经性疾病　先天性双侧声带麻痹患儿,经保守治疗无效者,应给予气管切开术。

# 第十二章　牙周病

## 第一节　牙龈病

### 一、牙龈病

在多种因素作用下牙龈组织发生多种病变的疾病。是牙周病中病变仅限于牙龈组织的一组疾病,包括发生在牙龈组织的炎症或非炎症性病理变化及全身疾病在牙龈的表现。

#### (一)病因

牙龈在口腔的解剖位置和其所处的环境特点决定了牙龈病的致病因素众多,不同因素引起不同的牙龈病,有的则是多因素协同致病。牙龈病的致病因素可分为两大类,即非机体因素和机体因素。来自口腔内外环境的非机体因素:①牙菌斑:靠近龈缘的菌斑对牙龈的刺激,是导致牙龈炎症的主要原因,如菌斑性牙龈病。牙菌斑也是其他因素引发牙龈病的基础原因和始发因素。②非菌斑性的微生物感染:如特殊细菌引起的牙龈病、真菌性牙龈病、病毒性牙龈病。③理化因素:如牙龈创伤性病损等。机体因素:①生理状态:如激素变化导致的青春期龈炎。②营养不良:如维生素 C 缺乏性龈炎。③药物影响:如药物性牙龈肥大。④遗传因素:如遗传性牙龈纤维瘤病。⑤疾病作用:如伴白血病的龈炎。

#### (二)分类

牙龈病依据有无牙菌斑的作用分为两大类:菌斑性牙龈病和非菌斑性牙龈病变。每类又因病因不同而包括多种疾病(表 12-1)。

表 12-1　牙龈病分类

| 分类 | | 常见代表牙龈病 |
| --- | --- | --- |
| 菌斑性牙龈病 | | |
| 仅与菌斑相关 * | 慢性龈炎 | |
| 菌斑合并机体因素 | 与性激素有关 | 青春期牙龈炎 |
| | | 月经周期龈炎 |
| | | 妊娠期龈炎 |
| | | 妊娠期龈瘤 |
| | 与全身疾病有关 | 伴糖尿病的龈炎 |

续表

| 分类 | | 常见代表牙龈病 |
|---|---|---|
| | | 伴白血病的龈炎 |
| | 与营养不良有关 | 维生素 C 缺乏性龈炎 |
| | 与药物有关 | 药物性牙龈肥大 |
| | | 口服避孕药相关的龈炎 |
| 非菌斑性牙龈病变 | | |
| 感染性牙龈病 | 特殊细菌感染 | 淋菌性口炎 |
| | | 口腔结核性溃疡 |
| | 病毒感染 | 急性疱疹性龈口炎 |
| | 真菌感染 | 念珠菌性口炎 |
| | 其他微生物感染 | 梅毒性口炎 |
| 遗传性牙龈病损 | | 遗传性牙龈纤维瘤病 |
| 全身疾病引起的牙龈病损 | | 口腔扁平苔藓 |
| | | 良性黏膜类天疱疮 |
| | | 寻常型天疱疮 |
| | | 多形性红斑 |
| | | 红斑狼疮 |
| 创伤性病损 | | 创伤性溃疡 |
| | | 牙龈灼伤或创伤 |
| 变态反应 | | 牙科材料引发变态反应 |
| 异物反应 | | |
| 原因不明的病损 | | |

注:*可以伴有或不伴有其他局部促进因素存在

### (三)临床表现

由菌斑引起的慢性龈炎是牙龈病最常见的形式,临床表现主要是牙龈红肿,刷牙时牙龈出血。其他牙龈病主要表现:①伴白血病的龈炎:口腔卫生状况尚好,有不明原因的牙龈出血,伴有牙龈苍白肿胀、溃疡、淤点或红斑。②维生素 C 缺乏性龈炎:表现为牙龈紫红色肿大、质松软、易出血,在口腔黏膜和皮肤表面可见淤点、淤斑。③药物性牙龈肥大:牙龈增生肥大,不同程度地覆盖牙面甚至全部牙冠,增生牙龈与正常牙龈界限清楚,有服药史。④淋菌性口炎:患者有泌尿生殖系统感染表现,牙龈及舌、腭、咽等部位发生糜烂或浅表溃疡。⑤口腔结核性溃疡:在牙龈表现为慢性深层溃疡,患者有结核病史。⑥急性疱疹性龈口炎:由Ⅰ型单纯疱疹病毒感染所致,以儿童多见,口腔表现包括牙龈在内的口腔黏膜出现成簇的水疱,水疱破溃后形成周围有红晕的浅表溃疡和大面积糜烂,表面覆黄色假膜,可有全身不适、发热。⑦念珠菌性口炎:由真菌感染所致,以慢性红斑型多见,又称义齿性口炎,表现为义齿承托区红斑或黄白色条索状或斑点状假膜。⑧梅毒性口炎：由苍白螺旋体感染所致，在不同疾病期，于牙龈及颊、舌等处口腔黏膜可出现溃疡，表面覆假膜或圆形、卵圆形梅毒黏膜斑。⑨遗传性牙龈纤维瘤病：牙龈广泛增生覆盖部分牙面或整个牙冠，多有家族史。⑩全身疾病引起的牙龈病损：不同疾病可以有着相同的牙龈病损，通常表现为肿胀、斑、丘疹、溃疡、糜烂、假膜、出血等。

不同牙龈病病程长短不一，危害各不相同，疗效预后也不尽一致。全面认识牙龈病有助于正确诊断和防治牙龈病。牙龈病依据致病情况、临床表现结合全身状况来加以诊断。对不同牙龈病需进行专业的对症对因治疗。良好的个人口腔卫生和定期的专业口腔护理以及积极治疗全身疾病、保持机体健康，对牙龈病的预防和辅助治疗有重要作用。

## 二、慢性龈炎

由菌斑引起的局限于牙龈的慢性感染性疾病。又称边缘性龈炎或单纯性龈炎。患病率高，可见于任何年龄，几乎每个人在一生中的某个时段都可发生慢性龈炎，但以儿童和青少年多见。

### （一）病因与发病机制

牙颈部及龈沟内的牙菌斑刺激是引起慢性龈炎的直接原因。此时菌斑微生物不同于口腔正常菌群，球/杆菌比例发生改变，革兰阴性杆菌明显增多，菌斑微生物及其产物作用于牙龈，导致牙龈的慢性、非特异性炎症反应。局部牙石、食物嵌塞、龋损、不良修复体、不良充填体、牙错位拥挤等致菌斑滞留因素，口呼吸等不良习惯，是牙龈炎症的促进因素。

### （二）临床表现

病理表现涉及牙龈肿大和纤维化，不涉及深部的牙周膜和其他牙周组织。肿大的炎症以游离龈和龈乳头红肿，刷牙时出血为特征；纤维化以牙龈肿胀增生为主。主要为刷牙或咬硬物时牙龈出血，可有龈沟溢脓，偶有牙龈局部痒、胀等不适感或有口腔异味。以红肿出血为主的牙龈炎症，表现为牙龈颜色、形态、质地的改变及探诊龈沟深度增加和牙龈出血。牙龈颜色可呈鲜红或暗红色，表面光亮；形态上龈缘变厚，龈乳头圆钝肥大，不再紧贴牙面，表面点彩消失；质地变得松软脆弱，缺乏弹性。上述病变一般局限于游离龈和龈乳头，以前牙为重，严重时可波及附着龈。临床探诊龈沟可加深达 3mm 或更多，但结合上皮附着（即龈沟底）位于釉牙骨质界的冠方，称假性牙周袋。探针轻触即出血但易止血。以纤维化为主的慢性龈炎，早期表现为牙龈肿大，病程较长后龈缘和龈乳头增生呈实质性增生肥大，质地较硬且有弹性，色泽变浅，出血减轻，曾被称增生性龈炎。

### （三）诊断

依据牙龈红肿，探诊出血，龈缘附近牙面有菌斑、牙石等刺激物，无临床附着丧失，影像学无牙槽骨吸收可诊断。

### （四）鉴别诊断

①早期的牙周炎：牙周炎有临床附着丧失和牙槽骨吸收影像。②伴白血病的龈炎：询问病史，观察出血特征，血液病患者出血倾向明显，有自发性出血，不易止血，牙龈多苍白肿胀伴溃

疡、淤点或红斑,而慢性龈炎很少有自发性出血,受刺激出血后一般能正常自行止血,实验室血液学检查有助于鉴别诊断。③药物性牙龈增生:药物性牙龈增生质地坚韧,除唇颊侧外,同时涉及舌腭侧牙龈,在增生与正常组织间界限清楚,有服药史。而以增生反应为主要表现的慢性龈炎牙龈肥大程度较轻,好发于前牙唇侧和龈乳头,有明显炎症和局部刺激因素存在,无服药史。

### (五)治疗

①首要原则是去除病因。通过洁治术彻底去除牙菌斑和牙石,去除其他致菌斑滞留及刺激因素。②酌情考虑配合局部用药。③对有全身性或环境性危险因素者,考虑采取针对性的措施,如治疗全身疾病、减轻精神压力、控烟等。④对牙龈炎症消退后牙龈形态不能恢复正常,影响健康、美观者,可行牙龈成形术恢复牙龈生理外形。⑤治疗后需定期复查和维护,保持疗效,防止复发。

### (六)预后

慢性龈炎是一种可复性疾病,及时适当的治疗可以治愈,牙龈的颜色、形态、质地及功能可完全恢复正常。尽管疗效理想,但维护不力,容易复发,若忽略治疗或治疗不当,可能会发展成为牙周炎。

### (七)预防

普及口腔卫生与口腔健康知识,学会正确的刷牙及牙线使用方法并坚持有效地实施以控制菌斑,是自我预防的最好方式,结合定期进行口腔检查和专业牙周护理,尤其在萌牙期、替牙期、正畸过程中的自我护理和专业护理,能有效预防牙龈炎。

## 三、青春期龈炎

青春期龈炎是一种受内分泌影响的龈炎。男、女均可患病,女性稍多于男性。

### (一)诊断要点

1.症状 患者通常在刷牙或者咬硬物时牙龈有出血症状。

2.体征 包括:①患者处于青春期前后;②好发于前牙唇侧龈缘和龈乳头,舌侧较少发生;③色泽暗红,质软;④牙龈炎症反应程度大于局部的刺激物所能引起的反应程度,并可出现牙龈增生;⑤可有正畸、错𬌗、不良习惯等因素。

3.检查 包括:①探诊出血;②龈沟加深形成龈袋,但附着水平无变化,无牙槽骨吸收。

### (二)治疗要点

(1)OHI。

(2)控制菌斑通过洁治术去除龈上牙石、菌斑等局部刺激因素,可配合局部药物治疗。

(3)纠正不良习惯。

(4)纠正正畸不良矫治器或不良修复体。

(5)对于病程长且牙龈增生的患者,可考虑行牙龈切除术。

(6)定期复查、维护。

## 四、妊娠期龈炎

妇女在妊娠期间,由于激素水平升高,原有的牙龈炎症加重,最后导致牙龈肿胀或龈瘤样改变,称为妊娠期龈炎。分娩后,病变减轻或者消退。

### (一)诊断要点

1.症状　患者通常在吮吸或者进食时牙龈有出血症状,无疼痛症状。

2.体征　包括:①可发生于个别牙或全口牙龈,以前牙区为重;②龈乳头和龈缘呈暗红或鲜红色,松软、光亮,有出血倾向,或有龈瘤样的临床表现;③患者好发于怀孕4～9个月。

3.检查　包括:①口腔检查可见菌斑等局部刺激物;②有龈袋形成。

### (二)治疗要点

(1)OHI。

(2)控制菌斑,去除一切局部刺激因素,动作要轻柔。

(3)对于分娩后不能自行退缩的龈瘤则需手术切除,对于体积比较大的妊娠期龈瘤,可考虑在妊娠期4～6月进行手术切除。

(4)定期复查、维护。

(5)此外,孕前及妊娠早期的慢性龈炎,需要及时治疗,并在整个妊娠期做好控制菌斑的工作。

## 五、牙龈瘤

牙龈瘤好发于龈乳头,它来源于牙龈和牙周膜的结缔组织,是一种炎症反应性瘤样增生物。它无肿瘤的结构和生物学特征,所以不是真性肿瘤,术后易复发。

### (一)诊断要点

1.症状　患者通常因出血或妨碍进食而就诊。

2.体征　包括:①好发于中青年,女性多于男性;②多发于单个牙的唇颊侧龈乳头;③呈椭圆形或圆球形,直径几毫米至2cm不等,表面可呈分叶状,有蒂或无蒂;④累及的牙齿可发生松动移位。

3.检查　X线片可见病变区有牙周膜间隙增宽及骨质吸收影。

4.临床分型　一般分为纤维型牙龈瘤、肉芽肿型牙龈瘤及血管型牙龈瘤。

### (二)治疗要点

(1)手术切除:需将瘤体及骨膜完全切除,并刮除相应区域的牙周膜,以防复发,术后创面予以牙周塞治。

(2)若复发,仍行上述方法手术切除。若次数较多,应将波及的牙齿拔除,防止复发。

## 六、药物性牙龈肥大

药物性牙龈肥大是由于长期服用某些药物,引起牙龈纤维性增生,导致体积增大。

## （一）诊断要点

1.症状　患者通常因妨碍进食或影响美观而就诊，多数无自觉症状，无疼痛。

2.体征　包括：①牙龈增生好发于前牙区，尤其是下前牙区；②牙龈组织颜色淡粉，质地坚韧，一般不易出血；③龈乳头呈小球状，继而龈乳头呈球状或结节状，向龈缘扩展盖住牙面，增生牙龈表面呈分叶状或桑葚状，严重时波及附着龈，将牙齿挤压移位，影响美观；④牙龈肿胀增生后菌斑易堆积，牙龈色深红或紫红，质地松软，边缘易出血。

3.检查　包括：①患者有全身病史，并有长期服用某些药物史，如抗癫痫药（苯妥英钠）、免疫抑制剂（环孢素）及钙离子通道阻滞剂（硝苯地平、维拉帕米）等；②由于牙龈肿大，龈沟加深，可形成假性牙周袋。

## （二）治疗要点

（1）去除局部刺激因素：通过洁治、刮治等方法去除局部刺激因素，消除滞留菌斑。

（2）停止使用或者更换引起牙龈肥大的药物，需与相关专科医师协商。

（3）局部药物治疗：3%过氧化氢液冲洗，必要时局部注入抗菌消炎药物。

（4）手术治疗：牙龈增生明显者经上述治疗后增生牙龈若未完全消退，可采用牙周手术治疗。

（5）口腔卫生宣教：指导患者严格控制菌斑，防止复发。

# 七、坏死性溃疡性龈炎

坏死性溃疡性龈炎（NUC）是发生于龈乳头及龈缘的炎症、坏死，多为急性发作，称为急性坏死性溃疡性龈炎（ANUG）。本病患处可检测出大量梭形杆菌及螺旋体。

## （一）诊断要点

1.症状　包括：①患者常自诉有明显疼痛感，或有牙齿胀痛感；②晨起发现枕头上有血迹，口中有血腥味，甚至自发出血；③重症者可有低热、疲乏等全身症状，部分可见下颌下淋巴结肿大。

2.体征　包括：①以龈乳头、龈缘坏死为特征病损，尤以下前牙多见；②个别龈乳头区可见坏死性溃疡；③龈乳头破坏后与龈缘连成一条直线，呈刀切状；④患处牙龈极易出血，可有自发性出血；⑤牙龈疼痛明显，伴有典型的腐败性口臭。

3.检查　包括：①去除坏死组织后，可见龈乳头颊、舌侧尚存，而中央凹下呈"火山口"状；②坏死区涂片可见大量的梭形杆菌及螺旋体。

## （二）治疗要点

（1）急性期去除局部坏死的组织，并初步去除大块龈上牙石。

（2）局部使用氧化剂，如3%过氧化氢溶液大量冲洗，去除局部坏死组织。

（3）全身药物治疗，如维生素C、蛋白质等支持治疗。严重者可使用抗厌氧菌药物，如甲硝唑等。

（4）OHI，以防复发。

(5)急性期过后的治疗原则同菌斑性龈炎,对原有的慢性龈炎进行治疗,去除局部刺激因素,对于牙龈外形异常,可考虑牙龈成形术。

## 八、龈乳头炎

龈乳头炎的病损局限于个别牙龈乳头,它是一种较为常见的急性或者慢性非特异性炎症。

### (一)诊断要点

1.症状　患者通常因接触或吮吸时出血而就诊,多数有自发性胀痛和触痛,有时可表现为自发痛和冷热刺激痛。

2.体征　龈乳头鲜红肿胀,易出血。

3.检查　包括:①可检查到刺激物,如食物嵌塞、邻面龋、充填体悬突、不良修复体边缘等,或有不正确剔牙、刺伤史;②可有自发痛及中度冷热刺激痛,可有轻度叩痛。

### (二)治疗要点

(1)去除局部刺激物。

(2)消除急性炎症:去除邻面的菌斑、软垢、牙石等可帮助消除或缓解急性炎症。

(3)局部使用药物:如3%过氧化氢溶液冲洗等。

(4)止痛:必要时局部封闭。

(5)去除病因:如治疗邻面龋,修改不良修复体等。口腔卫生指导,如正确使用牙线等。

(6)急性炎症控制后,治疗原有龈炎。

# 第二节　牙周炎

## 一、慢性牙周炎

慢性牙周炎(CP)是一种由菌斑微生物引起的感染性疾病,导致牙周组织的炎症、进行性附着丧失和骨丧失。其特点为牙周袋形成和牙槽骨的吸收。慢性牙周炎是最常见的一种牙周炎,部分慢性龈炎若未得到及时治疗,炎症向牙周组织深部扩散,将会发展为慢性牙周炎。早期无明显自觉症状易被忽略,有症状时则已严重,因而需仔细检查和诊断,以免贻误治疗。

### (一)诊断要点

1.症状　多见于成年人,起病缓慢,初期无明显不适,可有牙龈出血或异味。

2.体征　包括:①牙龈颜色鲜红或暗红,质地松软,可有不同程度肿大或增生,探之易出血甚至流脓;②有明显的菌斑、牙石等局部刺激因素,且与牙周组织的炎症和破坏程度比较一致;③晚期伴发病变,如牙松动、移位,牙龈退缩、牙根敏感、牙周脓肿、逆行性牙髓炎、继发性𬌗创伤等。

3.检查　可探及牙周袋及附着丧失。

4.其他　根据病变发展程度分为轻、中、重三度:①轻度:牙周袋≤4mm,附着丧失为1～

2mm,牙龈有炎症,探之出血,X线片示牙槽骨吸收不超过根长的 1/3;②中度:牙周袋≤6mm,附着丧失为 3～4mm,牙龈有炎症,牙齿轻微松动,多根牙可有轻度根分叉病变,X线片示牙槽骨水平或角形吸收至根长的 1/3～1/2;③牙周袋>6mm,附着丧失为≥5mm,牙齿多有松动,多根牙伴有根分叉病变,甚至可发生牙周脓肿,X线片示牙槽骨吸收超过根长的 1/2～2/3。

## (二)治疗要点

1.清除菌斑,控制感染　通过机械方法如洁治、刮治、根面平整术去除牙石及菌斑;消除或纠正促进菌斑堆积的因素,如不良修复体、牙齿解剖异常等。

2.全身治疗　适当的应用抗菌药物,对有全身疾病者需同时控制全身疾病,对吸烟者劝其戒烟。

3.牙周手术　利用手术直视下彻底去除牙石及不健康肉芽组织,改善牙周组织生理外形,促进牙周组织再生。

4.建立平衡咬合关系　通过松牙结扎、夹板固定、选磨等方法去除原发性或继发性𬌗创伤。

5.拔除患牙　对过于松动或有深牙周袋,无保留价值者应尽早拔除,拔牙后最好制作临时修复体以保持咀嚼功能及达到美观的效果。

6.维护疗效,防止复发　根据患者病情和自我菌斑控制的能力来定期复查维护,对新发病情及时治疗。

# 二、侵袭性牙周炎

临床可见一类牙周炎发生于全身健康的年轻人,其临床表现和实验室显示明显有别于慢性牙周炎,且病变进展快,有家族聚集性,称为侵袭性牙周炎(AgP),以伴放线聚集杆菌为主要致病菌的微生物感染及机体防御力缺陷可能是引起侵袭性牙周炎的两方面主要因素,根据患牙的分布可将侵袭性牙周炎分为局限型(LAgP)和广泛型(GAgP)两大类。

## (一)诊断要点

1.临床特点

(1)牙周组织破坏进展快:AgP 的主要特点即快速的附着丧失及骨吸收,有患者 20 岁左右已有牙齿脱落或需拔牙。

(2)性别与年龄:女性较多,青春期前后发病,广泛型患者年龄稍大于局限型,也有发生于30 岁以上者。

(3)口腔卫生情况:局限型牙周组织破坏程度常与刺激物量不成比例,牙龈炎症轻微却有深牙周袋;广泛型菌斑和牙石量因人而异,牙龈有明显炎症,颜色鲜红,探之易出血或溢脓,晚期可发生牙周脓肿。

(4)好发牙位:局限型常累及第一恒磨牙和切牙,左右对称,X线片示前牙区牙槽骨水平吸收,后牙区牙槽骨垂直吸收,形成典型的"弧形吸收";广泛型可累及切牙和第一磨牙以外的恒牙至少 3 颗,常累及大多数牙。

(5)家族聚集性:家族中多人患病,但并非每位患者都有家族病史。

(6)全身情况：一般全身健康，但部分患者有单核细胞或中性粒细胞功能缺陷。

2.其他　早期诊断及治疗有利于控制病情，有条件时可做微生物检查，诊断时应先排除明显的局部和全身因素，如是否有殆创伤、不正规正畸治疗、不良修复体、牙髓根尖周病、糖尿病、HIV感染等全身性疾病。

## （二）治疗要点

1.尽早治疗，消除感染　本病常导致患者早年失牙，故需早期治疗，基础治疗如洁治、刮治和根面平整等必不可少，有时还需翻瓣术等彻底清创。

2.应用抗菌药物　全身服用药物如四环素、多西环素（强力霉素）作为辅助疗法，近年也主张龈下刮治后口服甲硝唑和阿莫西林（羟氨苄青霉素）；有针对性地选用药物，在根面平整后，于深牙周袋内放置缓释抗菌药物如甲硝唑、米诺环素（二甲胺四环素）、氯己定等，可减少龈下菌斑定植，防止复发。

3.调整机体防御功能　积极治疗全身疾病，努力发现有无宿主防御缺陷或其他全身因素；对吸烟患者劝其戒烟。

4.正畸治疗　控制炎症后，可用正畸方法排齐有保留价值的移位患牙。

5.定期维护，防止复发　侵袭性牙周炎更需强调维护治疗阶段，定期地复查、复治以防止病情的复发。

# 三、坏死溃疡性牙周炎（NUP）

以牙龈和龈乳头坏死、溃疡、牙周附着及牙槽骨丧失为特征的疾病。1989年世界临床牙周病学研讨会上首次提出坏死溃疡性牙周炎这一概念，强调坏死溃疡性牙周炎是一个相对独立的疾病。但是随后也有观点认为这种疾病可能是由坏死溃疡性龈炎向牙周组织发展所致，即病变进一步发展导致牙周附着和牙槽骨的丧失。然而，没有明确的证据支持两者之间存在因果关系。因此1999年又将这两种疾病归为坏死溃疡性牙周疾病的亚分类，认为二者是严重牙周疾病的两种不同状态。NUP患者多数存在免疫功能损坏，即NUP患者多存HIV检测阳性或罹患获得性免疫缺陷综合征。HIV阳性患者的NUP进展速度要比未感染HIV者快，破坏更加严重，更易出现并发症。

## （一）病因与发病机制

病因不明确。其并不单独由病原菌引起，一些宿主的易感因素在疾病的发生过程中也可能起着重要作用，包括口腔卫生条件较差、罹患牙周疾病、吸烟、病毒感染、免疫破坏、心理压力和营养不良等。坏死溃疡性龈炎和坏死溃疡性牙周炎之间有许多相似之处。

1.微生物作用　坏死溃疡性牙周炎经常伴随着获得性免疫缺陷综合征的诊断，因此对坏死溃疡性牙周炎致病菌的研究多局限于HIV阳性和获得性免疫缺陷综合征患者。研究发现，与HIV阴性患者相比，阳性者病变处可见较多的念珠菌、伴放线聚集杆菌、中间普氏菌、牙龈卟啉单胞菌、具核梭杆菌和弯曲肠杆菌。因此认为坏死溃疡性牙周炎的病变并不同于坏死溃疡性龈炎，而是慢性牙周炎在免疫破坏患者中恶化的表现。然而也有研究认为HIV阳性的坏死溃疡性牙周炎患者的微生物组成与坏死溃疡性龈炎相似，都可发现大量的螺旋体和梭杆菌。

研究认为螺旋体、疱疹病毒、念珠菌和 HIV 是 HIV 血清阳性患者坏死溃疡性牙周炎的潜在致病因素。

2.机体免疫功能不全 免疫功能遭受破坏或抑制的患者更易发生坏死溃疡性牙周炎,特别是 HIV 阳性和获得性免疫缺陷综合征患者。也有研究发现,中性粒细胞功能不全也是该病的易感因素。

3.心理压力 有许多研究评价了坏死溃疡性龈炎与心理压力的关系。患者可能有严重的焦虑、抑郁以及近期出现生活或工作的重大变故等。其机制仍不明确,可能是由于上述各种因素通过上调皮质醇激素水平,对免疫系统产生抑制作用而致病。

4.营养不良 两者关系的直接证据是来自对营养不良儿童和坏死性疾病的描述。在不发达国家或贫困地区,严重营养不良的儿童,可出现类似于坏死溃疡性龈炎但又向坏疽性口炎发展的病变。可能的解释是,严重营养不良导致宿主对感染和坏死性疾病的抵抗力下降。已有研究表明,营养不良患者宿主防御功能受损,这其中包括吞噬作用、细胞介导的免疫功能下降,补体、抗体和细胞因子的产生减少等。细胞和组织营养物质的消耗,引起免疫抑制和疾病的易感性增加。由此推断,营养不良可以使机体的机会性感染增加或加重已存在的口腔感染。

## (二)临床表现

坏死溃疡性牙周炎的临床表现与坏死溃疡性龈炎相似,表现为龈缘和牙龈乳头的坏死和溃疡,上覆有黄白色的坏死物或假膜,龈缘呈鲜红色,通常在没有刺激的情况下,即可出现明显的疼痛和出血。坏死溃疡性牙周炎最显著的临床特征是牙周附着及牙槽骨丧失,牙槽间隔中央凹陷,呈火山口样破坏。重度的坏死溃疡性牙周炎引起严重的牙槽骨丧失、牙松动,最终导致牙脱落。除此之外,患者还可能出现口臭、发热、全身不适或者淋巴结肿大等症状。

## (三)辅助检查

牙周袋内的细菌培养可见大量的具核梭杆菌和螺旋体。由于坏死溃疡性牙周炎通常伴有获得性免疫缺陷综合征的诊断,患者的血清 HIV 阳性也可以协助诊断。影像学检查见严重的牙槽骨破坏。

## (四)诊断与鉴别诊断

依据患者龈缘和龈乳头的坏死和溃疡、牙龈疼痛、极易出血、牙周附着丧失和牙槽骨破坏等特征,即可诊断为坏死溃疡性牙周炎。血清 HIV 阳性可协助诊断。HIV 阳性的坏死溃疡性牙周炎患者还可能出现牙龈线形红斑。另外,病变区的活组织检查可见表层坏死物下螺旋体大量聚集的细菌区,其下为中性粒细胞浸润区,还可能观察到酵母菌和疱疹样病毒。活检有助于与其他伴有牙龈坏死溃疡的黏膜疾病进行鉴别。

## (五)治疗

包括局部治疗、全身治疗及行为治疗。

1.局部治疗 ①机械治疗:可按常规进行牙周治疗,如清除牙石和牙菌斑;急性期应首先轻轻去除牙龈乳头和龈缘的坏死组织,并初步去除大块的龈上牙石。②药物治疗:1%～3%过氧化氢溶液局部擦拭、冲洗和反复含漱,有助于去除残余的坏死组织;还可使用 0.12%～0.2%

的氯己定含漱液；也可以在局部清洁后，使用抗菌制剂。

2.全身治疗　①给予维生素 C、蛋白质等支持治疗。②重症者全身给予抗菌药物，首选甲硝唑。也可结合药敏试验，选择合适的抗菌药物。③对全身促进因素进行纠正和治疗，如免疫功能调节治疗、纠正营养不良等。

3.行为治疗　①吸烟可能是坏死溃疡性牙周炎的危险因素，因此戒烟应是疾病防治的重要方面。②加强口腔卫生，保持口腔清洁。

# 四、反映全身疾病的牙周炎

伴有全身疾病的、有严重而迅速的牙周破坏的牙周炎。是牙周炎中特殊的类型，即由于全身疾病的存在，导致了病程及预后改变的牙周炎。同时，它强调牙周炎是全身疾病的突出表征之一，而不仅仅是"相伴"。在 1989 年制订的牙周炎分类中，有一项伴有全身疾病的牙周炎，该名称强调了全身疾病导致了牙周炎病程的改变，仅仅强调了相伴。1999 年的分类法基本保留了此分类法，但将名称改为反映全身疾病的牙周炎，这个改动不仅说明了全身疾病对牙周炎的影响，同时也更强调了牙周炎是某些全身疾病的临床表现的一部分。该疾病分类包括 1989 年分类中的青春前期牙周炎。

## （一）病因与发病机制

主要由于全身疾病的改变降低了对牙周致病菌的抵抗，从而导致了牙周炎易感性的增加。包括以下几点：①免疫缺陷或者免疫功能降低：某些全身疾病导致机体免疫功能缺陷，或者免疫力降低，从而影响了机体对牙周致病菌的抵抗力，导致牙周炎的易感性增加，牙周炎进展迅速、病情严重。这些全身疾病包括白细胞黏附功能缺陷、先天性原发性免疫缺陷、周期性白细胞减少症、慢性中性粒细胞缺陷、掌跖角化-牙周破坏综合征、低磷酸酯血症等。②糖尿病：见糖尿病性牙周炎。③药物影响：某些药物也会影响牙周炎的进程。如粒细胞缺乏症中，50% 发病者有用药史。与粒细胞减少有关的药物有镇痛药、吩噻嗪类、磺胺类、抗甲状腺素药、抗癫痫药、抗菌药物、咪唑类等。这些药物可以导致粒细胞在骨髓的产生减少或者外周中性粒细胞的破坏增加，从而导致机体免疫功能降低，加速牙周破坏。

## （二）临床表现

通常表现为迅速且严重的牙周破坏，同时伴有全身系统疾病。主要表现：①与年龄和菌斑刺激物的量不相称的迅速且严重的牙周破坏。掌跖角化-牙周破坏综合征的患者，可出现乳牙列和恒牙列的严重牙周破坏，如不控制，患者可在 10 岁时恒牙自动脱落。伴有糖尿病的牙周炎患者更易出现牙周炎的并发症，尤其是血糖控制不佳的患者，易发生牙周脓肿。伴有获得性免疫缺陷综合征的牙周炎患者所发生的坏死溃疡性牙周炎骨吸收和牙周附着丧失特别重，有时甚至有死骨成形，但牙龈指数和菌斑指数并不一定相应地增高。因此，当牙周破坏的程度与患者年龄和菌斑刺激物的量明显不相称时，应考虑反映全身疾病的牙周炎，寻找其全身背景。②伴有全身疾病的特征性表现：反映全身疾病的牙周炎，同时应伴有全身疾病的特征性表现。如掌跖角化-牙周破坏综合征的患者，通常伴有手掌、脚掌等部位皮肤的过度角化、皲裂和脱屑等。21-三体综合征患者伴发育迟缓和智力低下。家族性和周期性白细胞缺乏症的患者在婴幼儿期就开始反复出现发热、食欲缺乏、咽炎、细菌感染等症状。获得性免疫缺陷综合征患者还存在免疫力低下的其他症状。③辅助检查：可显示较为严重的牙槽骨破坏。实验室检查不同的全身疾病结果不同。如白细胞的数目和功能异常提示相应血液系统疾病的存在，血糖的异常提示糖尿病的存在，HIV 抗体阳性提示获得性免疫缺陷综合征的存在。

### （三）诊断与鉴别诊断

根据病史、临床表现及检查可做出诊断。尤其是患者的牙周破坏程度与口腔卫生状况和年龄极度不相称时，应警惕其存在。另外，应根据各类全身疾病的特征性临床表现及实验室检查进一步排查。

### （四）治疗

根据患者的全身情况和易感程度制订合理的牙周治疗计划。在全身情况允许的条件下，对已存在的牙周病应积极治疗，尽量消除牙周感染，并教会患者认真控制菌斑。对于可疑为病灶的牙治疗不宜过于保守，必要时可拔除患牙。对一些高危患者（如有风湿性心脏病、糖尿病、肾病等）在做复杂的牙科检查和治疗前，应预防性应用抗生素，以防暂时性菌血症，手术操作应轻柔以减少创面和创伤等。同时，应该积极治疗存在的全身疾病，及时请其他相关专科医师会诊，如糖尿病患者要积极控制血糖，粒细胞缺乏症应请血液病专家提出治疗方案等。

## 五、糖尿病性牙周炎

糖尿病是一组以高血糖为特征的代谢性疾病。糖尿病是牙周破坏的促进因素，但不是始动因素，也就是说，单纯的糖尿病不会导致牙周炎。在原有牙周破坏的基础上，由于患糖尿病时小血管和大血管病变、免疫力低下、中性粒细胞功能低下、胶原分解增多而合成减少，使牙周组织对局部致病因子的抵抗力下降，从而出现牙周组织破坏加重、加速。

糖尿病和牙周病有着密切的双向关系，即糖尿病会加速牙周病的进展，牙周病也会影响糖尿病的血糖控制。临床对照研究结果表明，2 型糖尿病是仅次于年龄、牙石的第 3 位牙周炎危险因素。在局部刺激因素相似的情况下，糖尿病患者的牙周病发生率及严重程度均高于无糖尿病者，鉴于糖尿病患者牙周病发生的普遍性，有学者提出将牙周病列为糖尿病的第 6 种并发症。血糖控制后，牙周炎的情况会有所好转，这说明糖尿病对牙周病有影响。另一方面，彻底有效的牙周治疗不仅使牙周病病变减轻，还可使糖尿病患者的糖化血红蛋白水平显著降低，胰岛素用量可减少，这也证实了牙周病对糖尿病的影响。因此，牙周病和糖尿病是相互影响的双向关系。

### （一）病因与发病机制

炎症在 2 型糖尿病中的作用已经得到广泛研究和认同。一方面，牙周炎可致局部炎症因子的产生，局部炎症可导致胰岛素抵抗，而胰岛素抵抗是 2 型糖尿病的主要原因；另一方面，糖尿病患者的高血糖状态使机体炎症介质表达和分泌增强，提高了机体对细菌感染的敏感性，导致更严重的炎性反应。

### （二）临床表现

伴有糖尿病的牙周炎患者易出现牙龈缘红肿呈肉芽状增生（如牙龈肥大、无蒂或有蒂的牙龈息肉),深牙周袋,牙槽骨快速破坏,反复发生的急性多发性牙周脓肿,甚至牙脱落。

### (三)诊断

根据糖尿病病史和牙周临床检查结果即可诊断。

### (四)治疗

血糖水平与其牙龈炎症的程度和牙周破坏的程度相关,对于伴糖尿病的牙周病患者必须有效地控制血糖才能消除或减少糖尿病对牙周病的影响。如果已知患者患有糖尿病,在开始牙周治疗前必须了解其血糖水平,可通过测量餐前血糖、餐后血糖和糖化血红蛋白(HbA1c)来了解血糖的控制情况。HbA1c 反映的是测量前 6~8 周的血糖水平,如果 HbA1c<8%,说明血糖控制良好,可按常规施以牙周治疗,但应给患者饮食建议,以使牙周治疗前后及治疗过程中维持血糖平稳。就诊尽量安排在上午(早餐及服药后 1.5 小时),治疗过程中要观察有无低血糖出现,还应减轻其疼痛及紧张心情,因为内源性肾上腺素的分泌可能增加对胰岛素的需求。如果血糖控制差,又必须进行手术治疗,应预防性给予抗感染药。对于糖代谢控制不佳或有严重并发症(如肾病)的患者,一般只进行应急的牙周治疗,同时给予抗生素以控制感染。使用胰岛素的糖尿病患者牙周治疗过程中可能发生低血糖。若出现低血糖症,可采取以下措施:轻度到中度患者口服果汁或蔗糖,或进食糖果等;重度患者静脉注射 50% 葡萄糖,继以 5%~10% 葡萄糖静脉注射,与糖尿病专科医生一起拟订治疗计划。对此类患者应强调牙菌斑控制及定期复查,以维持疗效。

# 第三节　牙周炎伴发疾病

## 一、牙周牙髓联合病变

一颗牙同时存在牙周病损和牙髓病损,并且病变互相融合连通的疾病。感染可来源于牙髓,也可来源于牙周,或二者独立发生,但是,二者是融合连通的。

### (一)发病机制

牙周炎和牙髓根尖周病的发病因素和病理过程虽不完全相同,但都是以厌氧菌为主的混合感染,再加上两者存在许多交通,因此两者的感染和病变可以相互影响和扩散,导致联合病变的发生。牙周组织与牙髓组织之间存在的交通途径有:①根尖孔:是牙周组织和牙髓组织的重要通道,血管、神经和淋巴管通过根尖孔相互通连,是炎症互相扩散的重要途径。②根管侧支:部分牙存在根管侧支,即牙根侧壁上的交通支,其中在近根尖 1/3 处最多,故当牙周袋深达根尖 1/3 处时,牙髓受影响的机会就大大增加。另外,20%~60% 的多根牙在根分叉区也有侧支(或称副根管),所以感染牙髓也可以通过髓室底处的侧支根管扩散到根分叉区。③牙本质小管:正常情况下牙根表面有牙骨质覆盖牙本质,但有 10%~18% 的牙在牙颈部无牙骨质覆盖,牙本质直接暴露,在前牙更可高达 25%。此外,牙颈部的牙骨质通常很薄,在牙周刮治时很容易被刮除,或由于牙龈退缩,薄层的牙骨质被磨除,使下方的牙本质暴露。菌斑生物膜中细菌的毒性产物、感染或坏死的牙髓组织、牙周和牙髓治疗中使用的药物等可通过上述暴露的小管双向渗透,互相影响。④其他:如上颌前牙的腭侧畸形沟、牙骨质发育不良、牙根外吸收、根折裂等。

### (二)临床类型

包括以下情况。

1.牙髓根尖周病变引起的牙周病变 ①最常见的影响是根尖周感染急性发作形成脓肿,脓液沿阻力较小的途径向牙周组织排出,如沿牙周膜间隙向龈沟排脓,迅速形成单一的、窄而深达根尖的牙周袋;或穿通牙槽骨到达骨膜下,掀起软组织向龈沟排脓。其临床特点:患牙多为死髓牙,根尖周病引起的急性炎症在短期内形成深牙周袋排脓;患牙无明显的牙槽嵴吸收;邻牙一般无严重的牙周炎。②牙髓治疗过程中或治疗后造成牙周病变,如根管治疗过程中根管壁侧穿或髓室底穿通、髓腔或根管内封入烈性药物或充填材料超出根尖孔等,均可导致牙周组织损伤;根管治疗后,有些牙可能发生牙根纵裂。牙根纵裂有不少发生在活髓牙。临床特点:患牙有钝痛、咬合痛、局限的深牙周袋,活髓牙的根纵裂可见到典型的根管影像增宽,还可反复发生牙周脓肿,出现窦道。

共同特点是:①牙髓无活力,或活力异常。②牙周破坏较为局限,邻牙的牙周基本正常或病变轻微。③与根尖病变相连的牙周骨质破坏,X线片显示根尖周骨质稀疏、破坏,在根尖方向吸收较为严重,而向冠方则较轻,呈烧瓶形。

2.牙周病变引起的牙髓病变 ①逆行性牙髓炎在临床较常见。由于深牙周袋内的细菌、毒素通过根尖孔或根尖1/3处的根管侧支进入牙髓,先引起根尖孔附近的牙髓充血和发炎,此后,若机体免疫力下降或受到激惹,局限的慢性牙髓炎可急性发作,表现为典型的急性牙髓炎。检查时可见患牙有深达根尖区的牙周袋或严重的牙龈退缩,牙一般松动度达Ⅱ度以上。牙髓有明显的激发痛等。②长期存在的牙周病变,袋内的毒素可对牙髓造成慢性、小量的刺激,轻者可导致修复性牙本质的形成,重者或持久后可引起牙髓的慢性炎症、变性、钙化甚至坏死。这些牙可能一时尚未表现出牙髓症状,但实际上已经发生病变。③牙周治疗对牙髓也有一定的影响。刮治和根面平整时,将牙根表面的牙骨质刮去,常使牙本质暴露,造成根面敏感和牙髓的反应性改变。牙周袋内的细菌及坏死组织或根面的用药均可通过根管侧支或牙本质小管刺激牙髓,但一般情况下,牙髓的反应常较局限且为慢性,常无明显症状。

3.牙周病变与牙髓病变并存 发生于同一牙上各自独立的牙髓和牙周病变。当病变发展到严重阶段时,二者可相互融合和影响。

### (三)诊断

正确诊断牙周牙髓联合病变须依据病史及临床检查,不同类型具有不同的临床特点,还可结合特殊检查如X线片、牙髓电活力测验、激光多普勒流量计、脉冲血氧计、磁共振成像等。其中牙髓电活力测验的结果只能作为参考,不一定能真实反映牙髓的活力状态,激光多普勒流量计、脉冲血氧计、磁共振成像虽能较准确地判断牙髓的状态,但是费用较贵且费时,难以在临床上推广。

## （四）综合治疗

牙周组织和牙髓组织关系密切,在组织发生学方面均来源于中胚叶或外中胚叶,在解剖学方面又互相沟通。牙周炎和牙髓根尖周病的发病因素和病理过程虽然不尽相同,但都是以厌氧菌为主的混合感染,而且两者的感染和病变可以相互影响和扩散,导致联合病变的发生。牙周牙髓联合病变在临床上并不少见,通过根尖孔、侧支根管和牙本质小管,它们可以相互影响。两种疾病并存将使诊断和治疗计划复杂化,并影响治疗计划的实施。

1.牙周牙髓疾病的影响方式

(1)牙髓病变对牙周组织的影响:当牙髓组织有活力时,即使其出现明显的炎症也对牙周组织没有或有极小影响。一旦牙髓坏死,则可能在根尖、分叉或在牙根的任一点上产生骨吸收并形成放射性阴影。

牙髓病变可以导致急性根尖周炎或脓肿,或慢性的根尖周病变(囊肿或肉芽肿);或与侧副根管有关的病变。病变可以局限,也可扩散直至破坏更多的根周组织与牙周病变相连续。

(2)牙周病变对牙髓组织的影响:目前,牙周炎和牙髓病变之间的确切关系尚有待证实。人们推测细菌和牙周炎的炎性产物可能通过侧支根管、根尖孔或牙本质小管进入牙髓。这和坏死牙髓影响牙周膜的过程相反,引起的牙髓感染称为逆行性牙髓炎。

2.牙周牙髓联合病变的临床特点及治疗原则　疾病的来源、性质和累及范围不同,因此要根据病变的存在与否、病变的性质和累及范围确定合适的处理方法。

(1)牙髓根尖周病引起牙周病变:生活状态的牙髓炎症、无菌状态的牙髓坏死不易引起明显的牙周破坏。但感染性的牙髓坏死,其细菌毒素及代谢产物可通过根尖孔或侧支根管等引起根尖周病变或根分叉感染。

最为常见的类型是根尖周感染急性发作时形成牙槽脓肿,脓液沿阻力较小的途径向牙周组织排出。另外,在牙髓治疗过程中或治疗后造成的牙周病变也不少见,如根管壁侧穿、髓室底穿通、髓腔或根管内封入的烈性药物(如砷制剂、塑化液、干髓剂等),均可能通过根分叉或侧支根管影响牙周组织。

此类型的特点有:牙髓无活力或活力异常;牙周袋和根分叉病变局限于个别牙或牙的局限部位;与根尖病变相连的牙周骨质破坏,典型的呈烧瓶形;邻牙的牙周组织基本正常或病变轻微。

此型预后良好,患牙若能得到及时有效的牙髓治疗,除去感染源,则牙周病损能很快愈合;但如果根尖周病未得到及时有效的治疗,或者根管侧壁穿、髓底穿等不能完善修复的,则牙周排脓处有牙龈上皮向根方增殖形成袋上皮,并有菌斑长入龈下,牙周炎病变长期成立,很难获得满意的治疗效果。

对于此型患牙的治疗原则如下:病程短者,单纯进行牙髓治疗,牙周病损可自行愈合;病程长者,先清除作为感染源的病变牙髓,接着进行牙周感染的治疗,最后再进行完善的根管充填。观察数月至半年,若数月后根周骨质仍无修复,或牙周袋仍深且炎症不能控制,可行进一步的牙周治疗如翻瓣术等。

(2)牙周病变引起牙髓病变:深牙周袋内的细菌、毒素通过根尖孔或根尖1/3处的侧支根管进入牙髓,可以引起根尖区的牙髓充血和发炎,局限的慢性牙髓炎可急性发作而表现为典型的急性牙髓炎。同时,牙周袋内毒素的长期刺激,也可造成牙髓的慢性炎症、变性、钙化甚至坏死。另外,牙周治疗时,如根面刮治和平整时,往往造成牙本质的暴露,造成根面敏感和牙髓的反应性改变。

此类型的患牙常常有深达根尖区的牙周袋或严重的牙龈退缩,牙齿松动。牙髓有明显的激发痛或者牙髓活力表现为迟钝甚至无反应。

此型患牙的治疗原则如下:患牙就诊时有深牙周袋,但牙髓尚有较好活力,可先行牙周基础治疗甚至手术治疗;对于病程长且反复急性发作、袋深、根分叉受累的患牙,除了进行完善的牙周治疗,还应该注意进行牙髓活力检查。对牙周袋较深而牙髓活力迟钝甚至坏死的患牙,宜同时作牙髓治疗,这有利于牙周病变的愈合。

此型患牙的预后主要取决于该牙牙周病变的程度和牙周病治疗的效果。如果牙周袋能消除或变浅,完善的牙髓治疗结合牙周病治疗后,病变能得到控制。但如牙周病变严重,不易彻底控制炎症的,往往预后较差,可考虑拔牙。

(3)牙周病变与牙髓病并存:这是真正的牙周牙髓联合病变,指两者同时发生于同一个牙齿,各自为独立疾病,但当病变发展到一定阶段时,两者可相互融合和影响。

此型患牙具有牙周病和牙髓病两种病变的特征,使得诊断、治疗程序更为复杂。在诊断过程中,要注意牙髓活力、拍片了解有无根尖周病变的存在及骨组织丧失的程度、仔细地探诊证实有无牙周袋的存在及其形态学特征。

此型病变的预后同样取决于牙周附着丧失的程度。如果有严重的附着丧失,即便能彻底完善地进行髓病治疗,预后也较差。

不管是何种类型的牙周牙髓联合病变,都应该首先查清病源,以确定治疗的主次。在不能确定的情况下,死髓牙先作牙髓治疗,配合牙周治疗;活髓牙则应先作系统的牙周治疗和调合,若疗效不佳,再视情况行牙髓治疗。

## 二、根分叉病变

牙周炎发展到较重的程度后,病变波及多根牙的根分叉区,在该处出现牙周袋、牙周附着丧失和牙槽骨破坏的疾病。是牙周炎的伴发病变之一。任何类型的牙周炎都有可能发生根分叉病变。根分叉病变在下颌第一磨牙的发生率最高,上颌前磨牙最低。发生率随年龄增长而上升。

### (一)病因

有以下几方面。

1.牙菌斑　是根分叉病变的主要病因。根分叉区病变一旦形成而使根分叉暴露时,该处的牙菌斑和牙石则难以清除,将使病变加速或加重。

2.殆创伤　根分叉区对殆力比较敏感,是咬合应力集中的部位。当牙龈处于炎症状态时,殆创伤作为协同破坏因素会加速组织的破坏,常造成凹坑状或垂直型骨吸收。尤其是病变只局限于一颗牙或单一牙根时,更应考虑殆创伤的因素。

3.牙根的解剖形态　①根柱:根柱比较短的牙,根分叉的分叉口离牙颈部近,一旦发生牙周炎,较易发生根分叉病变;而根柱长者则不易发生根分叉病变,但一旦发生则治疗较困难。②根分叉:分叉口处的宽度及分叉角度:根分叉角度和分叉口处的宽度越小,刮治器越难以进入分叉区内,病变就越难控制。③根面的外形:上颌磨牙的近中颊根和下颌磨牙的近中根均为扁根,近根分叉的一面常有犁沟状的凹陷,此凹陷利于菌斑滞留,容易诱发根分叉病变。且一旦发生根分叉病变,凹陷处较难治疗和清洁。

4.牙颈部的釉质突起　釉质突起在多根牙中多见于磨牙的颊面,釉质突起伸进分叉区甚至到达根分叉顶部,该处无牙周膜附着,仅有结合上皮,故在牙龈有炎症时,易形成牙周袋。

5.磨牙牙髓的感染和炎症　当磨牙存在牙髓感染时,炎症可通过髓室底处的副根管扩散到根分叉区,造成该处骨吸收和牙周袋。

## (二)临床表现

根分叉发生病变后,根分叉区可直接暴露于口腔中,也可被牙周袋袋壁遮盖,需凭探诊和X线片来确定。除了用牙周探针探查该处的牙周袋深度外,还需从水平方向探查根分叉区病变的程度,根分叉病变分为以下4度。

1.Ⅰ度　属于病变早期。分叉区内的骨质吸收很轻微,在X线片上看不到改变。虽然从牙周袋内已能探到根分叉的外形,但尚不能水平探入分叉内,牙周袋属于骨上袋。由于骨质吸收轻微,通常主要靠临床探诊发现。

2.Ⅱ度　在多根牙的一个或一个以上的根分叉区内已有骨吸收,但因为分叉区内尚有未吸收的牙槽骨和牙周膜,使病变没有与对侧相通。用牙周探针可从水平方向部分地进入分叉区内。X线片一般仅显示分叉区局限的牙周膜间隙增宽,或骨质密度有小范围的降低。

3.Ⅲ度　根分叉区内的牙槽骨全部吸收,形成"贯通性"病变,探针能水平探入分叉区与另一侧相通,但它仍被牙龈组织(牙周袋袋壁)覆盖而未直接暴露于口腔。X线片中下颌磨牙的Ⅲ度病变可见完全的透影区,但有时也会因牙根互相靠近或与外斜线的重叠而使病变不明显,上颌磨牙的病变则易与腭根影像重叠而不明显。

4.Ⅳ度　最严重的一型,根间骨隔完全破坏,牙龈退缩使病变的根分叉区完全暴露于口腔中。X线片所见类似Ⅲ度病变。

下颌磨牙的颊、舌侧根分叉及上颌磨牙的颊侧根分叉一般较易探查,但上颌磨牙邻面的根分叉病变较难探测,可用弯探针从腭侧进入,分别探测近中及远中根分叉。由于邻牙的干扰以及上颌磨牙腭根影像重叠的影响,X线片只能用来辅助判断。由于投照角度、组织影像重叠以及骨质破坏形态的复杂性,通常X线片所见的病变总是比实际要轻。

根分叉区容易存积菌斑,故该处的牙周袋常有明显的炎症或溢脓,但有时表面似乎正常,而袋内壁却有炎症,探诊后出血,提示深部存在炎症。早期病变的牙不松动,晚期则可出现牙松动。当治疗不彻底或其他原因使袋内渗出物引流不畅时,易发生急性牙周脓肿。

## (三)治疗

与单根牙病变处理基本一致。

1.治疗目标

(1)去除根分叉病变区内牙根面的牙石及菌斑,控制局部炎症。

(2)采用手术方法形成利于自我菌斑控制和维持疗效的局部解剖外形。

(3)争取一定程度的牙周组织新附着。

2.治疗方案选择　临床上根据 Glickman 分度法制订。

(1)Ⅰ度:牙周袋一般不深,且为骨上袋,若根分叉相应处牙槽骨外形尚佳,则仅做龈下刮治。若牙周袋较深,应于基础治疗后,行翻瓣手术。并消除其他局部刺激因素,如不良修复体、龋洞、殆创伤等。

(2)Ⅱ度:依据骨破坏程度、牙周袋深度以及是否存在牙龈退缩等条件,选用如下治疗方法。

①促使骨质新生以修复病损:对骨质破坏不太多,根柱较长,牙龈能充分覆盖根分叉开口处的下颌磨牙Ⅱ度病变,可以实施引导性牙周组织再生手术。此法也可适用于上颌磨牙的颊侧病变,其目的是获得根分叉处的牙周组织再生。

②暴露分叉区:对于根分叉区骨破坏较多,牙龈有退缩,术后难以完全覆盖分叉区者,可做根向复位瓣手术和骨成形术。一般不宜只做牙周袋切除术,因为会使该区的附着龈变窄,而且切除后牙龈因保持生物学宽度而仍易重新长高,使牙周袋复发而再度覆盖根分叉区。

(3)Ⅲ度和Ⅳ度病变:治疗目的是使根分叉区充分暴露,以利菌斑控制。颊侧牙周袋若有足够宽的附着龈,可行袋壁切除术;若附着龈较窄,则应行翻瓣术。

(4)其他情况:多根牙不同根,其病变情况不同,则可选择截根术、分根术或牙半切除术等,使根分叉病变患牙得以保存并长期行使功能。

# 三、牙周脓肿

牙周炎发展过程中,在牙周袋壁或深部牙周结缔组织中出现的局限性化脓性炎症。是牙周炎晚期较常见的伴发症状。

## (一)病因

①深牙周袋内壁的化脓性炎症向深部结缔组织扩展,但脓液无法向袋内排出,可形成袋壁软组织内的脓肿。②复杂性牙周袋使袋内脓液引流不畅,特别是累及根分叉区时。③洁治或刮治时,将牙石碎片和细菌推入牙周袋深部组织,或损伤牙龈组织。④深牙周袋时,根面刮治术不彻底,牙周袋袋壁炎症减轻,致使袋口紧缩,但牙周袋底处的炎症仍然存在,脓液得不到引流。⑤牙髓治疗时根管或髓室底侧穿、牙根纵裂等,有时也可引起牙周脓肿。⑥机体抵抗力下降或有严重的全身疾病,如糖尿病等,也容易发生牙周脓肿。

## (二)临床表现

急、慢性牙周脓肿临床表现不同。

1.急性牙周脓肿　①发病突然,患牙的牙龈上形成圆形突起,色红、水肿、表面光亮,脓肿早期疼痛明显,呈局限性、搏动性疼痛,患牙有浮起感、叩痛及松动。待脓液形成并局限后,表面形成脓点,挤压时有脓液流出或从牙周袋溢出,疼痛减轻。②严重时可有发热、白细胞增多、淋巴结肿大等全身症状。

2.慢性牙周脓肿 ①一般无明显自觉症状,可有咬合钝痛、轻叩痛或不适。②在牙龈表面可见窦道开口,按压后有脓性分泌物。

### (三)诊断与鉴别诊断

诊断应结合病史和临床表现,并参考 X 线片。主要应与牙龈脓肿及牙槽脓肿相鉴别。

1.牙龈脓肿 牙龈脓肿仅局限于龈缘及龈乳头,呈局限性肿胀;无牙周炎病史,无牙周袋和附着丧失,无牙槽骨吸收;一般有异物等刺入牙龈的病史。牙周脓肿有较深的牙周袋和附着丧失,X 线片显示有牙槽骨吸收;慢性牙周脓肿,可见到根侧或根尖周围弥散的骨质破坏。

2.牙槽脓肿 二者的感染来源和炎症扩散途径不同,因此临床表现区别如下表。

### (四)治疗

①急性牙周脓肿的治疗原则是镇痛、防止感染扩散,同时使脓液得到引流。根据脓肿的成熟程度决定是否切排。脓肿初期,脓液尚未形成前,可清除大块牙石,冲洗牙周袋,将防腐收敛药或抗菌药置入牙周袋内,必要时全身给予抗生素或支持疗法。脓肿形成后,有明显波动感时,可根据脓肿的部位及表面黏膜的厚薄,选择从牙周袋内穿刺或从牙龈表面切开引流。切开后用生理盐水彻底冲洗脓腔,然后敷抗菌防腐药物,并用氯己定含漱。必要时将明显的早接触点调磨,使患牙获得迅速恢复的机会。②慢性牙周脓肿可在洁治的基础上直接进行牙周手术:脓肿切除术或翻瓣术。

## 四、牙龈退缩

牙龈缘向釉牙骨质界的根方退缩致使牙根暴露的疾病。

### (一)病因

包括以下方面。

1.牙周炎 由牙周炎引起牙槽骨吸收和附着丧失,引起牙龈退缩,是最常见的原因。

2.刷牙不当 使用过硬的牙刷、牙膏中摩擦剂颗粒过粗,或采用拉锯式刷牙。此外,不正确地使用牙签也会造成牙龈乳头退缩、牙缝变大。

3.不良修复体 当固定修复体边缘位于龈下过深、边缘不密合,或有明显的修复体悬突时,较易出现牙龈炎症和牙龈退缩;可摘义齿卡环过低或基托边缘压迫牙龈也易造成牙龈创伤和牙龈退缩。

4.解剖因素 牙错位使唇颊侧骨板很薄,或附着龈过窄和唇颊系带附着过高等都可能导致牙龈退缩。此外牙龈的厚度也是牙龈退缩的影响因素之一,较薄的牙龈较容易发生退缩。

5.正畸力和过大的 力 正畸过程中使牙在牙槽骨范围内或向舌侧移动时,较少发生牙龈退缩,若向唇颊侧移动或倾斜超出了牙槽骨范围时,常易发生牙龈退缩。

6.牙周炎治疗后 牙周炎经过治疗后,炎症消退,牙周袋壁退缩,或牙周手术切除牙周袋后,致使牙龈退缩。

### (二)临床表现

牙龈退缩可以局限于单颗牙或多颗牙,也可以全口牙普遍发生;退缩的牙龈可以色粉、质韧、健康无炎症,也可以充血、红肿;部分牙龈退缩的患者可伴有其他症状。

牙龈退缩造成的后果:①影响美观:牙龈退缩造成牙冠变长、牙根暴露、牙缝增大、牙龈高低不协调等,影响患者的美观,尤其在前牙区以及微笑或大笑时露龈患者。②牙根敏感:牙龈退缩后造成牙本质或牙骨质直接暴露在口腔环境中,冷热酸甜及机械刺激等均可以通过牙本质小管传到牙髓腔内,产生敏感症状。这种敏感主要表现为激发性的,时间较短,刺激去除后敏感症状即消失。在减少局部刺激的前提下,该症状大多都能逐渐消失,刮治后出现的牙根敏感可持续 2 周至 1 个月不等。③食物嵌塞和根面龋:当相邻牙间的牙龈出现退缩时,牙缝增大,进食时常导致食物水平嵌入牙缝中,单纯用牙刷清洁难以清除,长时间存留易导致牙根面脱矿形成根面龋,有时甚至是环绕牙根面的环状龋。

### (三)治疗

牙龈退缩一般是不可逆的,重点应放在预防上,治疗主要是防止其加重。①轻度、均匀的牙龈退缩一般无症状,不需处理或者可以使用氟保护漆来保护暴露的根面组织。②如牙龈退缩持续进展,应查明病因,消除致病因素,如改变刷牙习惯、调整正畸力量、去除不良修复体等。③对于个别牙或少数前牙的牙龈退缩而影响美观者,可用侧向转位瓣手术、游离龈瓣移植术、结缔组织瓣移植术等膜龈手术来覆盖暴露的根面。牙槽骨板太薄或骨开裂者,也可用引导组织再生术来治疗。

# 第四节　牙周病的治疗

## 一、非手术治疗

### (一)牙周基础治疗

1.口腔卫生宣教和指导(OHI)　如建立正确的刷牙方法和习惯,使用牙线、间隙刷等。

2.菌斑控制　它是指去除牙龈及牙面的菌斑,并防止细菌再定植。有效的菌斑控制可有效预防和控制牙周的炎症,是整个牙周治疗的基础。菌斑控制的程序应因人而异,同时兼顾全口、牙及位点水平的局部危险因素,以满足不同个体的需要。在对患者进行口腔卫生指导时,可用菌斑显示剂进行菌斑显示,当菌斑指数(PLI)降至 20% 以下,可认为已基本控制菌斑。

控制菌斑的方法很多,有机械性和化学性的方法,但目前以前者效果最为确切。控制菌斑的方法主要有刷牙、邻面清洁措施、化学药物控制菌斑。

3.机械治疗　牙周病是由菌斑微生物导致的牙周组织的慢性感染性疾病。研究发现龈下菌斑具有生物膜样结构,生物膜能抵御宿主防御功能及药物作用。机械治疗是扰乱生物膜唯一有效的方法。

机械治疗包括龈上洁治、龈下刮治和根面平整。机械治疗就是使用手用匙形刮治器或者超声器械处理根面,达到去除细菌生物膜、内毒素、牙石及易于造成菌斑滞留的局部因素的目的。

(1)龈上洁治术:使用龈上洁治器械除去龈上结石、菌斑和色素,同时去除龈沟内或浅牙周袋内的牙石。器械有超声波洁牙机和手用洁治器。

①适应证:a.龈炎、牙周炎;b.预防性治疗,即定期(一般 6 个月～1 年)进行洁治,去除新生菌斑、牙石;c.口腔内其他治疗前的准备。

②禁忌证:a.急性传染病患者,如结核、肝炎等;b.机体抵抗力低下者,如未控制的糖尿病患者,或免疫功能减退的患者;c.超声洁治术禁用于戴有心脏起搏器的患者;d.牙周组织正处于生长期;e.金属超声工作头不宜用于钛种植体表面、瓷修复体等。

③超声龈上洁治术:其方法是:a.开机后检查器械的工作情况,踩动开关,调节功率和水量。b.用改良握笔法轻持器械,用手指轻巧地支在口内或口外,将工作头的前端与牙面平行或小于 15°角,轻轻接触牙石,不可用重的侧向压力,通过工作头的超声振动而将牙石击碎并从牙面上震落。遇到大块且坚硬的牙石时,可将工作头放在牙石的边缘处移动,使牙石与牙面分离;也可采用分割法,将大块牙石先分割成多个小块,再逐一击碎、击落。c.操作时工作头的动作要短而轻,并保持不停地移动,可采用垂直、水平或斜向重叠的动作,禁止将工作头的顶端停留在一点上振动,这样会损伤牙面。d.超声洁治后,要用探针仔细地检查有无遗漏的牙石,如果遗留一些细小的牙石和邻面的牙石,要用手用器械将其清除干净。e.在洁治后应进行抛光处理,清除残留在牙面上的色素等细小的不洁物,并抛光牙面,使牙面光洁,菌斑牙石不易再堆积。抛光的方法是用橡皮杯安装在弯机头手机上,蘸抛光糊剂,轻加压于牙面上低速旋转,从而抛光牙面。橡皮杯的边缘应略进入龈缘下方,使龈缘处的牙面光洁。

④手用器械洁治:a.器械:前牙镰形刮治器 1 把,后牙镰形刮治器左右各 1 把,锄形刮治器左右各 1 把;b.术式:改良握笔法,即以中指指腹放于器械颈部,同时以中指或中指加无名指放于附近的牙作支点,以腕部发力刮除牙石。

(2)龈下刮治术及根面平整术:使用比较精细的龈下刮治器械,来刮除位于牙周袋根面上的牙石、菌斑以及牙根表面被腐的牙骨质。使刮治后的根面光滑而平整,具备形成牙周新附着所需要的生物相容性条件。

①器械:a.手用 Gracey 刮治器:较常使用 4 支。5～6 号适用于前牙及尖牙;7～8 号适用于磨牙的颊舌面;11～12 号适用于磨牙和前磨牙的近中面;13～14 号适用于磨牙和前磨牙的远中面。b.超声波龈下刮治器(即细线器):工作头尖细且长,要先调整好适宜功率和出水量,从小功率开始,出水量应足以冷却工作头工作时产生的热量。

②手用器械刮治方法:a.探查牙石、牙周袋及根面形态;b.正确选择器械,改良握笔法握持;c.建立稳固的支点;d.匙形刮治器工作端 0°进入袋底;e.以 45°～90°(80°最佳)刮治;f.向根面施加压力;g.转动前臂和腕部发力,刮除牙石,器械不超出龈缘;h.用力方向:沿垂直、斜向或水平方向;i.刮治有一定次序,不遗漏;j.检查有无遗留碎片、肉芽组织等。

③超声龈下刮治方法:其基本要求与超声龈上洁治相同,不同之处在于:a.选取专门用于超声龈下刮治的工作头。这类工作头的特点是细而长,形状有细线形,也有左右成对有一定弯曲度的工作头。b.功率的设定:要尽可能将功率设定在低、中挡水平。使用低功率和轻的压力会减少根面结构被去除的量和深度。c.放置工作头的方向及压力:龈下刮治时,工作头要与根面平行,工作头的侧面与根面接触,如使用的工作头有一定曲度,则使工作头的凸侧与根面接触,施加的压力要小,不超过 1N。因为它的工作机制是振荡,若用力太大,反而降低效率。

d.龈下超声刮治的动作及力向：要以一系列快速有重叠的水平迂回动作，从根方逐渐移向冠方，与手工刮治的重叠的垂直向动作不同。e.超声刮治后，一般还要用手用器械进行根面平整，并将袋内的肉芽组织刮除。

## （二）牙周病的药物治疗

随着牙周病病因和发病机制相关研究的不断深入，在其治疗上形成了一套较完善的治疗方案，除了牙周机械治疗外，药物治疗也显示出越来越重要的作用。

1.药物治疗的原则

（1）应遵照循证医学的原则，合理使用药物。

（2）用药前需清除菌斑、牙石。

（3）用抗菌药物治疗前，应尽量做药敏试验。

（4）尽量采用局部给药途径。

2.牙周病的全身药物治疗　主要包括抗菌类药物、非甾体类抗炎药及中药等。

（1）优点

①药物可达深牙周袋底部、根分叉等器械难以到达的区域，有助于清除这些部位的细菌。

②可以杀灭侵入牙周袋壁的微生物。

（2）缺点

①局部药物浓度较低。

②容易诱导耐药菌株的产生。

③容易产生胃肠道不良反应。

④容易引起交叉感染，菌群失调。

（3）常用抗菌药物

①硝基咪唑类药物：常用甲硝唑、替硝唑、奥硝唑治疗厌氧菌感染。

②四环素族药物：常用四环素、多西环素、米诺环素，对伴放线聚集杆菌具较强地抑制作用。

③青霉素类药物：常联合使用阿莫西林与甲硝唑，治疗侵袭性牙周炎，增强疗效。

④大环内酯类药物：常用有罗红霉素、螺旋霉素、红霉素。

3.牙周病的局部药物治疗

（1）优点

①用药量少。

②局部药物浓度高，效果好。

③可以避免全身用药的一些不良反应。

④不易产生耐药菌。

（2）缺点

①作用范围窄，价格相对较贵。

②治疗部位容易受到未用药部位残存微生物的再感染。

③难以杀灭进入牙周组织内和口腔其他部位的致病菌。

（3）局部用药及方法

①含漱药物：常用 0.12%～0.2% 的氯己定溶液、3% 过氧化氢液、西吡氯铵等。

②涂布消炎药物：常用碘甘油等。

③冲洗药物：常用 3% 过氧化氢液等。

④缓释及控释药物：常用 2% 米诺环素软膏（派丽奥）、甲硝唑药棒（牙康）。

## （三）𬌗治疗

𬌗创伤虽然不是引起牙周炎的直接原因，但它能加重牙周组织的破坏过程，妨碍牙周组织的修复。因此在牙周炎的治疗过程中，待消炎后应尽量消除𬌗创伤。

𬌗治疗是指通过多种手段，建立平衡稳定的功能性咬合关系，以利于牙周组织的修复和健康。治疗方法包括磨改牙齿的外形，即选磨法、牙体修复、牙列修复、正畸矫治、正颌外科手术、牙周夹板等。其中选磨法是牙周治疗的主要方法。

1. 𬌗创伤的检查

（1）早接触的检查：可进行开闭口运动，观察上下牙接触时牙齿是否松动，产生颊、舌及近远中方向的移动。还可将咬合纸放于牙齿𬌗面上，进行咬合运动，使牙齿早接触部位着色，确定早接触点。松动度小的牙齿，早接触部位可呈点状、环状着色。松动度大的牙齿，早接触部位不着色，而邻近健康牙齿着色，故需咬合触诊及视诊共同辅助检查。

（2）侧方力的检查：检查牙长轴和对𬌗牙咬合力的方向，观察是否存在强的侧方咬合力。通常咬合力是向近中方向进行，近中倾斜的牙齿更易受到近中方向的侧方力。

（3）口唇和舌的不良习惯的检查：与患者对话时，注意患者的口唇运动、舌体运动的形式。对吞咽、说话时舌体运动情况进行问诊。让患者进行吞咽运动，并注意舌前部的位置，患者会明确前牙、上颌腭部（牙龈）是否受压迫，可自行指出。必须 2～3 次反复进行观察。

2. 创伤性𬌗的治疗

（1）调𬌗前的准备

①首先教会患者做各种咬合动作，如开闭口、侧方和前伸运动。

②用视诊法及扪诊法，确定哪颗患牙在咬合运动时有早接触。然后用咬合纸、咬蜡片法等，检查确定早接触或𬌗干扰的部位、大小及形状，以便进行磨改。

③器械：咬合纸、薄蜡片、各种类型的砂石、橡皮抛光轮。

（2）调𬌗的原则

①早接触的调𬌗原则：a.若牙尖交错𬌗有早接触，非牙尖交错𬌗协调，则调磨对应的舌窝或𬌗窝的早接触区；b.若牙尖交错𬌗协调，非牙尖交错𬌗不协调，则磨改与该牙尖相对应的斜面；c.牙尖交错𬌗、非牙尖交错𬌗均有早接触时，则应磨改早接触的牙尖或下颌前牙的切缘。

②𬌗干扰的选磨原则：a.前伸𬌗时，在前牙保持多颗牙接触时，后牙一般不应有接触，若有接触，可对有接触的后牙进行磨改，如磨除上颌磨牙舌尖的远中斜面、下颌磨牙颊尖的近中斜面上的干扰点；b.侧方𬌗时，工作侧有多颗牙接触，非工作侧一般不应有接触，必要时应对非工作侧有接触的牙进行适当磨改，如磨除上颌牙舌尖、下颌牙颊尖斜面上的𬌗干扰点。

（3）注意事项

①必须先准确定位置再进行磨改，由于磨改牙齿的方法是不可逆的，因此一定要反复检查，准确定位出早接触或𬌗干扰点。

②磨改以消除早接触点为主，由于侧向力对牙周组织的损伤最大，故选磨时应考虑转化侧向力为垂直力，并消除过大的力，恢复牙齿的生理解剖形态。

③选磨时可用涡轮钻、金刚砂车针等，应间断磨改，避免产热而刺激牙髓。

④一次不要磨改太多，应边磨改边检查。若选磨的牙位较多，应分区多次进行。

⑤磨改松动牙时，术者应先将患牙固定，减少因颤动而发生的疼痛。

3.食物嵌塞的选磨

（1）重建食物溢出沟：后牙𬌗面磨损严重时，可使原有的食物溢出沟消失，此时应尽可能调磨塑造发育沟形态，使食物有溢出通道。

（2）恢复牙尖的生理外形：后牙不均匀磨损常形成高而陡的牙尖，成为充填式牙尖，在咀嚼时将食物挤入对𬌗牙的牙间隙，此时应将牙尖磨低并尽可能恢复正常生理外形。

（3）恢复和调整：用刃状砂轮尽可能磨出边缘嵴，并使之斜向𬌗面，或使相邻两牙边缘嵴的高度尽可能一致。注意要分次调磨。

（4）恢复外展隙：颊舌侧的外展隙变窄，使食物容易塞入邻面，此时可将邻面和轴面角磨改，加大外展隙，缩小过宽的邻面接触区。

## （四）松牙固定术

松牙固定术是指通过牙周夹板将松动的患牙连接，并固定在健康稳定的邻牙上，形成一个咀嚼整体。当其中一颗牙齿受力时，力就会同时传递到邻牙，从而分散𬌗力，减轻松动牙的负担，为牙周组织的修复创造了条件。

1.适应证

（1）外伤引起的松动牙且有保留价值。

（2）牙周常规治疗后炎症已控制住，但牙齿仍松动影响咀嚼功能者。

（3）为预防牙齿松动加重，可在术前固定患牙，有利于组织愈合。

2.暂时固定法

（1）不锈钢丝联合复合树脂夹板。

（2）光敏树脂粘接夹板。

（3）纤维夹板。

3.注意事项

（1）结扎牙的位置，应在前牙舌隆突上及邻面接触点之下，结扎稳固。

（2）结扎范围应该包括松动牙及其两侧稳固的牙齿。

（3）结扎时钢丝扭结程度应适当，不可有牵拉。

（4）注意口腔卫生，控制菌斑。

## 二、手术治疗

### (一)概述

牙周病的手术治疗是牙周治疗计划的第二阶段,是牙周治疗的重要组成部分。牙周病发展到严重阶段,单靠基础治疗已经不能解决全部问题,需要手术方法辅助,才能获得较好的疗效。一般在牙周基础治疗之后 2～3 个月进行。必须先通过全面的牙周检查,必要的 X 线检查,对患者牙周状况再评估。在基础治疗后口腔卫生状况良好,但有以下几种现象时,可考虑手术。

(1)仍有≥5mm 牙周袋,探诊后出血、溢脓。

(2)基础治疗无法彻底清除刺激物。

(3)牙槽骨吸收导致骨外形不规则,须手术进行骨修整或进行牙周再生性手术。

(4)Ⅱ度或Ⅲ度根分叉病变。

(5)膜龈缺陷,如附着龈过窄、局部牙龈退缩。

(6)修复或美观需要,需手术延长临床牙冠。

(7)最后磨牙的远中骨袋。

但是对于局部炎症、病因未消除;菌斑未能控制;患者不能配合;有全身疾病不能控制;大量吸烟的患者,是牙周手术的禁忌证。

### (二)手术要点

1.术前准备

(1)术前需完善牙周基础治疗,控制菌斑。

(2)术前一定要掌握患者全身情况,判断是否能接受手术,综合判断是否需要预防性使用抗生素。

(3)术前告知并征得患者同意极为重要。有必要告知患者手术常规风险,包括疼痛、肿胀,瘀斑及出血,并签署知情同意书,一式两份。

(4)术前还应做好详尽的影像记录,以及临床指标记录。

2.感染控制

(1)术前应使用 0.12%氯己定漱口水漱口,有助于减轻术后不适。75%乙醇进行口周消毒,铺消毒孔巾,保证术区无菌。

(2)术后 0.12%氯己定漱口水含漱 1 个月,必要时辅助抗菌药预防感染。

3.局部麻醉 手术中应用局部浸润麻醉,或阻滞麻醉镇痛,使牙周手术在无痛状态下顺利进行。临床上多用阿替卡因和利多卡因。

4.组织处理 术中操作仔细、轻柔、准确,避免对牙周组织损伤。在手术过程中及时安抚患者,使用锐利的手术器械。

5.清创和根面平整 病变区暴露后,需要彻底清除残留牙石、肉芽组织等,并进行根面平整。

6.缝合 注意无菌观念,缝合时将龈瓣固定,需完全覆盖骨面。

7.术后护理

(1)牙周塞治剂覆盖创面,有止血、止痛作用。

(2)嘱患者使用 0.12%~0.2%氯己定漱口。

(3)术后视患者全身情况,手术复杂程度,决定是否预防性使用抗生素。

(4)必要时使用布洛芬缓解术后疼痛。1~2 周复诊,去除牙周塞治剂并拆线。

### (三)牙龈切除术

切除增生、肥大的牙龈组织或病理性牙周袋,修整牙龈形态,以达到建立生理性的牙龈外形目的的牙周手术。

牙龈切除术一词由新西兰奥塔哥大学牙学院皮克里尔教授于 1912 年在《口腔医学实践》中首先提出,主要包括治疗前口腔含漱、麻醉、术中清创、术后局部用药及按摩等要点。随后的临床研究表明,90%以上的患牙感染在术后得到改善,因而认为牙龈切除术是一个简单而有效的消灭牙周感染的方法。然而,当时认为,牙周病患牙的边缘牙槽骨为坏死组织,需要在术中暴露并彻底清除。20 世纪 30 年代,随着牙周病组织病理学的研究进展,"牙周病患牙的牙槽骨并非不可逆性坏死,不需要去除;牙周袋的存在会促进牙周炎的进展,需要彻底去除"等观点获得广泛共识。牙龈切除术的手术方法随之发生改良。但在随后的实践中,牙龈切除术暴露出以下缺点:①牙周袋超过膜龈联合时,术后美观受影响。②系带附着可能被切断。③术后前庭沟变浅。④附着龈大量丧失。因而当时出现了在牙龈切除术和翻瓣术的选择上的不同观点。20 世纪 40 年代,奥地利牙周病学家奥尔班指出,在消除牙龈急性炎症,并进行彻底根面刮治、平整及袋内壁刮治后,并在患者养成良好的菌斑控制习惯的情况下,对存在 3mm 以上牙周袋的牙位应实施牙龈切除术、牙龈切除术应消除游离的牙龈组织、术后行牙周塞治保护等手术原则和方法。

### (四)牙龈成形术

与牙龈切除术关系密切,是利用手术方法修整牙龈形态,建立生理性的牙龈外形,包括修薄龈缘和肥厚的附着龈,形成扇贝样龈缘外观,建立牙间垂直向的纵沟和利于食物排溢的牙龈乳头,以达到削薄过厚的附着龈、形成菲薄的游离龈缘和锥形的龈乳头的牙周手术方法。牙龈成形术理论基础在于,牙龈组织外形影响菌斑控制,而菌斑控制是牙周健康的前提条件,也就是说,牙龈和牙周疾病造成牙龈形态不良,而牙龈形态不良影响食物排溢,造成食物和菌斑堆积,从而加重疾病并加速疾病的进程。这些不良的牙龈形态包括龈裂、火山口样牙龈外形、坏死溃疡性龈炎造成的刀削样牙龈外形、牙龈的增生、肥大。

1989 年世界临床牙周病学专题讨论会上定义牙龈切除术为切除牙周袋内软组织壁的手术;而牙龈成形术定义为使牙龈成形更接近生理形态,使邻面组织逐渐生长,覆盖唇舌面的手术。事实上,牙龈切除术和牙龈成形术常合并实施,只是主要目的有所不同。牙龈切除术和牙龈成形术均为不涉及牙槽骨的牙周清创手术。

1.适应证　牙龈切除术及牙龈成形术主要用于:①牙龈炎症性增生、药物性增生等牙龈增生性病损,经牙周基础治疗后牙龈仍肥大、增生、形态不佳或存在假性牙周袋,全身健康状况无手术禁忌证者。②后牙区中等深度的骨上袋,袋底不超过膜龈联合,附着龈宽度足够者。③牙龈瘤和妨碍进食的妊娠瘤,全身健康状况允许手术者。④冠周龈组织覆盖在阻生牙面上,且阻生牙位置正常,切除多余牙龈组织可利于阻生牙萌出者。

2.禁忌证 牙龈切除术和牙龈成形术不适用于以下情况:①未进行牙周基础治疗,牙周炎症未消除者。②深牙周袋,袋底超过膜龈联合的牙周病损者。③牙槽骨缺损及牙槽骨形态不佳,需行骨手术者。④前牙区的牙周袋,牙龈切除术后会导致牙根暴露,影响美观者。

3.围术期准备 基于牙周手术的基本原则,在牙周治疗第一阶段即牙周基础治疗结束、牙龈的炎症已基本消退后,应对患者牙周情况进行全面再评估。对牙周组织状况符合牙龈切除术及牙龈成形术手术适应证的患者,还需评估其全身健康状况是否可耐受手术,并与患者进行充分沟通,确定手术方案。术前应进一步进行口腔卫生宣教,强调良好的菌斑控制的重要性。

4.手术步骤 牙龈切除术的专用手术器械包括斧形刀和牙龈乳头刀。临床普遍使用的牙龈切除术方法为1951年由美国波士顿大学学者戈德曼描述的方法,主要包括标记牙周袋底位置,采用外斜切口连续或不连续切开牙周袋底冠方牙龈,清除牙龈,清除残留肉芽组织、牙石和坏死的牙骨质,用牙周塞治剂保护创面等5个步骤。

5.术后愈合 组织学上,牙龈切除术后组织创面首先形成保护性的血凝块,其下的结缔组织发生急性炎症反应,并伴有少量的坏死,血凝块随后被新生的肉芽组织代替;24小时后,在炎症反应和坏死组织的下方,以成血管细胞为主的结缔组织细胞数量增加;术后第3天,大量成纤维细胞开始增生,随后,高度血管化的肉芽组织向冠向生长,建立新的游离龈和游离龈沟,由牙周膜向肉芽组织迁移长入的毛细血管在术后2周左右与牙龈的血管组织建立交通。创面相邻的牙龈表面上皮细胞在术后12~24小时开始向创面长入,并在创面肉芽组织表面生长,在术后24~36小时达到增生活跃高峰,这些上皮细胞在创面纤维蛋白层上方伸展汇合直至术后5~14天覆盖整个创面,随后上皮开始角化,并于术后1个月左右达到上皮完全修复。而上皮下结缔组织的完全愈合需要7周左右。在上述组织愈合过程中,龈沟液的量有所增加,在术后1周为最高分泌量,这与此时局部炎症反应最为强烈有关。上述牙龈切除术后的愈合过程具有一定的普遍性,但也有一定的个体差异。生理性牙龈黑色素沉积较多的个体,牙龈切术后新生的牙龈表面黑色素会有所减少。

### (五)牙周翻瓣术

切除部分牙周袋及袋内壁,翻起牙龈的黏骨膜瓣,在直视下刮净龈下牙石和肉芽组织后复位缝合牙龈瓣,达到消除牙周袋或使牙周袋变浅目的的牙周手术。

牙周翻瓣术于1916年由瑞典学者威德曼提出,其要点在于通过根向内斜切口和垂直切口翻起病变区梯形黏骨膜瓣,暴露下方病变的牙槽骨和牙骨质,以去除牙周病损部位的炎性肉芽组织。基于当时"牙周病患牙的牙槽嵴顶为坏死骨组织,需要彻底去除"的观点,在威德曼翻瓣术中,直视下刮净龈下牙石和肉芽组织后,需去除坏死及感染的骨组织。1935年,美国学者克伦弗尔德通过病理学观察后指出,牙周袋下方的牙槽嵴顶骨组织并没有发生不可逆性的坏死,因而不必要去除,这一认识带动了牙周翻瓣术的进一步改良和推广。1974年,美国密歇根大学学者拉姆菲尤尔等提出改良威德曼牙周翻瓣术,即由内斜切口切至牙槽嵴顶处,并向根尖方向循牙龈边缘的扇贝状外形行走,用骨膜分离器将龈瓣分离至牙槽嵴顶处;做沟内切口和牙间水平切口,将刀尖伸进牙周袋内直达袋底,使包绕在牙周围的上皮圈领松弛并随后去除;术中龈瓣翻至牙槽嵴顶端,不进行骨修整;龈瓣复位时尽量覆盖牙槽骨,不使骨质暴露。这些改良保存了更多的骨组织,并使角化牙龈的高度得以保持,有利于术后美观,因而在临床被广泛应用,也成为很多其他手术(如骨成形术、植骨术、引导性组织再生术等)的基础。

1.适应证　主要用于:①深牙周袋或复杂性牙周袋,经基础治疗后牙周袋仍在 5mm 以上,且探诊易出血者。②牙周袋底超过膜龈联合,不宜行牙龈切除者。③有骨下袋形成,需做骨修整或需植骨者。④根分叉病变伴深牙周袋或牙周—牙髓联合病变,需直视下清创并暴露根分叉,或需截除某一患根者。

2.围手术期准备　基于牙周手术的基本原则,在牙周治疗第一阶段即牙周基础治疗结束、牙龈的炎症已基本消退后,应对患者牙周情况进行全面再评估。对牙周组织状况符合牙周翻瓣术的患者,还应评估其全身状况是否可耐受手术,并与患者进行充分沟通,确定手术方案。术前应进一步进行口腔卫生宣教,强调良好的菌斑控制的重要性。

3.手术要点　以改良威德曼牙周翻瓣术为基础,根据手术目的,牙周翻瓣术可采取多样的切口设计、翻起不同类型的龈瓣,并将龈瓣复位于不同的水平。为使术后龈瓣固位和理想愈合,应对龈瓣进行合适的缝合,根据创口情况,选择应用牙周塞治剂保护创口,并通过菌斑控制、局部或全身应用抗菌制剂等方法预防术后感染,以获得理想的愈合。

内斜切口、沟内切口和牙间切口构成了牙周翻瓣术基本的水平切口;为更好地暴露手术区,可在水平切口的一端或两端行纵切口;为满足前牙美观或牙周再生手术需要时,在龈乳头近远中较宽的区域可设计保留龈乳头的切口。术中需要暴露牙槽骨者,将骨膜连同牙槽骨一同翻起形成全厚瓣;不需暴露牙槽骨者,可将骨膜保留于骨面而翻起半厚瓣。早年威德曼牙周翻瓣术龈瓣复位于牙槽嵴顶处,而改良威德曼牙周翻瓣术将龈瓣复位于牙槽嵴顶冠方的牙颈部,此外,在附着龈较窄的情况下以及一些膜龈手术中,还可选择根向复位瓣、冠向复位瓣以及侧向复位瓣等不同的龈瓣复位方式。

4.术后愈合　临床和组织学观察显示,牙周翻瓣术术后 24 小时以内,龈瓣与牙面及骨面间为血凝块所填塞。血凝块内含有纤维蛋白网、中性粒细胞、红细胞和损伤的细胞碎片,在创面边缘还可见毛细血管,组织的损伤同时伴有细菌入侵和组织液的渗出。术后 3 天,血凝块逐渐变薄,上皮细胞越过龈缘向根方生长,结合上皮开始形成。术后 1 周,结合上皮可完全建立,并与牙面间以半桥粒和基板相连。牙龈结缔组织、骨髓以及牙周膜来源的肉芽组织逐渐代替血凝块。术后 2 周,术区外观已经接近正常,而组织学观察可见牙龈组织中出现平行于牙面的胶原纤维,由于胶原纤维尚未成熟,龈瓣与牙面间的连接尚较薄弱。术后 1 个月,可见龈沟内壁由沟内上皮覆盖,下方藉结合上皮与牙面相连,上皮下结缔组织内胶原纤维排列有序,可行使其功能。对于全厚瓣手术,术后 1～3 天内,牙槽骨表层可能发生坏死,破骨细胞性骨吸收在 4～6 天最为活跃,这一过程中可能有 1mm 左右骨丧失。

5.并发症及防治　①术后持续出血,此时应去除塞治剂,分析原因,止血后重新放置塞治剂。②术区牙咬合疼痛,应注意手术中彻底清创,以避免因炎症导致牙周膜水肿而出现咬合痛,此外,塞治剂放置应避免干扰咬合。③术区相应的面颊部肿胀,多为局部炎症反应,可通过局部热敷减轻。④术后患者虚弱无力,偶有发生,多为手术过程引起短暂的菌血症的全身反应所致。

### （六）牙周微创翻瓣术

利用显微放大设备，并使用相应的显微手术刀的牙周翻瓣术。20 世纪 90 年代，欧美学者首先报道了牙周微创翻瓣手术。

牙周翻瓣手术是利用显微放大设备，并使用相应的显微手术刀获得更为整齐的切口，并配合使用 6-0 到 9-0 的缝线获得精细的缝合。对于术者而言，微创术中的位置和视野的移动较传统手术更为困难，因而牙周显微手术多用于局部牙位和位点的牙周手术治疗。

其显微镜下良好的手术视野和照明，提高了术者对器械的控制精确度，使牙周组织瓣的形态更为精确，对组织的损伤更小，进而有利于术后组织瓣的稳定从而获得良好的愈合。牙周微创翻瓣手术具有减小手术创伤、提高牙龈瓣和创口的术后稳定性、获得良好的创面封闭、缩短手术时间、减轻患者不适和局部反应等优点。

### （七）根分叉病变的治疗

根分叉病变是指牙周炎的病变波及多根牙的根分叉区，可发生于任何类型的牙周炎，发生率随年龄增大而上升。

根分叉病变发生、发展过程中，菌斑仍是其主要病因，而且由于该处的解剖特点使菌斑控制和牙石清除十分困难。𬌗创伤是本病的一个加重因素，因为根分叉区是对𬌗力敏感的部位，一旦炎症进入该区，组织破坏会加速进行。根分叉破坏的程度和范围也与其局部解剖因素有关，如根柱长度、牙根形态、根分叉开口处的宽度和分叉角度，及局部发育畸形（如牙颈部的釉质突起）等。局部因素会影响菌斑沉积及口腔卫生维护的效果，从而影响牙周炎和附着丧失的进展。另外，龋齿和牙髓病也会影响到牙齿的根分叉区。在诊断和治疗中均要考虑到这些因素。

根分叉病变的范围和形态可以从临床探诊和 X 线片来判断，Glickman 分类法将其分为四度。

（1）Ⅰ度：属于病变早期。分叉区内骨质吸收很轻微，从牙周袋内能探到根分叉的外形，但不能水平探入分叉内，牙周袋属于骨上袋，在 X 线片上看不到改变。

（2）Ⅱ度：在同一个多根牙的一个或一个以上的分叉区内已有骨吸收，但根分叉区内尚有部分牙槽骨和牙周膜存留，彼此尚未相通。用牙周探针或弯探针可从水平方向不同深度地进入分叉区内，有时还可伴有垂直吸收或凹坑状吸收，增加了治疗的难度。X 线片一般仅显示分叉区的牙周膜增宽，或骨密质有小范围的降低。这是由于投照角度、组织影像重叠，以及骨质破坏形态复杂所造成的，尤其在上颌磨牙。

（3）Ⅲ度：根分叉区的牙槽骨全部吸收，形成"贯通性"病变，探针能水平通过分叉区，但它仍被软组织覆盖而未直接暴露于口腔，下颌磨牙的Ⅲ度病变在 X 线片上可见完全的透影区，但有时会因牙根靠近或外斜线的重叠而使病变不明显。Ⅲ度病变也可存在垂直型的骨吸收。

（4）Ⅳ度：根间骨隔完全破坏，且牙龈退缩而使病变的根分叉区完全开放而能直视。X 线片所见与Ⅲ度病变相似。

另外还有 Hamp、Nyman 和 Lindle 等提出的一些分类法，这些分类法对根分叉的治疗和判断预后很有帮助。

由于根分叉区复杂的解剖形态,常规的牙周治疗器械很难进入,使得刮治难度大大提高,而家庭口腔卫生护理也难以控制分叉区的菌斑,从而使分叉区的治疗和维护效果受到极大影响。根分叉病变治疗的目的包括以下三点:①清除根分叉病变区内牙根面上的菌斑、牙石;②通过手术等方法,形成一个有利于患者自我控制菌斑并长期保持疗效的局部解剖外形;③阻止进一步的牙周附着丧失。

对不同程度的根分叉病变,治疗方法有自各自的特点。

(1)Ⅰ度病变:对早期的根分叉病变可采用保守疗法。牙周袋为骨上袋,根分叉区不能探入,常规的口腔卫生维护、龈下刮治就能取得较好的效果。如果有需修整的牙槽骨隆突、倒凹或牙颈部釉质突起等不符合生理外形,易造成局部菌斑堆积者,应在基础治疗后,行骨修整术。

(2)Ⅱ度病变:根分叉病变发展至Ⅱ度,治疗就比较复杂了。需根据骨破坏程度、牙周袋深度、有无牙龈退缩等条件,确定治疗方案。对于骨质破坏不多,根柱较长,牙龈能充分覆盖根分叉开口处的下颌磨牙或上颌磨牙颊侧的Ⅱ度病变,可在翻瓣术清除根面牙石及病变区肉芽组织后,行植骨术或GTR手术,龈瓣复位至原高度,完全覆盖根分叉开口处,并严密缝合。其手术目的是获得根分叉处的牙周新附着。Cury等通过2年的临床观察,结果表明下颌磨牙Ⅱ度根分叉病变采用GTR手术可获得新的牙周附着。对上颌磨牙而言,GTR手术能促进颊侧Ⅱ度根分叉病变的治疗效果,但对近远中侧的病变则没有作用。对于骨破坏较多,牙龈有退缩,术后难以覆盖分叉区者,可以做根向复位瓣术和骨成形术,使根分叉区充分暴露。也可采用隧道成形术和根分叉成形术,磨除牙颈部牙冠过突处,或在根柱较短的下颌磨牙根分叉处磨除部分牙体组织,以扩大根分叉开口。这些方法都为患者控制菌斑提供了有利的外形,但易造成牙齿敏感和根面龋,应慎用。

(3)Ⅲ度和Ⅳ度病变:治疗目的是使根分叉区充分暴露,以利菌斑控制。颊侧牙龈若有足够宽的附着龈,可直接行龈瓣切除术;若附着龈较窄,则行翻瓣术,根向复位。下颌牙的舌侧可切除袋壁。由于是多根牙,根据病变累及范围及程度的不同,可行截根术、分根术、半牙切除术等牙周手术,并配合髓病治疗及冠、桥等修复治疗。对病变程度极为严重,炎症难以控制的患牙,则考虑拔除。

1.根分叉成形术　根分叉成形术指在根分叉入口处行牙成形术和骨成形术,以获得良好的形态控制菌斑。主要适用于颊舌侧分叉区。

(1)切除或翻开软组织瓣,暴露根分叉区和周围骨质。

(2)对暴露的根面进行刮治和根面平整,去除根分叉区的炎性肉芽组织。

(3)牙成形术,去除部分牙冠和牙根,增宽根分叉入口。

(4)修整牙槽骨嵴顶的形态,减小分叉区骨缺损的颊舌径。

(5)在牙槽嵴顶水平缝合龈瓣,覆盖根分叉入口,愈合后,以乳头样组织关闭根分叉入口。在活髓牙上行牙成形术,不能过度去除牙体组织,以免引起牙根敏感。

2.隧道成形术　隧道成形术可用来治疗下颌磨牙的Ⅱ度和Ⅲ度根分叉病变,适用于根干较短,分叉角度较大,近远中根之间距离较长的下颌磨牙。

(1)翻开颊舌侧的软组织瓣,对暴露的根面进行刮治和根面平整,去除根分叉区的炎性肉芽组织。

(2)去除部分根间骨质,使根分叉区增宽。

(3)修整牙槽骨嵴外形,包括牙间骨质、牙的近远中向的牙槽骨,以获得较为平缓的牙槽骨轮廓。

(4)去除牙槽骨组织,直至分叉区有足够的空间容纳菌斑控制的器械。

(5)软组织瓣根向复位。

术中操作要谨慎,以免使根分叉区暴露的根部敏感,及产生根面龋。

3.截根术　截根术是指将根分叉病变的多根牙中破坏最严重的一个或两个牙根截除,去除分叉区病变,同时保留牙冠和其余的牙根,继续行使功能。常用于磨牙的Ⅲ度或Ⅳ度根分叉病变。

(1)适应证　①此患牙的保留对制定整个牙列的治疗计划非常关键。如此患牙可作为活动或固定义齿的基牙,如拔除将影响义齿修复计划。

②患牙的根分叉处有足够的附着存在。

③多根牙的一个或两个根(上颌磨牙)的牙周组织破坏严重,且有Ⅲ度或Ⅳ度根分叉病变,而其余牙根病变较轻,牙齿松动不明显者。

④磨牙的一个根发生纵折或横折,而其他根完好。

⑤磨牙的一个根有严重的龋病或根尖病变,根管不通或器械折断不能取出,影响根尖病变的治疗者。

⑥患者能保持良好的口腔卫生。

⑦术前应对患牙作牙髓治疗,并调𬌗及缩减牙冠的颊舌径,以减轻该牙的𬌗负担。

(2)术前应考虑的因素:根柱(从釉牙骨质界到分叉处)的长度:根柱短的牙齿,牙周病变较早累及根分叉区,适合截根术,操作容易,术后有较多的牙周组织支持余留的根,保持稳定;根柱长的根,根分叉区较晚受到牙周病变的累及,但分叉部位接近根尖区,术后没有足够的牙周组织支持,不适合截根术。

根分叉的角度:根分叉的角度大,易于治疗和手术;根分叉角度小,根分叉空间小,操作难度增大。

牙根的长度和形态:牙根过短过窄,或牙根弯曲,术后牙根不足以支持牙齿行使功能者,不适合截根术。

牙根融合:在进行手术前要判断牙根是否融合,对下颌磨牙或上颌磨牙颊根,通过探诊或X线片可诊断,但对上颌磨牙的近中颊根(或远中颊根)与腭根或上颌第一前磨牙的颊腭根的判断较难,需将软组织瓣翻起,使术者直视这一区域,探诊深度达到3～5mm才能明确是否牙根融合。

余留根周围支持组织的量:这需要探查整个患牙周围的状况,支持组织量少,不足以支持牙齿,则不适合截根术。

牙齿动度:一般而言,松动度越大的牙齿,余留的牙周支持组织越少,如牙齿动度已超过Ⅱ度,则不适合截根术。

术后口腔清洁工具能否进入根分叉区:术后要形成有利于器械进入的解剖环境,进行术后口腔卫生的维护,否则不适合截根术。

保留的患根应进行彻底的根管治疗。

(3)手术方法:常规翻瓣,充分暴露根分叉区,彻底清创、根面平整。

可去除根分叉区颊腭侧少量的骨,有利于去除牙根。

①截根。用灭菌的涡轮手机,安装细裂钻(最好为金刚砂钻),在分叉水平将患根截断并取出,注意要将分叉处完全切去,切忌残存树桩状的根面倒凹。修整截根面的外形,使从分叉区到牙冠接触区形成流线形斜面,以利于日后保持口腔卫生。

②断面根管口倒充填。在断面暴露的根管处备洞,用银汞合金或玻璃离子倒充填,注意不要将银汞碎屑掉入伤口内。也可在做牙髓治疗时,将需截除根的根管口稍扩大加深,从髓腔内充填。

③将根分叉深部及拔牙窝内的病变组织刮净,修整不规则的骨嵴外形,使其符合生理外形。

④清创,将龈瓣复位缝合,尽量覆盖截根区的创面,放置塞治剂。

如果在进行牙周手术过程中,临时发现有重度病变的牙根必须做截根术,而未能于术前预先进行根管治疗者,可先行截根术,摘除断根,将余留断面作固位型,用氢氧化钙糊剂直接盖髓后充填,术后定期复查牙髓状态,若牙髓活力逐渐退变或坏死,再作根管治疗。

(4)截根术后的护理及愈合:截根术后即刻,患牙会有较明显的松动,嘱患者尽量不用患牙咀嚼,3~4周后患牙将逐渐恢复到术前的稳固度。

截根术后最可能发生的并发症是余留牙根的牙周破坏继续加重或根折。根折的主要原因是患牙支持作用减少,𬌗力分布改变,对患牙造成创伤;或术前未作调𬌗;或根管治疗造成根管壁过薄,或根管有内吸收后导致牙根脆弱而根折。

截根术获得长期疗效的关键在于正确的诊断、适应证的选择、正确的手术操作和修复,及患者良好的口腔卫生维护。

4.分根术　分根术适用于下颌磨牙。将下颌磨牙从牙冠的正中沿颊舌方向截开,使其分离为近中、远中两半,形成两个独立的类似单根牙的牙体。这样能较彻底地清除根分叉区的病变组织,消除了原有的根分叉病变,有利于菌斑控制和自洁。

(1)适应证

①下颌磨牙Ⅲ度或Ⅳ度根分叉病变,局部的深牙周袋不能消除者。

②患牙两根周围有充分的牙周支持组织,牙齿松动度不大。

术前考虑因素同截根术。

(2)手术方法

①术前先行根管治疗,髓室内用银汞合金或树脂类材料充填。

②作内斜切口及垂直切口,尽量保留根分叉处龈缘组织,以利于形成术后两个"单根牙"间的龈乳头。

③常规翻瓣,充分暴露根分叉区,刮除病变组织。

④使用金刚砂钻或涡轮裂钻,从正对根分叉部位沿患牙牙冠的颊舌向发育沟切开,分为近中、远中两半,形成两个独立的单根牙。修整近中、远中两半牙体的外形,远中根的远中面与近

中根的近中面平行,远中根的近中面与近中根的远中面呈发散形,增加两者间的空间,为修复治疗作准备。

⑤清创,龈瓣复位、缝合。放置牙周塞治剂。

⑥伤口愈合期间最好制作临时冠,有利于牙间乳头的形成。6～8周后进行牙冠修复。修复体的边缘要有利于口腔卫生维护。调𬌗,尽量减少侧向𬌗力。

5.牙半切除术 牙半切除术是将下颌磨牙从牙冠及牙冠的正中沿颊舌方向截开,使其分离为近中、远中两半,形成两个独立的类似单根牙的牙体。牙周组织破坏较严重的一个根连同该半侧牙冠一起切除,而保留病变较轻或正常的半侧,成为一个"单根牙",从而消除根分叉病变。

(1)适应证

①下颌磨牙根分叉病变,其中一根受累,另一根较健康,有支持骨,松动度不大,并能进行根管治疗者。

②需留作为基牙的患牙。

(2)手术方法:术前进行根管治疗,髓室内以银汞合金或树脂类材料充填。

切口、翻瓣同截根术。如根分叉已完全暴露,也可不做翻瓣。

用金刚砂钻或涡轮裂钻,将患牙从牙冠向根分叉部分分为近远中两部分,切割位置可稍偏向患处,以保留较多的健侧冠根。

拔除患侧冠根,刮净拔牙窝及原根分叉区的病变组织,必要时做骨修整。

修整保留侧的断面边缘,形成类似单根牙的良好牙体外形。

龈瓣复位缝合。放置塞治剂,注意不要将塞治剂放入拔牙窝。

2～3个月伤口完全愈合后,进行牙体或牙列的修复。

6.拔牙 如果根分叉病变的患牙附着丧失广泛,没有牙根可以保留,或保留该患牙使牙体及牙龈的形态结构不利于菌斑控制,则考虑拔除。若保留该患牙对整体治疗没有帮助,或该牙伴有牙髓病变和龋病,有可能成为整体治疗长期预后的一个危险因素,也考虑拔除。

## (八)牙周引导组织再生术(GTR)

用膜性材料作为屏障,在牙周手术后阻挡牙龈上皮在愈合过程中沿根面生长,并阻止牙龈结缔组织与根面接触,以提供一定的空间,引导具有形成新附着能力的牙周膜细胞优先定植于根面,形成新的牙骨质,并有牙周膜纤维植入,以获得牙周组织再生的牙周手术。牙周引导组织再生术常与植骨术或其他一些促进牙周组织再生的措施,如根面生物处理和使用生长因子等联合应用。

20世纪70年代末,基于对牙周翻瓣术后组织愈合的观察,有学者指出,牙周治疗后上皮细胞、牙龈结缔组织细胞、牙槽骨细胞和牙周膜细胞4种细胞可长入牙周破坏区。上皮细胞生长最快,数天内即可从创缘爬行到牙面并沿牙根面向根方生长,形成长结合上皮;牙龈结缔组织细胞首先接触牙根面时,容易发生牙根吸收;牙槽骨细胞首先接触根面时,则容易发生牙根吸收或骨固连;牙周膜细胞优先附着于牙根表面时,分化出成牙骨质细胞,在根面沉积新的牙骨质,并形成新的牙周膜纤维埋入其中,获得牙周组织的新附着修复。基于上述认识,1982年有学者等使用猴牙周骨缺损模型进行实验,以微孔滤膜作为膜性屏障材料,术后3个月,新牙骨质、新骨和新的牙周膜纤维形成。进而学者提出GTR手术的概念,在随后的临床观察中,证实了该手术可获得一定的牙周组织再生。

1.适应证 ①窄而深的骨下袋,尤其是二壁袋和三壁袋,以后者手术效果最好。②Ⅱ度根分叉病变且附着龈宽度足够者,虽有报道Ⅲ度根分叉病变早期GTR治疗成功者,但效果不确切,应慎用。③米勒Ⅰ类牙龈退缩者。④植骨术边缘覆盖(又称引导性骨再生术)。

2.手术要点 与牙周翻瓣清创手术相比,GTR手术中应注意以下几个方面:①局部麻醉时在龈缘和牙间乳头处不要过度浸润麻醉,以减轻边缘组织的局部缺血。②切口设计应尽量接近龈缘以保存更多的牙龈组织,必要时做保留龈乳头切口。③切口范围应以充分暴露骨病损为原则,必要时行超过膜龈联合的垂直切口以增加瓣的移动性。④GTR膜放置时应覆盖骨缺损并超出骨缺损边缘2~3mm,其根方保留引导再生的空间。⑤龈瓣应完全覆盖GTR膜,并注意保持GTR膜下方血凝块的稳定。⑥严格保持高水平的术后菌斑控制。

GTR一般于术后10~14天拆线。如果使用不可吸收的屏障膜,6~8周后可进行第二次手术取出屏障膜,第一次手术后30天是形成组织再生的最重要时期。血凝块的形成和稳定、组织再生空间的保持、新血管的充分形成、上皮细胞长入的有效阻止、完整的龈瓣覆盖及良好的菌斑控制与术后感染的预防是确保GTR手术成功的重要因素。

3.GTR屏障膜材料 用于GTR的膜性材料分不可吸收性膜和可吸收性膜。不可吸收性屏障膜在体内不能被降解吸收,需要在术后6~8周经手术取出,这类材料包括聚四氟乙烯膜和钛强化膜。聚四氟乙烯膜分子结构稳定,不引起任何组织反应,是临床应用最早最多的膜材料。可吸收性屏障膜在手术愈合过程中可降解而被组织吸收,不需要二次手术取出。这类膜有聚乳酸膜、聚羟基乙酸膜、柠檬酸酯膜、胶原膜以及自体骨膜等。

自20世纪80年代,GTR已广泛地应用于牙周组织再生手术,许多因素如适应证选择的差异、膜材料的不同选择、GTR技术与其他牙周手术的结合使用等均可能会影响其最终疗效。GTR临床研究文献回顾分析结果表明:①牙周翻瓣术结合GTR可以获得平均约1mm临床附着的增加,约1mm探诊深度的减少。②GTR手术较单纯的牙周翻瓣术术后的牙龈退缩平均减少约0.3mm。③术中是否使用牙龈乳头保护瓣可能会影响手术的效果。④缺乏对手术失败最终导致拔牙的病例的统计分析。因而,应用GTR可以获得一定程度的牙周组织再生,是否与其他牙周组织再生技术联合应用,应根据局部组织缺损类型综合考虑。

## (九)截根术

将多根牙中牙周破坏最严重的1个或2个牙根截除,以消除根分叉病变并保留牙冠和剩余牙根,使之继续行使咀嚼功能的牙周手术。

1.适应证 ①下颌磨牙1个牙根,上颌磨牙1个或2个牙根牙周组织破坏严重,而其余牙根病情较轻,牙松动不明显者。②磨牙有牙周-牙髓联合病变,一个根明显受累,且患牙可行彻底根管治疗者。③磨牙的一个根发生纵裂或横折,而其他牙根完好者。④磨牙的1个牙根有严重的根尖病变,根管不通或器械折断不能取出,影响根尖周病变治疗者。术前适应证选择时还应评估:余留牙根的长度和形态是否能支持牙冠行使功能;牙根是否过长不利于截根术顺利进行;根分叉的角度是否过小或牙根部分融合阻碍截根器械进入;余留根周围的支持组织是否足够支持剩余牙冠;牙是否存在Ⅱ度以上松动;术后牙间隙刷等工具是否能进入根分叉区进行有效菌斑控制。

2.术前准备 术前应对患牙拟保留的牙根行完善的根管治疗,调整咬合,缩减颊舌径以减轻患牙负担,根据患牙的解剖形态以及病变范围制订术中牙体预备的手术计划及修复重建计划。术前应确认患者已掌握正确的菌斑控制方法并能够进行高水平的菌斑控制,确认患者具有一定的经济承受能力。

3.手术要点 术中行内斜切口和垂直切口,翻全厚瓣,充分暴露根分叉区,彻底清创后,使用灭菌的手机和裂钻或金刚砂钻,在根分叉处完整截断患根并取出,修整截断外形,使根分叉区至牙冠呈平滑斜面,在断面暴露的根管处备洞,行倒充填术,也可在术前根管治疗时充填拟截牙根的根管口处并在术中修整,将根分叉深部及拔牙窝内病变组织清理干净,适当修整骨嵴外形后,清洗创面并复位缝合。

截根术后患牙区牙槽窝逐渐愈合,当创面愈合及患牙牙周稳定后,应对患牙进行冠修复。在截根术术后应拍摄X线片,确认患牙余留部分健康状况,以后每隔6~12个月复查。术后定期牙周检查与维护对长期疗效的保持至关重要。

4.注意事项 即使手术规范,截根术后一定时期内的效果也令人满意,但未必能长期维持疗效,大多数失败病例是发生于根管治疗或牙冠修复等环节,而并非在牙周治疗与维护阶段。截根术后可能出现的并发症包括局部疼痛和肿胀、新形成牙面的龋损、根折、牙髓治疗失败、进行性牙周破坏及咬合创伤,而下颌磨牙根折是最常见的失牙原因。因而行截根术患牙的余留牙根需粗壮,孤立的患牙慎用于固定桥的远中桥基牙;孤立或者倾斜的余留牙慎用于固定桥的固位终端。此外,严重的根分叉区垂直型骨吸收者,在消除牙周袋的过程中,牙周支持组织可能进一步丧失,不利于患牙的长期预后,因而不适于采用截根术。

# 三、牙周激光治疗

## (一)概述

激光是受激辐射光放大的简称,英文为 LASER,即受激辐射光放大的英文——Light Amplification by Stimulation Emission of Radiation 之首字母缩写。

1917 年爱因斯坦提出"受激辐射"的概念,为激光的发明奠定了理论基础。1958 年贝尔实验室的肖洛和汤斯发表了经典完善的激光原理论文,阐明受激辐射可以得到一种单色性的、亮度极高的新型光源。1960 年,美国人梅曼发明了世界上第一台红宝石激光器,获得了人类有史以来的第一束激光。激光的问世立即受到医学界的极大重视,并很快被用于口腔医学,1964年即有激光在龋病治疗中的应用研究,1971 年髓病治疗上尝试采用激光。经过数十年发展,多种激光器已经在临床医学的每个学科都找到了用武之地。

光是作为一种利用波的形式移动的电磁能量,其放射能量的基本单位是光子。光子波有两种特性:一是振幅,振幅越大能量越高;二是波长,波长决定了光的传播方式和组织对光的反应。可见光的波长范围为 380~780nm,而目前在医学领域应用的激光,从波长 193nm 的准分子激光到波长为 10600nm 的二氧化碳激光,涵盖了更广阔的光谱范围。激光具有三大特性:单色性、光束高度定向性和极高的能量密度,其特性通过脉冲或连续波等作用方式,产生的激光生物学作用主要表现为光化效应、电磁场效应、热效应、压强效应与冲击波效应。

通常根据能量的强弱将激光设备分为强激光器和弱激光器,但医学领域关注的是激光对机体产生的作用,因此将激光照射生物组织后,如果直接导致该生物组织不可逆性损伤,则此受照表面处的激光称为之强激光;若不会直接造成不可逆性损伤,则称其为弱激光。根据激光辐射防护安全的国家标准,激光的 1 类、2 类、3A 类激光为弱激光,3B、4 类为强激光,接触激光设备时可以根据此类别标准,判断其生物学功能和产品的危险度。1 类激光对人类的眼睛不产生威胁。2 类激光的功率小于 1mW,裸眼直视超过 0.25 秒可引起不适。3A 类激光的功率小于 5mW,汇聚的光线对眼睛有害。3B 类激光的功率从 5mW 到 500mW,直视其光束或反射光线都是有危险的。4 类激光的功率大于 500mW,其漫反射的光线都对眼睛和皮肤有害,当能量高于 $2W/cm^2$ 时可以引发被照射物体的燃烧。遇到标记有激光警告标记的设备时需要注意防护。

根据激光器激活媒质,又称工作介质,所组成的化学元素、分子或多物质组合来命名其产生的激光。激活媒质根据物质状态特性分四大类:固体、液体、气体和半导体。常见的固体激活媒质有红宝石、金绿宝石、钇铝石榴石(YAG)晶体等;液体激光器通常采用溶于溶剂中的有机染料作为激活媒质,也有以蒸汽状态工作的;气体激光器是目前种类最多、应用最广泛的一类激光器,以二氧化碳激光器和氦-氖(He-Ne)激光器为代表。半导体激光器是以半导体材料作为工作介质,设备体积小,质量轻,结构简单稳定,是近年来伴随光通讯技术成熟而发展最迅速的一类激光产品,口腔科领域应用的二极管激光器即属于半导体激光器。

## (二)激光在口腔医学领域的应用

在口腔医学中激光已有多种应用。软组织切割是激光应用最成熟的领域,二氧化碳激光、铒激光、钕激光、钬激光等多种激光都具有良好的软组织切割和消融能力,口腔颌面部的手术应用激光还能够充分利用激光的凝固止血功能,获得良好的手术视野。铒激光具备优良的切割硬组织能力,无论牙釉质、牙本质还是骨组织,都能被迅速消融,能够用于龋病的治疗。根管治疗中使用铒激光可以清除残髓,消融髓石,杀灭细菌,分解细菌产物,去除机械根管预备形成的牙本质碎屑和玷污层,是根管消毒步骤的理想辅助工具。钕激光通过热凝可在瞬间封闭牙本质小管,治疗牙本质过敏症有一定疗效,还可改变牙釉质的结构,有效增加牙齿对抗脱矿的能力,可应用于儿童龋病预防。铒激光和二氧化碳激光处理的釉质和牙本质表面会产生类似酸蚀的效果,可以增加正畸托槽的黏固,但目前尚无取代传统化学酸蚀的可能。光敏树脂的固化可使用氩激光作为激发光源,固化时间能够明显缩短。钕激光和二氧化碳激光可以在不损伤下方釉质的前提下瓦解正畸托槽黏结树脂。口腔美容医学利用铒激光进行牙龈色素褪色的治疗有良好的疗效,使用二极管激光漂白牙齿效果理想,但并未获得权威机构的认可。激光照射后促进局部黏膜血液循环,可能对口腔溃疡的愈合有益,此治疗技术能否在临床推广应用有待继续研究。

激光不但应用于治疗,还在诊断技术上有一定突破。虽然临床意义不大,但激光在牙齿松动度的测量上曾经有所作为。利用激光多普勒仪可以研究牙龈血流的变化,以评估局部组织愈合条件。对龋齿和牙石的检测则不单纯停留于研究工作,专用的二极管激光设备已经被许多口腔科医师接受,开始进入临床应用阶段。

### (三)激光在牙周病治疗中的应用

牙周病基础治疗通常使用手用工具或机动器械清除菌斑和牙石,完成龈上洁治、龈下刮治、根面平整和袋内壁刮治。经典的手器刮治术是高技术敏感性的工作,且需消耗相当多体力,是导致牙周病专科医师效率低下的主要原因。超声和其他机动器械的出现已经革命性地解放了牙周病医师疲劳的双手,设计优良的超声波刮治器经过不断改进已经获得了与传统手器相同的治疗效果。但机动刮治器所产生的噪声和振动不但给患者带来不适,其产生的嘈杂环境也会对牙周病医师的身心健康产生影响。病变的牙周组织经过机械刮治会在根面遗留由感染牙骨质、牙石碎屑、细菌及毒素组成的玷污层;需要使用四环素、柠檬酸、EDTA 等处理根面,以清除玷污层、暴露胶原纤维和牙本质小管。

对于复杂的牙周袋和狭窄的根分叉区域等特殊解剖结构区,即使是特殊设计的手器和超声工作尖往往也难以到达这些部位,这类死区中的细菌生物膜的长期存在可能导致牙周病治疗疗效欠佳或频繁复发。化学制剂或药物是辅助机械手段,实现对这些特殊部位进行牙周彻底清创的有效方法之一。但化学方法产生的异常气味、过敏反应、毒副作用和细菌耐药等问题使其应用有所局限。

激光在治疗时并不产生传统牙科机械骇人的噪声,容易为患者接受;现代激光设备的输出端通常具有灵巧的手柄,其治疗过程短暂,不会增加牙周医师的工作强度。激光照射不产生玷污层,有杀菌和清除毒素的能力,可以部分或全部替代化学制剂和药物在牙周组织的局部应用。柔软而纤细的光纤可以将激光导入牙周袋和根分叉,并通过激光的散射到达机械手段无能为力的死区。鉴于激光的上述优势,虽然目前激光在牙周病领域的应用尚未普及,但针对传统机械手段和化学方法的缺憾,将激光作为辅助工具,既可以提高传统治疗的疗效,同时又降低患者不适感,已经成为近年来牙周病治疗的一个热门改进方向。

1.清除牙石 清除牙石可能是当前我国口腔科医师在预防和治疗牙周病过程中,工作量最大的一个项目。如果激光在此方面有更加高效的表现,将有助于改善我国牙周病治疗需要严重供求不平衡的现状。

1965 年红宝石激光就被尝试用于进行牙石的清除,但在当时无法控制具有气化能力的激光对邻近正常硬组织的损害。尽管钕激光在口腔科领域被大量应用,但对许多研究的总结发现钕激光去除牙石的能力是不足的,无法达到临床需要的机械处理般的效率。准分子激光和金绿宝石激光在牙石清除方面的报道尚不多,其确切功效有待进一步研究。

铒激光发明于 1974 年,其能量被水分子强烈吸收的特性决定了其特殊的功能。铒激光照射硬组织时,在无机成分吸收能量产生热量之前,水及含水组织已经完成对光能的快速吸收,从而形成爆破性消融。1990 年开始针对铒激光清除牙石开展了多项体内外研究,综合多项研究结果发现使用凿形工作尖,采用 $10\sim15Hz$ 的脉冲频率,功率调整到能量密度为 $8\sim1.8J/cm^2$,工作尖与根面夹角保持 $15°\sim40°$,此时铒激光能够有效地清除龈下牙石,与机械龈下刮治和根面平整比较没有显著性差异,但牙骨质也同时发生一定程度的消融。激光器输出的功率、脉冲频率、脉冲时长都可以调节激光刮治的效果,临床操作需要在效力和安全之间寻找平衡点,过度破坏牙骨质可能干扰牙周膜再生。使用高频脉冲和低功率的铒激光可以提高消融牙石的效率,同时减少牙骨质的丢失,亦不会增加患者不舒适的感觉。临床医师要求激光不但能够清除牙石,还具备根面脱毒和防止玷污层形成的功能。铒激光处理后的根面内毒素含量较传统机械清创明显减少,同时没有检测到因二氧化碳激光或钕激光处理根面而产生的毒性物质。钕激光去除玷污层的能力很强,但其产生的高温会影响临床应用。铒激光在消融牙石的同时不会在根面形成玷污层,但会影响下方釉质的结构,因此铒激光适用龈下牙石的清除而不适合处理釉质表面的龈上牙石。

综合分析现有的激光仪器,比对目前的牙周超声波设备,可以判断现阶段昂贵的激光设备并无取代超声工具完成临床龈上洁治的可能,而有可能在龈下牙石的清除中得到应用,并可能实现根面平整和牙周袋内壁刮治同步完成。临床医师在选择具有清除牙石功能的激光设备时,需要考虑激光在牙周洁治和刮治中可能发挥的功效,以综合判断激光仪的应用效果和利用效率。

2.牙周袋清创　使用激光进行牙周袋清创,包含龈下刮治、根面平整和牙周袋内壁刮治。装备了柔软光导纤维系统的钕激光可以轻易到达牙周袋的深部,技术敏感性相对较低。自 20世纪 90 年代以来,钕激光已经在美国被许多非牙周病专科医师应用于牙周病的辅助治疗。近年来的研究开发热点则转移到铒激光和二极管激光上。其中铒激光在软组织清创和硬组织切割方面都有良好表现,在牙体牙髓病、牙周病和儿童齿科都有广泛应用前景。二极管激光因其激活媒质由不同种类半导体构成,性能有所差异,其中波长 904nm 的砷化镓激光进行牙周袋清创的功效与钕激光类似。

但是部分学者认为现阶段应用激光进行牙周袋清创并不能替代传统的机械手段,许多研究甚至不支持激光作为器械刮治的辅助手段,理由是虽然激光处理的牙周袋后细菌的数量有不同程度的减少,但并未获得牙周附着水平的额外增加,却可能对牙周膜造成伤害。另外一些文章则支持铒激光等是传统根面平整和袋内壁刮治的有效辅助手段,严格按照操作规范实施的铒激光牙周袋清创不会导致牙骨质、牙本质成分明显的改变,或产生化学性毒物。基础研究发现病变患牙经铒激光处理后,较机械刮治更适合成纤维细胞的黏附,并具有将病变根面去感染和去毒素的功能。虽然没有完全清除细菌的能力,但铒激光仅用低能量即可抑制牙龈卟啉单胞菌和伴放线杆菌等牙周致病微生物。有临床研究认为使用铒激光不但较刮治和根面处理更省时省力,还发现激光处理组有明显的探诊出血减少和附着水平增加,其半年的治疗效果与传统机械方法相当。

两类相反的观点可能源于不同研究方案采用的激光种类、功率和作用方式存在差异,牙周病的基础治疗是否需要附加激光处理,确实需要更多的证据来论证,以支持其在牙周病治疗中的推广使用;而激光取代传统机械清创则需要其在安全、疗效、价格成本、操作便利等多方面的综合能力有大幅度超越,当前的市售激光器尚未具备这些特性。

3.软组织手术　多种激光都具备的切割消融软组织功能在口腔医学领域应用最广泛。能够使用激光进行的牙周手术包括牙龈切除术、牙龈成形术、冠延长术、楔形手术、系带切除术等。早期的牙周病手术中常使用的是二氧化碳激光和钕激光,这些发射光波长为非可见范围的激光器,通常需要伴随激光同时输出其他可见光线,以辅助手术操作。这两种激光能够减少出血,因此特别适合在血管丰富的口腔组织,尤其是严重出血的牙龈瘤中使用。

虽然一般认为软组织手术使用激光,术中产生的疼痛较少,但没有确切的科学研究支持这种判断,即使美国 FDA 也不允许激光生产者宣称应用其产品时可以减少或不使用局部麻醉。而有理论支持激光术后疼痛相对缓和,理由是经激光照射产生的蛋白质凝结物覆盖在创面,形成类似敷料的结构,同时将感觉神经末梢封闭。有报道激光术后创面愈合较快,瘢痕也小于传统手术刀切割的愈合,但更多的实验结果显示激光术后愈合延迟,瘢痕较大。

龈切术可能是目前牙周病医师最愿意使用激光的手术。相对于传统机械龈切术,激光龈切术具有极好的止血效果,能够提供良好的视野,术后无需使用牙周塞治剂,术后的不良反应较少,牙龈增生复发也很少,但术后创面愈合较慢。

使用激光进行牙龈切除术的步骤并不繁杂,关键是注意安全:术前探诊术区龈袋或牙周袋,设计手术切口,确保余留足够的附着龈;术区消毒后常规局麻,术区周边软组织防护,调整激光仪到适当的功率,启动吸引器,佩戴护目镜,将激光器手柄上的激光尖对准术区组织,启动激光器,运用类似捏毛笔的动作重复拂过目标组织,直到获得所需的形态结构。术区产生的消融组织烟气和碎片需要在术中及时清除,由于缺乏接触组织产生力学反馈的感受,术者需要非常小心地控制激光的辐射区域,术后创面表现出的焦痂形态与通常的手术结果差别巨大,有必要向患者解释说明,并使用止痛药和抑菌漱口水。术后一周复诊对术区愈合进行评估。

4.激光在牙周病治疗中其他可能的应用 在牙周病治疗中还有多种应用激光的可能:使用激光均匀去除牙周翻瓣术后切口附近的上皮组织,以实现替代屏障膜,抑制上皮优先占据根面,从而获得牙周组织再生的效果,但此方法没有其他类似的报道,其科学性和可行性并未获得更多证据的支持。

因种植体周围炎等原因导致部分丧失骨结合的种植体,通过使用机械方法清创可以清除种植体周围的纤维组织和炎性肉芽组织,但只有使用激光才有可能清除暴露的种植体表面的污染物,同时结合 GBR 技术,从而有可能获得新的骨再生和骨结合,挽救濒临失败的种植体。

临床外科尝试应用激光对组织进行焊接,目前尚未获得理想稳定的结果,此方面实验的成功将为引导组织再生术中膜材料固定及牙周手术缝合提供新途径。

5.光敏抗菌系统 19 世纪 90 年代,细菌学家 Paul Ehrlich 发现多种致病菌能够吸收特定的染料,其靶向抑菌的思路为现代化学疗法奠定了基础,促进了抗癌治疗的发展。利用卟啉及其衍生物等物质的光敏作用治疗肿瘤的技术被称为光动力疗法(PDT)。由于血卟啉对癌细胞的特殊亲和作用,使其能够较长时间地在癌细胞中潴留,而激光的照射能够激发癌变组织中的血卟啉产生荧光,可应用于肿瘤的早期诊断;波长 630nm 附近的激光能够为卟啉及其衍生物大量吸收,并产生破坏癌细胞的氧自由基,实现对肿瘤的靶向治疗。除肿瘤细胞之外,多种真菌、病毒和细菌都可以是光敏抑制的对象,它们引发的疾病均可使用 PDT 进行治疗。

首次将光敏剂与低强度激光联合应用,进行了针对口腔微生物的抑菌实验。而早在 20 世纪初已经有亚甲基蓝光敏剂能抗微生物、抗病毒及抗原虫的报道,近些年来更多文献报道了关于光动力抗菌的机制和应用,尽管存在不同的命名方法,如光动力抗菌化疗(PACT)、抗菌光动力治疗(APDT)等,但它们实质上与本文介绍的光敏抗菌治疗都是相同的。许多研究表明低功率激光的光敏作用是杀死各种微生物的有效方法,这种治疗避免了应用抗生素而导致的耐药性或不良反应的产生,可以通过局部应用染料,选择性地通过结合细胞壁部分例如脂多糖和细胞膜而将细菌染色,随后局部应用的激光被染料分子吸收,引起染料的电子激发态跃迁,能量转移到环境的分子氧中导致氧自由基产生,破坏细胞壁和DNA,同时失活细菌毒素.实现快速的杀菌效果。此方法尤其适合染料和激光能够直接达到病损部位的口腔感染性疾病的治疗。

目前已知的具有光敏作用的化合物超过400种,根据其基本结构分为三大类:三环染料、四吡咯和呋喃香豆素。三环染料亚甲基蓝的吸收峰值波长是666nm,可以使革兰阳性和革兰阴性口腔细菌致敏,而被低能量激光杀死。在这种系统中,激光功率极低,其产生的低能量不会对机体细胞产生热损伤和其他不良反应损害,而光敏剂亚甲基蓝长久以来一直作为外科手术使用的染色剂,其在口腔局部应用的安全性毋庸置疑。虽然单纯的低功率激光对细菌无杀灭作用,亚甲基蓝的杀菌效果并未获得临床认可,但研究表明细菌在体内和体外均对此染色剂引发的激光光敏作用易感。实验证实常见的牙周致病菌牙龈卟啉单胞菌、具核梭杆菌等生物膜的形成都能够被光敏抗菌系统抑制,且光动力还能破坏革兰阴性细菌的内毒素、蛋白酶等毒力因子。

根据上述染料类化学物质对特殊波长光所具备的高效吸收能力,实施具有靶向调控的以激光为光源的光动力杀菌治疗方案——光敏抗菌系统已经被开发,其临床远期疗效正在观察随访中,从目前获得的资料判断,光敏抑菌系统是牙周基础治疗的有效辅助手段,其功效与局部药物治疗类似或更佳。动物实验证实光敏抑菌系统可以明显减少牙槽骨的丧失,而临床研究发现应用PDT可以显著性减少牙周维护阶段中探诊出血的阳性率。

现阶段已经有获得认证的光敏抑菌系统上市,其基本组成是光敏剂0.01%的亚甲基蓝染料溶液和连续波二极管激光光源,其专用激光仪的输出激光波长为660～675nm,功率为0.1～0.14W。

具体操作步骤如下:

牙周炎患者按照常规首先进行龈上洁治、龈下刮治等牙周基础治疗。

对愿意接受光敏抗菌系统治疗的患者,在治疗前先要询问其是否有甲基丙烯酸甲酯或亚甲基蓝的过敏史。

患者佩戴好专用防激光护目镜。

在选择确定需要治疗的牙位后,在患牙的牙周袋内灌注光敏剂亚甲基蓝染料,使其充满整个治疗区域。

在激光仪的手柄上安装一次性使用的激光扩散尖。

操作医师佩戴同样的护目镜。

将激光扩散尖放入牙周袋底部,运用脚踏开关启动激光仪,激光发射1分钟后自动停止。

更换部位继续治疗。由于激光在牙周袋内具有散射作用,因此每颗患牙只需要颊舌或近中、远中两个部位的治疗。

结束治疗后可以选择使用3% $H_2O_2$ 进行牙周袋冲洗。

临床应用光敏抗菌系统可能产生的不良反应及其相应的防护方法如下：

（1）使用激光作为光源的光敏抗菌系统，根据使用的激光种类和功率可能产生各种由于激光应用不恰当而引发的并发症。

（2）光毒性不良反应有类似晒伤的表现，是黏膜等组织过度暴露于激光辐射后的急性反应，部位确定范围集中，如果系统使用的激光功率足够小，机体能够迅速恢复受损的组织。

（3）光变应性反应通常有磺胺类、四环素类、喹诺酮类药物引发，可为变态反应的各种临床表现，发生率很低，可以从患者的药物过敏史中获得相关信息，避免在激光治疗的同时使用此类药物。

（4）各种微生物由于种属差异而存在细胞壁通透性不同，因此它们对同类光敏剂具有不同的易感性，可能导致菌群失调、口腔微生态紊乱。选择易吸附致病菌的染料是解决方法之一。

6.使用激光的注意事项　因为激光可能对人体皮肤、眼睛等造成伤害，所以安全使用是激光应用中必须遵循的原则。

激光使用中最重要的是保护患者、医生及助手的眼睛。必须使用针对特定波长激光设计制作的专用的护目镜，不能用其他眼镜替代，不能与不同类型的激光护目镜混淆使用。波长在780nm 到 $2.5\mu m$ 的可见光和近红外光激光如果直接照射瞳孔，即使是毫瓦级的激光经过晶状体聚焦后到达视网膜，也能致视网膜感光细胞凝固变性坏死而失去感光的作用，不可逆的视觉损害将在瞬间发生。波长大于 $2.5\mu m$ 的远红外波长激光则几乎全部被角膜吸收，对眼睛的损害主要表现为角膜损伤，产生疼痛，异物样刺激、怕光、视力下降等症状。波长小于 400nm 紫外激光不但可能造成皮肤和黏膜细胞的恶变，也同样对角膜和晶状体有损伤，此激光几乎全部被眼的角膜和晶状体吸收，导致晶状体及角膜混浊形成白内障。而这些波长范围超过可见光的激光，其对于人类肉眼的非可见性使其危害更加隐蔽，尤其需要提防。国外有学者将波长大于 $1.4\mu m$ 的激光称为"眼睛安全"激光，因为这类波长的激光能够被晶状体削弱，而减少对视网膜的侵害。但这也只是相对的视网膜安全，高功率或长时间的暴露仍然会造成严重永久性损害。

通常激光应用于口腔局部病变组织，其周边的正常组织就需要得到适当的保护，口镜及其他器械的金属部分都可能反射激光，在非靶部位产生作用，为此喉、腭、舌等口腔内组织都需要遮盖性防护，可以采用的器材有湿纱布、塞治剂、橡皮障等。

具有烧灼切割软组织能力的激光通常都产生一定量的烟气，可以造成潜在的生物危害，必须随时使用强力吸引设备将其及时清除，防止吸入呼吸道对人体造成伤害。

由于激光可能会产生高温，在任何可燃易爆的环境中使用都是非常危险的，因此当使用高功率激光时，口腔科诊室中装备的酒精灯、氧气瓶等设备和材料需要进行必要的防护。

标准的激光设备具有连锁装置，此设备能够在诊室门被意外打开时及时切断激光，防止第三者受到伤害，此系统在设备安装时不应被忽略。

按我国国家标准 GB7247 激光辐射防护安全要求，激光设备分四类，它们对机体的损伤逐级增大，它们的级别与产生的激光级别互相对应：1 类激光器是即使直视其产生的光线也不会损害眼睛的，是最安全的无害免控激光器；2 类激光器是低功率激光器，眼睛若偶尔接触其产生的激光不会造成损伤，对皮肤无热损害；3 类激光器是中功率激光器，直视聚焦的激光光束会造成眼损伤，对皮肤尚无热损伤；4 类是最危险的大功率激光器，不但其发出直射光束及镜式反射光束对眼和皮肤有损伤,而且其漫反射光也可能给人眼造成严重的损伤。

国外对于激光的评级并不只限于激光的功率、波长等物理参数,人体接触激光的可能性也是评估的标准,隔离装置完善的高功率激光也可能获得低级别的危险度评估。因此即使是低级别的激光设备也应该严格按照说明书进行操作,才能保证操作者和患者的安全。3 类和 4 类激光器的操作者需要经过特殊的培训,必须有严格的制度对激光器进行管理和使用,没有钥匙的其他人员不能启动激光设备。激光器需安放在安装有明亮光照的房间内,以使在场人员的瞳孔缩小,万一激光光束射入眼睛时,可以减少透射到视网膜上的进光量。而房间还需要同时对外遮光,防止有害激光束向外泄漏。

# 第五节　牙周与修复学及正畸学的相互关系

## 一、口腔修复学的牙周预备

### (一)牙周预备的意义及原因

修复前必须使牙周组织消除炎症、消除牙周袋,没有膜龈联合问题,且具有良好支持功能及美学修复的牙周组织形态。在进行种植体修复前,亦需对骨组织缺损或牙龈软组织缺陷进行纠正。如果在未经治疗的牙周炎患牙上进行修复,患牙可能很快因为炎症造成松动脱落。口腔修复前进行牙周组织的治疗和预备,原因在于以下几个方面。

1.牙龈边缘状况影响修复效果　牙周预备前获得健康稳定的牙龈边缘,对于修复后得到合适、美观的修复体边缘至关重要。如果修复体边缘为炎症牙龈所覆盖,牙周治疗后将出现牙龈退缩、修复体暴露等一系列问题,影响修复效果。

2.牙周病患牙的牙齿位置会随着炎症的改变而改变　牙周病患牙在经过牙周治疗后,炎症的消退、牙周膜纤维的再生都可能改变牙齿的位置。

3.牙周组织的炎症会改变基牙的受力　炎症状态或炎症消除时,牙周组织都将对𬌗力的分布做适应性调整。如果在牙周炎治疗前作义齿修复,则原本对基牙有益的功能性刺激在牙周治疗后可能变成破坏性损伤,造成基牙和修复体的损害。

4.炎症状态时取模对固定修复的影响　取自炎症牙龈的印模制备而成的义齿,在牙周恢复健康后,其义齿组织面和牙槽嵴不匹配。炎症消除后牙龈及邻近黏膜的轮廓会有所改变,在固定桥桥体下方及活动义齿的鞍状区将产生牙龈收缩而形成空缺。局部容易造成菌斑堆积,从而导致基牙黏膜和牙龈的炎症。

5.牙周治疗的目的　形成适合单个牙修复、固定及可摘局部义齿修复所需的膜龈外形及骨形态也是牙周治疗的目标之一。

所以,对于广泛性牙周炎的患者,其治疗修复步骤大致如下:

拔除无保留价值的牙齿,做临时局部义齿修复。

完善的牙周治疗。

牙周治疗后约 2 个月,待牙龈恢复健康,龈沟位置确立再进行修复治疗。

### （二）修复前牙周准备的内容

牙周和修复治疗的目的是更好地维护机体组织健康、符合美观需求。如牙备前要有稳定健康的龈缘、足够的临床牙冠、较高丰满的牙槽嵴，这些都是牙冠修复后避免冠缘和牙根暴露所必要的条件。修复前牙周准备主要涉及牙周病治疗程序的第一、第二阶段治疗，即牙周基础治疗和手术治疗。此时的牙周手术治疗不仅仅是为了达到牙周组织的健康，而是获得有利于美观修复的牙周形态。所以，这些手术被称为修复前牙周手术。

1.第一阶段:基础治疗 牙周基础治疗的目标是消除各种致病因素，控制牙龈炎症。

牙龈炎症未得到控制时，龈沟上皮表面会形成溃疡，使牙龈出血明显、上皮组织充血水肿，炎症渗出液渗透入龈沟或牙周袋内。不仅不利于牙周健康，也影响取模及修复效果。因此有明显炎症的牙龈须在修复前得到彻底控制。

完成基础治疗后，应已控制活动性龋、已拔除无保留价值的患牙、无咬𬌗创伤、消除了急性炎症反应、牙周破坏得到控制。

去除导致牙龈炎症的病因可使牙龈在1~2周内恢复健康。如果不涉及牙周手术治疗，修复治疗可以在基础治疗后6周左右进行。

2.第二阶段:牙周手术治疗 牙周手术的目的是彻底清除牙根面的感染组织、纠正牙龈及牙槽骨的外形。包括纠正膜龈关系不良的膜龈手术、增加必要的临床牙冠长度的冠延长术、恢复牙槽嵴高度和宽度的牙槽嵴顶增加术等。牙周组织一般在手术后4~6周愈合，但在6周到6个月的时间内，都可能会有微小的变化和调整。所以，义齿修复的时间在牙周手术后2~3月甚至更长。

(1)处理膜龈缺陷:有的牙周炎患者同时存在牙龈炎症和膜龈缺陷，而且牙龈缺陷区域需要义齿修复。此时可以采用游离龈瓣移植等手术修复膜龈缺损，然后再做义齿修复。增宽的角化龈可以增加游离龈及周围组织的稳定性，使修复体及邻近牙龈保持健康态。

牙周组织的整形重建手术必须在修复前2个月完成，以保证牙龈组织有足够的恢复时间。不致于修复后重新发生牙周炎症。

(2)牙冠延长术:对于临床牙冠短小，且又需要固定修复的患牙，需要牙周手术(即冠延长术)的方法增加其临床牙冠的长度。这样修复医生有足够的临床牙冠可供牙备，而不至于把修复冠边缘过分伸入牙周组织，破坏生物学宽度。

生物学宽度为从龈沟到牙槽嵴顶之间的恒定距离，包括结合上皮和牙槽嵴顶以上的结缔组织。一般而言，牙槽嵴上方的结缔组织平均为1.07mm，结合上皮宽度约为0.97mm，因此生物学宽度大约为2mm。而健康龈沟的冠沿到沟底的平均距离约为0.69mm。生物学宽度通常是恒定一致的，如果修复体边缘位于牙周附着区，牙槽嵴顶逐渐降低并重新建立生物学宽度，同时，如果修复体边缘置于此区域内，还将导致牙龈炎症和牙周袋的形成。

采用手术方法暴露足够临床牙冠，避免冠缘进入生物学宽度区域的手术称为牙冠延长术；而牙龈切除术仅仅切除增生过长或形成牙周袋的炎症龈组织，这些组织的存在会影响修复过程。但单纯的牙龈切除不会增加远期临床牙冠，牙龈在术后还会重新生长至术前水平，因此不是真正的冠延长术。临床牙冠是指牙槽嵴冠方的牙齿，要增加临床牙冠，必须去除部分牙槽嵴。所以,冠延长术包括根尖复位瓣手术和骨修整手术。骨修整手术是指少量去除牙齿的部分支持骨组织,但并非把环绕牙齿的 4 个面的骨组织都彻底去除。骨修整后保证修复体边缘与牙槽嵴顶间有至少 3mm 以上的距离,这段距离就足以保证嵴上胶原纤维嵌入根面而不破坏牙槽骨。也可以保证 2~3mm 的龈沟深度。如果按这个原则放置修复体,则其冠缘可位于龈沟的中段部分。如果不能保证修复体边缘和牙槽嵴顶之间有足够距离,则修复体会渗入正常牙周附着组织,导致牙周炎症和牙周袋的形成。

上前牙冠折后,已缺损大量牙体组织。如果要保持原有咬𬌗关系且有较好美观效果,在冠修复前须做冠延长术。不仅要延长临床牙冠,还要使对侧牙龈相互对称、协调,保证美观。由于龈组织的轮廓与下方牙槽骨外形相一致,因此也需相应去除部分骨组织。术前可准备一个手术模板决定术中去骨的量及形态,以获得良好的美观效果。骨切除手术中已描述过这种手术方法,用骨凿去除并修整骨组织。一般而言,中切牙及尖牙骨高度一致,侧切牙牙槽嵴边缘偏冠方。手术时,在牙槽嵴部分可采用全厚瓣暴露骨面,然后逐渐转为半厚瓣,以便缝合时做瓣的根向复位,使患者在功能和美观方面都得到良好的效果。

(3)牙槽嵴顶增加术:临床上,重度牙周炎、根尖周炎、有创拔牙、外伤等往往造成牙槽骨的重度缺损,特别是前牙区的骨缺损。这种缺损可单纯发生缺失牙牙槽窝的冠方或颊侧,但多数情况下是在冠方和颊侧同时存在缺损。此时,如果不进行骨重建,仅采用固定桥修复,则修复后的假牙显得狭长或假牙与根方牙龈间有空隙,将会严重影响患者美观及冠修复的效果。

有多种手术方法可以解决牙槽嵴的缺损,但它们的目的都在于修复既往缺损的牙槽骨。其中 Abrams 的卷叠技术特异性的针对中度颊舌侧组织缺损。在手术过程中,可以先在缺损部位去除部分腭侧上皮,做一连接颊舌侧的半厚瓣切口。把没有上皮覆盖的腭侧结缔组织瓣卷叠入颊侧的半厚瓣下方。这样,就能利用腭侧的旋转瓣修复颊侧的组织缺损。而更为广泛的牙槽嵴缺损可采用取自腭侧的上皮下结缔组织放入袋状或隧道的受区修复缺损。先在缺损处两侧做一垂直切口,在水平和垂直方向做一隧道形成受区,以保证对结缔组织瓣有足够的血供。结缔组织瓣在腭侧用肠线缝合固位,可获得较好的垂直向的牙槽嵴增高,使固定修复获得较好美观效果。也可用螺丝固定骨块或钛网支持特定的骨移植物来修复大的缺损。

牙周健康和牙齿修复的关系是密不可分的。修复体要保留长久,牙周组织必须保持健康;而要使牙周组织保持健康,则修复体在许多区域须严格处理,以维持与相关牙周组织协调一致。

# 二、牙周与修复的相互影响

## (一)修复体的边缘位置

1.修复体的边缘位置和生物学宽度　修复医师必须深刻理解生物学宽度的定义及其在维持健康牙龈组织及控制修复体边缘牙龈外形的重要意义。对该知识的理解和掌握,有助于正确放置修复体边缘,特别是在美观要求高的前牙区。因为该区修复过程中,着重考虑的即是如何妥善处理修复体边缘和牙周组织界面的关系。

修复医师可用 3 种方式处理修复体边缘,即龈上型、齐龈缘型、龈下型。龈上型边缘对于牙周组织损伤最小,这种边缘设置方法通常用于对美观要求不高的后牙区。特别是在采用对比度明显,内层修复材料易透射时更应放置在美观要求不高的区域。但随着修复材料、黏结材料及修复树脂等材料的发展,在美观区也逐渐采用龈上型边缘设置。齐龈缘型边缘修复方式比龈上型或龈下型修复更易堆积菌斑,导致牙龈炎症,通常不采用此边缘设置。从牙周健康角度讲,龈上型和齐龈缘型效果相近,最大的生物学危险存在于龈下型边缘设置。如果修复体边缘设置过度位于牙龈组织下方,将破坏牙龈组织的附着。

牙槽骨冠方牙龈组织符合生物学宽度。许多研究认为结合上皮的根方与牙槽嵴顶之间的距离约为 1.07mm,而龈沟底下方的结合上皮附着约为 0.97mm。这两个数据的总和即为生物学宽度。在临床上如果修复体边缘位于牙槽嵴顶冠方 2mm,甚至不足 2mm 处,或牙龈组织在没有明显诱因下发生炎症则有可能是破坏了生物学宽度。

修复医师往往倾向于把修复体边缘尽可能置于龈下,可以尽量遮盖边缘色阶变化,促进外形美观。而修复体边缘过度置于龈下将影响牙龈附着且违背生物学宽度,会引起两种不同的反应:一种是牙槽骨吸收且牙龈退缩。机体将适应性地在牙槽嵴顶及修复体间形成新的空间,以保证结缔组织附着。此时修复体位置恒定不改变,改变的必然是牙槽嵴顶的位置。导致牙槽嵴吸收、嵴顶位置降低、牙龈退缩等一系列改变。这种反应通常容易在牙齿周围牙槽嵴菲薄处发生,修复时的创伤是引起这种脆弱组织发生退缩的主要原因。影响牙龈退缩的其他因素还包括牙龈的厚度、牙龈的纤维化程度及牙龈外形等。菲薄扇形的牙龈较厚且纤维程度高的牙龈更易发生退缩。另一种生物学改变可能更为普遍,即是牙槽骨高度保持不变,而牙龈炎症加剧或持续不断。要保持牙龈组织健康,临床修复中必须在修复体边缘和牙槽嵴顶之间预留足够的空间。手术改变牙槽嵴高度及正畸牵引的方法均可用于调整临床牙冠,使修复体兼顾健康与美观两个方面的因素。

2.生物学宽度的评估　可以采用以下几种方法评估修复体边缘是否违背生物学宽度。①放射学的方法:此法只能评价牙冠近远中面是否违背生物学宽度,而颊舌(腭)侧由于透射叠加的原因不能准确评估。②探诊法:当用牙周探针探及修复体边缘时使患者感到不适,就足以证明其位于牙周附着区,违背了生物学宽度。③直接法:局部麻醉下,采用牙周探针沿着龈沟穿通结缔组织附着直接检测修复体边缘与牙槽骨嵴顶之间的距离。

一般而言,对某一特定修复体,如其有一个或一个以上位点边缘距嵴顶距离在 2mm 以内,即可诊断为违背生物学宽度。然而,即便这个距离为 2mm 甚至大于 2mm,有些患者还是出现了"违背生物学宽度"。部分研究发现,生物学宽度平均为 2mm 左右,但个体间存在较大差异。一些生物学宽度特异的患者,可以只有 0.75mm,而有的却可达 4.3mm。这一信息提示在临床修复过程中,为了确保修复体和牙龈协调性,应尽量个体化检测每一患者的生物学宽度。可在局部麻醉下用骨穿透法检测龈缘距牙槽骨嵴顶的距离,再减去龈沟深度,就是该牙的生物学宽度。可以在多个牙上重复检查以确保准确度。

3.纠正已违背的生物学宽度　可用于纠正违背生物学宽度的几种方法,包括采用手术去除临近修复体边缘的部分牙槽嵴,或用正畸牵引的办法增加生物学宽度。

手术去骨法更加快速有效,不影响修复体切缘和𬌗平面高度。但去骨的同时需考虑术后牙龈退缩对临床牙冠长度的影响。合理的去骨法是先预留出恰当的针对患者的生物学宽度后再额外增加 0.5mm 作为安全区域。牙龈退缩是去骨手术后潜在的危险。如果去除了一定量的邻面骨，则很有可能导致牙龈退缩产生黑三角，从而影响美观。

如果生物学宽度的违背发生在邻面或颊面，但牙龈组织尚无退缩，这时可用正畸牵引的办法。而正畸牵引也可采用两种不同的方法。一种是加以小的正畸牵引力，牙齿缓慢冠向移动，同时牙槽骨和牙龈也向冠方移位，直到牙槽骨高度足够再次手术纠正违背生物学宽度。当牙齿在新的位置稳定一段时间后，再行手术纠正骨高度和龈外形。另一种方法是几周内快速牵引牙齿。在牵引过程中，每周需做嵴上纤维环切术以避免牙周组织随牙齿一齐冠向移位。待牙齿稳定至少 12 周以后，再次确定牙周组织的位置，决定是否尚需进一步手术治疗。

4.修复体边缘放置原则　确定修复体边缘时，可以根据龈沟深度来调整修复体边缘位置以避免违背生物学宽度。龈沟底可以被看成是牙周附着的顶部，修复体边缘可根据龈沟深度而不是附着水平来决定。根据龈沟的探诊深度，确定修复体边缘可安全伸入至龈缘下的深度。当探诊深度很浅，为 1～1.5mm 时，修复体边缘伸入龈下大于 0.5mm，即可能违背生物学宽度。如果龈沟探诊深度较深，则修复体边缘可伸入龈沟的余地较大。但龈沟越深，以后发生牙龈退缩的可能性也越大。在用龈沟深度指导修复体边缘设置时，首要考虑的是牙龈健康。在确保牙龈健康的前提下，可用如下 3 个原则来设置龈下型修复体边缘。①龈沟探诊深度小于或等于 1.5mm，修复体边缘可置于龈缘下 0.5mm 处。②龈沟探诊深度大于 1.5mm，修复体边缘可放置在龈沟深度一半处。这样的修复设计，即便牙龈退缩时，修复体边缘通常仍位于龈沟内，从而可避免其暴露和影响美观。③龈沟深度大于 2mm，尤其是位于颊侧的位点，可考虑进行龈切手术增长牙冠，并使龈沟深度在 1.5mm 左右，然后再根据第一个原则放置边缘位置。

## （二）邻面龈外展隙的美观考虑

1.龈乳头与龈外展隙的关系　牙与牙之间接触点下方的间隙构成龈外展隙。理想的邻面龈外展隙应光滑无倒凹、龈乳头充满整个邻间隙直至牙齿接触点、没有食物嵌塞、舒适且美观。龈乳头的高度由牙槽嵴高度、生物学宽度和龈外展隙形态决定。所以，龈外展隙形态的改变也可影响龈乳头的高度和外形。

颊侧牙龈组织在牙槽嵴冠方的高度通常约为 3mm，而龈乳头位于邻面牙槽嵴顶冠方的高度却通常有 4.5～5mm 之多（见图 2-5-1）。这就意味着龈乳头高度较颊侧龈组织高，但通常这两处的位点拥有相同的生物学宽度。所以，邻面的探诊深度自然比颊侧的龈沟深 1～1.5mm。Van Der Veldon 在 1982 年的研究中发现，完整去除邻面牙槽骨冠方的牙龈组织，测得其平均高度为 4～4.5mm，且平均龈沟深度为 2～2.5mm。而 Tranow 在研究龈乳头、牙齿邻面接触点至邻面牙槽嵴顶距离关系时发现：当接触点和嵴顶距离（即龈沟深度＋生物学宽度）不大于 5mm 时，牙龈可完整充满整个邻间隙；而当此距离不小于 7mm 时，只有 37％ 的龈乳头可充满邻间隙。当然，这一距离有着显著的个体差异。理想状态下，邻面接触点下缘到牙周附着上缘的距离，也就是邻面龈沟的深度为 2～3mm。只有在牙龈健康状况下，才能较为准确地获得龈沟深度。如果龈沟深度大于 3mm，就有可能在修复过程中发生牙龈乳头退缩。

临床医师经常在临床上发现正常或浅的龈沟、伴有短小的龈乳头；而较少见到深的龈沟、伴随高而窄的龈乳头。龈外展隙在一定程度上决定牙龈乳头的外形和高度：如果龈外展隙太宽,龈乳头就会显得扁平、圆钝,得到较浅的龈沟;如外展隙宽度适中,则龈乳头外形显得正常,龈沟深度为 2.5~3mm,外形健康;而外展隙过窄,龈乳头将伸展至颊侧或舌侧、在接触点下方形成龈谷而导致炎症的发生。要确定导致龈乳头外形异常的原因,通常需要将该牙的龈乳头与相邻健康牙比较后才能确定。如果所比较的龈乳头高度一致,且其他部位不存在外展隙过大的问题,则该龈乳头的形态是由于该牙外展隙的异常所致;如果要比较的龈乳头位于相邻龈乳头的根尖方向,就需评判邻面骨高度。如果龈乳头下方的骨高度低于邻牙牙槽骨高度,则该龈乳头的形态异常是由骨缺失所造成的;而如果骨高度一致,则外展隙暴露是由于外展隙过宽造成、而非牙周问题。

2.修复方法纠正龈外展隙暴露　造成龈外展隙暴露的常见原因为骨丧失造成龈乳头高度不足,或邻面接触点位置太靠冠方。如果是后者,还有两个潜在的原因;如果由于牙齿倾斜导致接触点位置改变,可采用正畸的方法进行纠正;但如果相邻两牙根平行、龈乳头形态正常,但仍有龈外展隙暴露,则有可能是和牙齿外形不佳有关,尤其是过度锥形的牙齿。修复医师可以通过根尖方向移动接触点,纠正外展隙的暴露。为了达到这一效果,修复体边缘可向根方移位 1~1.5mm,置于龈乳头下方,从而既能使接触点位置根向移位,又不至于侵犯生物学宽度。应当在临时牙上即修整出合适的修复体外形和外展隙,并在进行永久修复前使牙龈组织适应 4~6 周(见图 2-5-2)。

在处理牙龈退缩造成的龈外展隙暴露时,要考虑缺损位于前牙还是后牙区。如果缺损发生在前牙区,美观要求较高。此时需把接触点位置向根方迁移,尽量减小大的龈外展隙暴露;如果在采用多个单位的义齿修复时,也可考虑用和组织颜色相配的烤瓷,直接在烤瓷牙上修复出龈乳头的效果。若龈退缩发生在后牙区,且牙根间距离明显增加,则很难在避免形成过凸牙冠情况下纠正邻面接触点。这种情况下,可尽量使接触点向根方移位,以避免发生较重的食物嵌塞现象。但可以在外展隙处保留小的空隙,便于牙线或牙缝刷顺利通过。

3.修复体的外形设计　修复体的外形设计包括修复体的唇舌面凸度和𬌗面外形设计。

修复体的表面凸度对于保持牙龈健康非常重要。修复过程中,对于凸度的过度或不足修复都对牙周组织不利。但通常,临床上最常见的错误是过度恢复唇舌面外形,尤其容易发生在牙冠的龈 1/3,并因此可能引起牙龈的费用性萎缩、影响该区域的口腔护理及菌斑控制。而外形恢复不足往往会造成根方牙龈的创伤而引起退缩。

修复体的𬌗面设计应尽量使𬌗力沿着牙齿长轴分布。同时,恢复牙齿𬌗面和牙尖形态,使它与余牙相协调。而𬌗面应该提供形态良好的边缘嵴和溢出沟,以防止邻面的食物嵌塞。

4.桥体的设计　桥体应该同时满足以下要求:①恢复缺失牙的咀嚼效率。②提供与基牙,对颌牙和余留牙列良好的𬌗关系。③减少食物残渣及菌斑的堆积,自洁作用良好。④美观。⑤恢复食物溢出的外展隙。

制作牙冠外形的原则同样适用于桥体的制作。但对于后者,尚需考虑桥体龈面的形态。桥体修复的龈面形态大致有 4 种:卫生桥、盖嵴式桥体、改良盖嵴式桥体、卵圆形桥体。不管采用何种形态的桥体,都应该给对颌牙以稳定的咬𬌗力、提供正常的咀嚼、不使基牙产生过重的负荷。这 4 种类型的修复都可采用烤瓷、抛光合金、抛光树脂作为修复材料。只要保证修复体表面的光滑,这些材料的组织相容性没有显著差别。

　　修复体的龈面外形对于修复体下方的菌斑控制非常关键。卫生桥和卵圆形桥体的组织面为凸形,便于清洁。而盖嵴式桥体、改良盖嵴式桥体的组织面为凹形,牙线较难通过。虽然卫生桥的设计最有利于口腔卫生的清洁,但由于其不美观,因此较难获得患者的认可。相对而言,卵圆形桥体是一种较理想的设计方法。它是在无牙区用金刚砂钻或用电刀手术先形成一个受区,构成一个扁平或凹坑状外形,使桥体固定于此。受区的深度根据美观要求决定。在美观要求高的上前牙区,需预先构成一个比颊侧龈缘凹进1～1.5mm的凹坑,形成一个游离龈缘的外形,以取得较好的美观效果。这个受区在腭侧可形成一定锥度,便于清洁工具从腭侧进入。在后牙区,深的受区不利于口腔清洁。这时,理想的处理办法是在颊侧平牙槽嵴处形成桥体颊面,而桥体的舌面仅形成一直线外形,消除了牙槽嵴的凹面,使龈面桥体组织易于清洁。

　　如果牙槽嵴受区是由手术方法制备,有必要明确牙槽骨上方软组织厚度,可在局部麻醉下采用探针穿透软组织到骨面进行测量。如果受区余留软组织在2mm以上,在嵴顶可有明显的反弹效果。如果去除受区牙龈组织后,骨上方软组织厚度不足2mm,这时需去除部分骨质以获得良好效果。

　　采用卵圆形桥体修复时,要获得良好的临床修复效果,还需考虑一定的牙槽嵴软组织参数。首先,牙槽嵴高度必须和邻面龈乳头高度相匹配。只有龈缘高度合理,修复体才不至于显得过长、过短。同时,牙槽嵴边缘须位于设计合理的卵圆形桥的唇颊侧,使义齿有一种从牙槽骨内萌出的视觉效果。以上区域软组织量若有不足,可采用一定的牙槽嵴增高(宽)术以构成足够的受区软组织,达到美观目的。牙槽嵴增高(宽)术可先于制备受区软组织外形手术之前,亦可两手术同时进行。在受区制备完4～6周后,再用印模材料取得受区模型,以获得更为精确的义齿修复。

　　卵圆形桥体有一个重要的修复功能,就是维持拔牙后缺损区与相邻基牙龈乳头的外形。牙齿拔除后龈外展隙形态通常会破坏,从而带来相应龈乳头的退缩。虽然邻面龈乳头较颊舌侧牙龈高,但龈乳头依然有1.5～2mm的退缩。通过一定的处理,可以避免这种牙龈退缩。拔牙后,直接进行即刻义齿修复。将义齿伸入拔牙窝约2.5mm,维持原有外展隙及龈乳头外形。4周后,义齿伸入拔牙窝的深度从2.5mm降至1～1.5mm,以便清洁。只要基牙的牙槽骨高度正常,这种操作足以维持拔牙窝原有牙龈高度。

　　盖嵴式桥体是一种过时的设计。凹形组织面完全包绕了颊舌侧牙槽嵴,不利于清洁。无论是在前牙还是后牙,都不值得应用。但如果牙槽嵴高(宽)度不够,不能应用卵圆形桥体时,可以采用改良盖嵴式桥体。颊侧组织面凹陷桥体覆盖牙龈,但这种设计并不延伸到舌侧,从而能采用一些辅助工具通过舌(腭)侧进入桥体下方进行清洁。

　　5.胎的考虑　虽然过去的一些研究认为,胎创伤在牙周病发病因素中所起的作用越来越被弱化。但是,对于种植体修复以及其他一些非金属材料的修复,却尤其要重视胎力的分布。因为这些修复体对胎力非常敏感,如果存在创伤,即有可能导致结构破坏、修复失败。从修复的角度考虑,主要应注意以下原则。

　　(1)正中胎位时,尽量保持所有牙的均匀接触。

　　(2)当下颌从正中胎位向前移动时,如有尖牙和前牙的引导、后牙保持无接触的情况是较为理想的。因为这样可以减少升颌肌群的收缩,产生Ⅲ类杠杆作用,从而减少施加到前牙的𬌗力。

（3）只有患者的神经肌肉功能协调，才能获得前牙引导。协调的关系表现为前牙没有震颤及松动，能保证患者有良好的覆𬌗、覆盖，感觉舒适，发音清晰。

（4）具有稳定的垂直距离，才能保证患者重建良好的𬌗位。而稳定的垂直距离有赖于牙齿本身的𬌗向萌出力和升颌肌群反复的收缩力之间保持平衡。

（5）当要修复不良的颌位或者要重建颌位时，需要在可重复的正中关系位即髁突最上位处进行。因为这个位置在患者的每次复诊时都能重复获得。

总之，要做到以上对颌位的要求，临床医师应该获得精确的模型，使用面弓将正中关系的信息转移到合适的𬌗架上。

6.特殊考虑　即截根术后牙齿的修复。

虽然，随着牙种植术的普遍开展，通过截根术及牙半切除术治疗和保留患牙的方法已逐渐减少。但长期以来，它还是牙周病治疗的一个传统和有效方法之一。在经过上述手术治疗后、修复余留牙时，将面临牙齿结构上的挑战。一方面，在牙备时应尽可能多保留余留牙的牙体组织，可采用金属桩核加固修复体。另一方面，修复时需考虑采用合适的修复体外形以维护口腔卫生。修复时尽量避免恢复过凸的牙面是一项总的原则。在颊舌侧，从冠缘到颈缘采用稍有凸度的功能面。既可顺利清洁牙齿和龈缘菌斑，又可刺激牙龈，不至于废用性萎缩。在邻面，尽量从冠缘到颈缘成直线形或稍有凸度，使食物碎屑能从接触点下方溢出。截根或牙半切除后的牙齿其邻面根干处常有凹陷，这些区域牙线不能进入，修复体的龈外展隙须进入根干的凹陷区，使修复后牙缝刷可清洁该区域。

通常该区域的修复不大考虑美学方面的因素，除非是上颌第一磨牙近中颊根截根术后，而且该患者大笑会露出该牙齿时。解决方案是在冠修复时用修复材料重塑该牙近中颊根及根分叉，且根分叉外形须便于牙缝刷清洁。

# 三、正畸治疗与牙周健康的相互关系

牙周治疗的最终目标是创造在健康牙周组织条件下行使良好功能的牙列。在成年个体，由于牙周病导致的牙周支持组织受损或者牙齿丢失，可以造成牙列中单个或多个牙齿的病理性移位。从而引起前牙中缝的增宽；牙列稀疏、牙间隙增大；前牙唇向漂移、扭转；由于双尖牙和磨牙的移位造成的后牙咬𬌗塌陷、垂直距离降低等问题。在很长一个时期，正畸治疗主要局限于青少年的错𬌗畸形。但随着 20 世纪 70 年代材料学的发展和矫治器的更新，正畸治疗取得了很大进展。其范围已扩展到许多成人的牙𬌗问题，其中包括牙周病患者的正畸治疗。通过合适的正畸治疗，可以改善由于牙周病所引起的一些美观问题，如前牙前突、间隙过大等；也可以解决一些牙体、牙列的修复问题，如重新分布桥基牙等。许多研究和长期的临床实践表明，牙周病对于正畸治疗不再是禁忌。相反，在牙周炎症控制良好的前提下，对牙周病患者施以正确、合适的正畸治疗，不仅不会加重牙周支持组织的破坏，反而可能在一定程度增加牙槽骨骨量、改善骨质。可以说，正畸治疗能改善牙周组织的健康和功能，而牙周组织的特性又是正畸治疗的基础和前提。

### （一）正畸过程中牙周组织的变化正畸治疗

通过对错位的牙、牙弓或颌骨施加一定的矫治力，以引起牙周组织、颌骨在生理限度内的组织改建。这样才能产生牙的移动，引导颌骨正常生长，以恢复或重建咬合平衡。从而使牙颌系统获得正常外形，发挥正常功能，达到矫治畸形的目的。正畸过程中，牙周组织会产生一系列的变化。

矫治力作用下牙周组织会产生压力侧及张力侧，压力侧牙周膜最初有血管扩张，管壁的通透性增加，继之发生血管栓塞。牙周膜内细胞、胶原及纤维的排列紊乱。随后，胶原纤维和基质降解吸收，并分化出破骨细胞。张力侧牙周膜纤维拉伸变长，牙周间隙增宽，胶原纤维和基质增生，成纤维细胞增殖，成骨细胞分化。

压力侧牙槽骨有骨吸收，而张力侧有新骨形成，以维持正常的牙周膜宽度。在骨吸收及骨生成的过程中，造成牙齿的移动。按照吸收方式不同，可以将骨吸收分为两种：一种是直接的骨吸收，又称为正面的骨吸收。另一种是间接的骨吸收，又称为"潜行性"的骨吸收。直接的骨吸收是指在矫治力作用下，牙周膜细胞受刺激产生破骨细胞，破骨细胞沿着牙槽骨内面而造成的骨吸收。当矫治力过大时，牙周膜血管完全被压迫而使局部缺血，或血管被压迫而局部出血，导致血栓形成及无细胞区的玻璃样变。与儿童和青少年相比，成人牙周组织包括牙周膜细胞的动员、转换等都较慢，受压侧牙周膜更容易形成玻璃样变区。有研究表明，在牙齿移动的早期，被压迫的牙周膜细胞由于产生凋亡而消失。此时，局部的成骨细胞和破骨细胞分化都会终止，从而不会产生直接的骨吸收。而是由邻近的骨髓区域产生破骨细胞，造成牙槽骨的吸收，称之为间接的骨吸收。当间接的骨吸收穿透玻璃样变区，使得变性区域内的压力减低，邻近牙周膜细胞及骨细胞增生到该区，取代透明变性的组织。这样，牙周膜内组织得以恢复，牙齿可以再被移动。不论是直接的骨吸收或是间接的骨吸收，牙齿都会随着矫治力作用的方向移动。

正畸力作用于牙体后，牙骨质也会受到一定的影响，有时也会出现牙骨质的吸收。但由于牙骨质抗压能力较强，所以与牙槽骨相比，其吸收范围小，程度轻，能较快地由新生牙骨质及时进行修复。

正畸治疗中，牙龈的变化很微弱，只是在压力侧微有隆起，似乎其对正畸疗效的影响也较小。但有些学者认为，矫治力对牙龈组织中胶原蛋白、弹性蛋白及胶原酶的改变是引起牙齿移动后复发的一个关键因素。

尽管牙移动时，牙槽骨和牙周膜都有大量的改形。但当矫治力解除后，牙周纤维经过调整再排列与重新附着，由改形的牙周膜将牙支持在新的位置上，并恢复正常牙周间隙的宽度。牙槽骨也恢复原有的形态和结构。

### （二）正畸治疗的牙周组织损害

正畸治疗的过程中，由于固定矫治器的使用、不适当的矫治力量以及缺乏良好的口腔卫生维护等原因，常常会带来牙周组织的损害。

1.牙龈炎症和增生　　正畸的装置往往不利于牙齿的自洁和菌斑的清除，如果患者不能很好地保持口腔卫生，就会出现牙龈炎症。同时，正畸时带环的边缘常常过多的深入龈缘以下，一方面直接刺激了牙龈组织。另一方面,也为菌斑的滞留提供了空间,且龈下菌斑中革兰阴性厌氧菌的种类和数量增加。有研究指出,85%黏有带环的牙,环的𬌗方和颈部边缘的下方均有牙骨质的破坏。另外,过多的黏结剂对牙龈的直接刺激和导致的菌斑滞留,也是引起牙龈炎症的一个重要原因。

使用矫治器关闭拔牙间隙时,间隙部位的牙龈随着牙间隙的关闭而出现皱褶和增生。

多数情况下,牙龈的这些变化是暂时的、可逆的。只要患者保持良好口腔卫生,牙龈炎症可以缓解或消失,而且不会出现牙周组织的永久性损害。但如果缺乏良好的口腔卫生,少数患者的牙龈炎症也能在此期间发展为牙周炎,导致附着丧失、牙槽骨吸收等。

2.牙龈退缩　前牙区唇侧的牙槽骨板较薄,有的部位甚至有骨开窗或骨开裂的情况。研究表明,唇侧牙龈张力增加会加重菌斑造成的炎症损害。而在菌斑存在的情况,牙龈的厚度对于正畸治疗中的龈退缩起着关键的作用。所以,唇向倾斜切牙或者唇向整体移动切牙,可能会造成中度龈退缩。特别是在有炎症的情况下,更可能引起严重的牙龈退缩。

过去的研究认为,如果要维持牙龈的健康,牙龈还必须有足够的宽度(牙龈有2mm宽,相应的有1mm宽的附着龈)。但是,后来的一些研究证实,对于窄的牙龈而言,如果能够控制好刷牙、创伤和炎症,就能控制进行性的牙龈退缩、维持牙周健康。

以往的研究多集中在唇侧牙龈的退缩和治疗。现在,随着患者对美观的要求越来越高,更多的医师和患者开始关注牙间乳头的退缩(也就是"黑三角"的出现)。正畸治疗过程中发生牙间乳头的退缩可能有以下三方面原因:①由于牙周炎所引起的组织损伤或消除牙周袋的手术所致的组织缺损。②正畸治疗前,牙列拥挤的牙齿发生了牙间磨损,从而影响矫治后牙间乳头形态。③由于托槽的位置不当引起相邻牙牙根分开,导致牙间隙增宽、牙间乳头退缩。

3.牙根吸收　合适的正畸加力也会引起牙根的吸收,但通常吸收范围小、程度轻,临床或X线片上不易发现。当正畸加力过快或过大时,可明显加重牙根吸收。有研究表明,较大力量所导致的牙根吸收为较小力量的3.31倍。所以,经常承受较大力量的支抗牙,更容易发生严重的牙根吸收。同时,还有学者认为,由于死髓牙比活髓牙更容易发生牙根吸收,所以,在正畸过程中对经过髓病治疗的牙应该采用轻微、间断的矫治力。有研究显示,正畸移动的牙齿中,绝大多数均有颊侧牙颈部的中到重度根面吸收。但一些重要的牙周参数如PI、GI、BOP、PPD等与根面吸收没有相关性。

4.牙槽骨的吸收和附着丧失　正畸时受力牙的牙槽嵴有少量的吸收,一般在1mm以内,无重要的临床意义。在正畸过程中,由于不良的口腔卫生引起的牙龈炎症,如果没有得到及时治疗和维护,有可能造成牙周组织的不可逆损害。同时,如果正畸治疗前原有的牙周炎未经治疗,则正畸过程中将发生明显而快速的牙槽骨吸收。另外,如果使用套橡皮圈的方法关闭牙间隙时,橡皮圈会从牙颈部滑入牙根部,导致牙周组织破坏,严重者会造成牙齿脱落。

Boyd等在对健康成人、青少年及有牙周炎的成人正畸患者的对比研究中得出如下结论:①成人控制菌斑的能力比青少年强,尤其是在正畸治疗期间。②牙周附着水平降低但是无炎症的成人患者,在牙齿移动过程中没有进一步的附着丧失。③如果牙周组织处于炎症状态,则正畸过程中,患牙牙槽骨将继续破坏,甚至造成牙齿的脱失。

一些研究者观察了正畸治疗对牙周组织的远期影响,以有相似错𬌗畸形但未接受正畸治疗的同龄者为对照。结果发现,在完成正畸治疗至少10年后,两组的牙周状况没有明显差别。

以上研究均表明,正确、恰当的正畸治疗不会造成牙周组织的损害。

### (三)牙周病患者的正畸治疗

目前,涉及多学科的成人正畸治疗开展越来越多,其中的一个重要内容就是牙周病患者的正畸治疗。牙周病不是正畸的禁忌证。相反,正畸治疗可以改善患者的牙周治疗效果,比如帮助患者更好地控制菌斑,减少一些潜在的危险因素,有利于提高牙周炎治疗的预后。但是,对患有牙周病的患者进行正畸治疗需要一定的前提:在牙周病静止期,牙周炎症得到控制的条件下进行。

1.正畸治疗对牙周病患者的治疗作用

(1)使牙周袋变浅或消失:后牙近中倾斜常形成深的骨下袋,Brown的研究证实,通过正畸直立后牙,可以使近中深袋变浅或消失。

(2)改善牙龈结构、减少菌斑堆积:拥挤错乱的牙齿排列整齐后,有利于生理自洁和患者的菌斑控制,从而改善牙周状况。

(3)消除咬合创伤,建立𬌗平衡:经过正畸后,改善牙齿的受力环境和方向,可以消除咬𬌗创伤和𬌗干扰,促进了𬌗的稳定,同时恢复了正常的咀嚼功能刺激,可促进牙周组织恢复改建。

(4)改善患者的美观:通过牙周病患者上前牙前突及扇形移位的矫正和间隙的关闭、前牙区"黑三角"的关闭等措施,改善了患者的美观、增强了自信,有利于提高其生活质量。

2.正畸治疗的适应证和具体方法

(1)咬合塌陷造成的𬌗创伤和前牙扇形间隙:牙周病患者常有部分后牙的缺失、缺隙邻牙倾斜致后牙区咬合高度不足、前牙区唇向倾斜出现扇形间隙。

具体方法:可以采用直立后牙,使𬌗力方向与牙长轴一致。在后牙塌陷问题解决后,内收前牙关闭间隙。

(2)改善角化牙龈的宽度:牙周病患者往往有附着龈宽度的不足。

具体方法:对于前倾的下切牙,采用内收伸长下切牙的方法,可以增加附着龈的宽度。任何使牙齿𬌗向移动的矫治均可使附着龈的宽度增加。

(3)增加牙龈宽度、牙槽骨高度:有些牙周破坏严重的患牙,如直接拔牙,将导致拔牙区牙槽骨高度过低,影响修复效果。

将拟拔除患牙向𬌗方强制萌出,增加牙龈和牙槽骨高度后,再将其拔除。这样可以提供种植牙所需牙槽骨骨量,也能改善固定桥修复的效果。

(4)正畸方法调整牙槽嵴高度:由于牙周病引起的骨缺损,可能导致患者牙与牙之间的牙槽嵴高低不一,为后续的修复工作带来困难。

使用固定矫治器,黏托槽时,使每个牙齿上的托槽距牙槽骨之间的距离相等,配合适当的调𬌗来调整牙槽嵴高度。

(5)重新分布桥基牙:牙周病患者往往有缺牙,在修复设计时,如果桥基牙使用不当,会对牙周组织产生新的损害。

对磨牙缺失的游离端牙列,可以远中移动双尖牙,从而获得更好的固定桥设计。

(6)关闭或缩窄"黑三角"：由于牙槽骨的破坏、吸收，牙周病患者前牙区牙间乳头退缩而形成过大间隙，影响美观。

解决"黑三角"问题，有很多方法。但是经过长期的临床实践证明，1980年由Tuverson正式提出的邻面去釉法(即片切法)是有效、实用的解决办法。在片切时，相邻牙均匀磨除0.5～0.75mm的牙釉质，既不会暴露深面的牙本质，又可以在正畸力的作用下靠拢相邻牙、拉长接触区域，缩窄或关闭间隙。

(7)𬌗的控制：大多数牙周病正畸患者有前牙唇倾、扇形间隙、深覆𬌗、后牙近中漂移等问题，并存在不同程度的咬合创伤。

常利用前牙𬌗平面板使牙齿脱离咬合，以利于牙齿在不受𬌗力的作用下排平、解除创伤𬌗，在一定的垂直高度建立正中关系位。在𬌗板配合下先用固定矫治器直立排齐后牙、调整后牙咬合，然后再拔牙及内收排齐前牙。

3.牙周病患者正畸治疗的特点

(1)矫治器的选择：尽量选择较小、容易清洁及设计简单的矫治器。为了减少菌斑的堆积、消除对牙龈的刺激，避免对牙周病正畸患者使用带环。可以直接用颊面管或者依靠黏结剂将托槽黏结于牙体组织或修复体冠。同时，尽可能去尽多余溢出的黏结剂。另外，多采用金属结扎丝，避免使用橡皮圈、弹性橡皮链等容易致菌斑堆积的材料。

(2)矫治力的大小和方向：对于牙周支持组织减少的患牙，正畸施力应该以温和、间断、循序渐进的方式进行。多采用能促进牙周组织增生的牵张力，避免过大的压力、反复移动牙齿等，以免造成牙根及牙槽骨的进一步破坏。

(3)种植体支抗的使用：由于牙周病正畸患者的牙周支持组织减少及缺牙，所以有时很难获得理想的支抗牙。随着种植技术的发展，种植牙支抗的优势越来越受到重视，并且在临床也有很多成功的应用。但是种植牙支抗有如下几点不足：种植体的费用高；需要较为复杂的种植手术；需要较长时间获得种植体骨整合后才能用作支抗牙；种植体的放置需要足够的骨空间。

近年来，微种植钉的使用弥补了种植牙支抗的缺点。可以将其放置在前鼻棘的下缘、腭正中缝、下颌磨牙后区、缺牙区及下颌骨正中联合等多处。它具有手术简单、费用较低、放置空间灵活等优点。而且植入骨钉2～4周后即可施力，无须等到骨整合，缩短了治疗时间。是一个简单有效的支抗工具。

(4)正畸后的保持：与儿童和青少年相比，成人患者牙周组织细胞活性降低、对矫治力的刺激反应更慢，其改建适应过程也较长。所以，牙周病患者的术后保持需要更长的时间。有研究表明，采用沟内切口切断牙槽嵴顶纤维的牙龈环切术(CSF)，可以显著减少正畸后复发。一些研究者还指出，为了对抗术后反弹，应该在拆除矫治器前几周实施CSF手术。

4.正畸治疗的牙周病防治　要取得牙周病患者正畸治疗的成功、避免牙周病的复发和加剧，关键是要消除或减少菌斑的堆积和牙龈炎症，这一原则必须贯穿正畸治疗的始终。主要体现在：强调保持良好的口腔卫生；设计合适的矫治器；整个治疗过程中定期的牙周复查。关于矫治器的选择和设计，在前面牙周病患者的正畸特点中已经涉及。这里主要讨论一下正畸治疗中，牙周医师应该注意的一些问题。

(1)正畸治疗开始前：检查患者的口腔卫生状况、牙龈炎症程度及牙周破坏状况，了解有无胎创伤、附着龈的宽度及厚度等情况。

对患者进行系统的牙周病治疗。只有在消除和控制了牙周炎症的前提下，才能开始进行正畸治疗。

正畸治疗前的一些手术准备：如果预计牙齿要唇向移动，而该处牙龈厚度不足，可以施行膜龈手术增加牙龈厚度，以免正畸时发生牙龈退缩或龈裂。另外，如果有系带附丽位置异常时，也可以施行系带切除术予以矫正。

在正畸开始前，对患者进行专业的口腔卫生指导，务必使其保持良好的口腔卫生。

（2）正畸治疗过程中：一旦放置了矫治器，即重新对患者进行口腔教育。教会患者借助一些特殊工具，如牙线、牙间隙刷、正畸牙刷等，控制和减少菌斑的堆积。

很多学者认为，在矫治期间，患者一般每3个月需要接受一次专业的牙齿清洗。

患者每3月接受一次牙周复查，检查并记录牙周探诊深度、松动度、探诊出血、溢脓、牙龈退缩、牙槽骨高度等情况。

如果拟对伸长的上切牙进行压低矫治，在治疗前应该接受专业的刮治。因为矫治将使龈上菌斑转入到龈下。

在定期的牙周复查中，如发现患者不能良好的控制菌斑和牙周炎症，则随时终止正畸治疗。积极进行相关的牙周治疗并强化口腔卫生指导，待消除和控制了牙周炎症、患者掌握菌斑控制的方法后，再继续正畸治疗。

（3）正畸治疗结束后：拆除矫治器后，要及时更新患者的口腔卫生措施和方法。因为此时的口腔卫生维护比矫治期间容易，如果患者继续用原有的方法，可能因用力不当等原因引起唇侧牙龈的退缩。

正畸治疗结束后，依然要强调口腔卫生和定期的牙周支持治疗。

# 第六节　牙周病的预防及种植体周围组织的维护

## 一、牙周病的预防

### （一）牙周病的始动因素

牙周病是发生在牙龈组织和牙周组织的由多因素引起的疾病，其中牙菌斑生物膜是引发牙周病的始动因素。根据菌斑存在的生态区域不同一般分为龈上菌斑和龈下菌斑。

龈上菌斑包括平滑面菌斑、殆面点隙裂沟菌斑、邻面菌斑和颈缘菌斑。颈缘菌斑和邻面菌斑与龈炎关系密切。

龈下菌斑与牙周组织的破坏关系最为密切，可分为附着性龈下菌斑和非附着性龈下菌斑。附着性龈下菌斑直接附着于牙根面和龈下牙石表面，与龈上菌斑相延续，其细菌成分与龈上菌斑相似，主要为革兰阳性球菌、丝状菌及少数革兰阴性短杆菌。非附着性龈下菌斑位于附着性龈下菌斑表面，主要为革兰阴性厌氧菌、螺旋体和有鞭毛的细菌。

### （二）牙周病的危险因素

**1.局部危险因素**

（1）牙石：牙石是沉积在牙面或修复体表面的已钙化或正在钙化的菌斑及沉淀物。牙石不仅为菌斑提供了良好的附着部位，还影响了日常口腔卫生措施的效率和效果。菌斑和牙石可刺激牙龈，牙石还容易吸附细菌的毒素，增加对牙龈的刺激，引起牙龈炎。龈下牙石可不断加深牙周袋，牙周袋又为菌斑的沉积提供了特定的环境，并为牙石的沉积提供矿物质，进而促进菌斑矿化。

（2）食物嵌塞：食物碎块或纤维被咬合压力楔入相邻两牙的牙间隙内，称为食物嵌塞。食物嵌塞可分为垂直型食物嵌塞和水平型食物嵌塞。嵌塞的机械作用和细菌的定植，可引起牙周组织的炎症，还可引起牙龈退缩、牙槽骨吸收和口臭等。

（3）创伤粭：当咬合力超过牙周组织的承受能力时，可发生牙周组织的损伤即咬合创伤或牙周创伤。导致这种创伤的咬合状态称为创伤粭，如牙的过早接触、修复体过高、夜磨牙及正畸治疗加力不当等均可造成牙周创伤。

（4）不良习惯：不良习惯在牙周病的发生发展中是一个重要促进因素。磨牙症和紧咬牙均能导致牙的过度磨损，加重牙周组织的负荷，造成食物嵌塞。其他口腔不良习惯，如咬硬物、口呼吸、吐舌习惯、单侧咀嚼、不良刷牙习惯等均可对牙周膜造成一定的影响，导致牙周组织的损伤。

（5）不良修复体：邻面充填体的悬突，修复体边缘不密合，活动义齿卡环位置不当，正畸治疗中矫治器佩戴不当等，不但直接压迫和刺激牙龈组织，而且修复体不易清洁，从而造成食物碎屑和菌斑大量堆积，引起牙周组织的炎症。

（6）牙位异常和错粭畸形：牙的错位、扭转、过长或萌出不足等均有利于菌斑堆积，或形成创伤、食物嵌塞，促使牙周炎发生或加重。错粭畸形也与牙周病有一定关系，它们有的增加菌斑清除的难度，有的则直接对牙周组织产生损伤，导致牙周病发生。

**2.全身危险因素**

（1）吸烟：是牙周病的重要危险因素之一。吸烟对牙周组织的影响有以下几方面。

①香烟的烟雾和香烟燃烧时产生的热量对牙龈组织是一种特殊的局部刺激因素，能使牙龈呈慢性炎症状态。

②吸烟者牙面出现焦油沉积物，使牙石易于沉积、菌斑形成速度增高；吸烟者口腔卫生状况较差，影响牙周组织的健康，其龈炎和牙周炎患病率高于不吸烟者。

③吸烟者牙槽骨丧失较不吸烟者多。

④吸烟导致的免疫学改变能降低牙周组织对感染的抵抗力。

⑤吸烟能抑制成纤维细胞的生长并使其不易附着于根面，影响牙周创口愈合。

吸烟和牙周病的关系的研究提示，吸烟方式和数量对牙龈组织状况、牙周组织的丧失和牙周炎的严重程度有影响。吸烟和牙周病的严重程度之间呈剂量效应关系。每天吸烟较多的人群，其牙周病的严重程度明显高于吸烟较少人群，吸烟的年限也和牙丧失及牙周疾病的严重程度显著相关。

(2)糖尿病:牙周病的破坏性炎症过程与糖尿病相互关联。特别是长期糖尿病患者,是牙周病明显的高危人群。有证据表明,慢性牙周病史能影响对糖尿病的控制。

流行病学与生物研究已得出结论,由于糖尿病患者的高度葡糖基化作用的增强,这些大分子可在组织中沉积,引起小血管壁与基底膜增厚,管腔变窄;多形核淋巴细胞功能失常;使胶原合成、骨基质产生、炎症介质产生等异常,从而加重牙周炎的发展。糖尿病不仅是牙周病的危险因素且两者之间具有相互影响的关系。

(3)遗传因素:遗传因素属于牙周病先天的、不可控制的危险因素。然而它并不直接引起牙周病,而是增加宿主对牙周病的易感性,使疾病较早发生或加重牙周病的病理过程。与遗传有关的宿主易感性可能是侵袭性牙周炎和(或)重度牙周炎发病的主要决定因素之一,并决定疾病的进展速度和严重程度。

(4)宿主的免疫炎症反应:牙周病是慢性感染性疾病,牙周病的发生涉及一系列免疫炎症反应。由于反应的复杂性和反应过程中产生的各种生活物质的非特异性破坏作用,不可避免地会引起组织的损伤和破坏。在某些类型的牙周病中免疫反应占有主要的地位。

3.行为危险因素　口腔卫生行为直接影响着口腔卫生状况,口腔卫生状况与牙周组织健康状况又有着十分密切的关系,牙菌斑、牙石的量与牙周病呈正相关。

4.人口社会背景危险因素　人口社会背景危险因素是指人群的年龄、性别、受教育程度、社会经济状况等因素对牙周病患病情况的影响。

年龄与牙周健康状况的相关性最强。从流行病学的趋势看,牙周病患病程度与年龄呈正相关,单纯的龈炎主要发生在儿童及青少年,而牙周炎多见于中、老年人。性别因素表现在男性牙周病患病程度重于女性。社会经济因素中的人群受教育程度和收入状况与牙周病的患病状况间呈相关关系。

## (三)牙周病的分级预防

1.概述　预防牙周病应该做到以下几点。

(1)以健康教育为基础,增强人群牙周病预防的意识。

(2)培养人们良好的口腔卫生习惯,提高自我口腔保健和维护牙周健康的能力。

(3)提高宿主的防御能力,保持健康的生理和心理状态。

(4)实施专业防护,维持牙周治疗的效果。

2.预防水平　根据牙周病的自然发展史,可以把牙周病的预防水平分为三级。

一级预防又称初级预防,是指在牙周组织受到致病因素的侵袭之前,或致病因素已侵袭到牙周组织,但尚未引起病损之前立即将其去除。一级预防包括所有针对牙周病的病因采取的干预措施。主要是对大众进行口腔健康教育和指导,帮助人们建立良好的口腔卫生习惯,掌握正确的刷牙方法,同时提高宿主的抗病能力。并定期进行口腔保健,维护口腔健康。

二级预防旨在早期发现、早期诊断、早期治疗,减轻已发生的牙周病的严重程度,控制其发展。采取洁治的方法去除菌斑和牙石,控制牙龈病变进一步发展。采用 X 线检查法定期追踪观察牙槽骨情况,根据具体情况采取适当的治疗,改善牙周组织的健康状况。

三级预防是在牙周病发展到严重和晚期阶段所采取的治疗措施以及修复失牙,重建功能;

并通过随访、口腔健康的维护,维持其疗效,预防复发。同时,还应治疗相关的全身性疾病如糖尿病,增强牙周组织的抵抗力。

### (四)控制菌斑

1.菌斑控制的评估

(1)菌斑染色剂:菌斑染色剂大多由染料制成,剂型有溶液和片剂两类。常用的菌斑染色剂如下几种。

①2%碱性品红:成分为碱性品红 1.5g,乙醇 25mL。漱口的浓度为 1%水溶液。

②2%～5%藻红:片剂,15mg/片。

③酒石黄:以 85∶15 的比例与广蓝混合,然后制成 4%的水溶液,局部涂搽。

④1.0%～2.5%孔雀绿。

⑤荧光素钠:在特殊的蓝色光源下,菌斑显出黄色,在日光下不显示颜色。

(2)显示菌斑:菌斑是无色、柔软的物质,黏附于牙面,肉眼不易辨认,可借助菌斑染色剂,使菌斑染色而显现。液体染色剂的使用方法是用小棉球蘸染色剂涂抹牙面,一分钟后漱口,无菌斑处染色剂被冲掉,有菌斑处染色剂不易被冲掉而着色。使用片剂可嘱患者将药片放入口中左右侧共咀嚼 1 分钟,再用舌舔至牙的颊舌面,然后漱口,菌斑可被染色。因个别人对染色剂中的某些成分可能发生过敏反应,故使用前要仔细询问过敏史。

(3)菌斑控制的临床评估:医师可用菌斑染色剂检查、记录菌斑控制的程度,并将菌斑控制结果反馈给患者,以鼓励、督促患者加强菌斑控制的实践。

记录方法为 O'Leary 的菌斑控制记录卡,是国际上广泛采用的、能帮助患者记录菌斑控制效果的评价方式。

计算方法:菌斑百分率＝(有菌斑牙面总数/受检牙面总数)×100%

受检牙面总数＝受检牙总数×4

如菌斑百分率在 20%以下,可认为菌斑基本被控制;如菌斑百分率为 10%或<10%,则已达到良好目标。

2.菌斑控制的机械性措施

(1)刷牙:是每个人常规的自我口腔保健措施,是机械性去除菌斑和软垢最常用的有效方法。但单纯的刷牙通常只能清除口内 50%左右的菌斑,而难以消除邻面菌斑。

(2)牙线:使用方法有如下几种。

①取一段长 20～25cm 的牙线,将线的两端合拢打结形成一个线圈;或取一段 30～40cm 长的牙线,将其两端各绕在左、右手的中指上。

②清洁右上后牙时,用右手拇指及左手示指掌面绷紧牙线,然后将牙线通过接触点,拇指在牙的颊侧协助将面颊牵开。

③清洁左上后牙时转为左手拇指及右手示指执线,方法同上。

④清洁所有下牙时可由两手示指执线,将牙线轻轻通过接触点。

⑤进行②③④操作步骤时,两指间牙线长度为 1～1.5cm。

⑥牙线通过接触点,手指轻轻加力,使牙线到达接触点以下的牙面并进入龈沟底以清洁龈

沟区。应注意不要用力过大,以免损伤牙周组织。如果接触点较紧不易通过,可牵动牙线在接触点以上做水平向拉锯式动作,逐渐通过接触点。

⑦将牙线贴紧牙颈部牙面并包绕牙面使牙线与牙面接触面积较大,然后上下牵动,刮除邻面菌斑及软垢。每个牙面要上下剔刮4~6次,直至牙面清洁为止。

⑧再以上述同样的方法进行另一牙面的清洁。

⑨将牙线从殆面方向取出,再次依上法进入相邻牙间隙逐个将全口牙邻面菌斑彻底刮除。

注意勿遗漏最后一颗牙的远中面,且每处理完一个区段的牙后,以清水漱口,漱去被刮下的菌斑。

如果手指执线不便,可用持线柄固定牙线后,通过接触点,清洁邻面。

(3)牙签:在牙龈乳头退缩或牙周治疗后牙间隙增大时,可用牙签清洁邻面和根分叉区。常用牙签有木质牙签和塑料牙签。

使用方法:将牙签以45°进入牙间隙,牙签尖端指向殆面,侧面紧贴邻面牙颈部,向殆方剔起或做颊舌向穿刺动作,清除邻面菌斑和嵌塞的食物,并磨光牙面,然后漱口。

注意事项:①勿将牙签压入健康的牙龈乳头区,以免形成人为的牙间隙;②使用牙签时动作要轻,以防损伤龈乳头或刺伤龈沟底,破坏上皮附着。

(4)牙间隙刷:适用于牙龈退缩处邻间区、暴露的根分叉区以及排列不整齐的牙邻面。特别对去除颈部和根面上附着的菌斑比牙线和牙签更有效,使用起来比牙线方便。牙间隙刷分刷毛和持柄两部分。

(5)龈上洁治术:是使用龈上洁治器械去除龈上牙石和菌斑并磨光牙面,防止菌斑和牙石再沉积,防治牙周病的措施。属于专业人员进行操作的非手术治疗范畴。

①手用器械洁治法:全口洁治时,应有计划地分区进行,按顺序逐牙进行洁治。洁治时以改良握笔法持洁治器,以被洁治牙附近的牙面作为支点,将洁治器的刃口置于牙石的下方,刀刃与牙面呈80°左右,向殆面方向使用腕部力量将牙石从牙面刮下。

②超声波洁治法:是利用超声波洁牙机高效去除牙石的一种方法。使用超声波洁牙机时,将工作头以15°轻轻与牙石接触,利用工作头顶端的超声振动波击碎牙石。对于牙龈炎患者,每6~12个月做1次洁治,可有效地维护牙周健康。

3.菌斑控制的化学方法 化学制剂必须依靠一些载体,如含漱剂、牙膏、口香糖、牙周袋冲洗液、缓释装置等才能被传递到牙周局部,起到控制菌斑的作用。下面介绍几种常用控制菌斑的化学制剂。

(1)氯己定:又称洗必泰,化学名称为双氯苯双胍己烷,系二价阳离子表面活性剂,常以葡萄糖酸氯己定的形式使用。

氯己定抗菌斑的作用机制包括以几点。

①减少唾液中吸附到牙面上的细菌数量。氯己定吸附到细菌表面,与细菌细胞壁的阴离子作用,增加了细胞壁的通透性,从而使氯己定容易进入细胞内,使胞质沉淀而杀灭细菌,从而使吸附到牙面上的细菌数量减少。

②氯己定与唾液酸性糖蛋白的酸性基团结合,从而封闭唾液糖蛋白的酸性基团,使唾液糖蛋白对牙面的吸附能力减弱,抑制获得性膜和菌斑的形成。

③氯己定与牙面釉质结合，覆盖了牙面，因而阻碍了唾液细菌对牙面的吸附。

④氯己定与 $Ca^{2+}$ 竞争，而取代 $Ca^{2+}$ 与唾液中凝集细菌的酸性凝集因子作用，并使之沉淀，从而改变了菌斑细菌的内聚力，抑制了细菌的聚积和对牙面的吸附。

氯己定主要用于局部含漱、涂搽和冲洗，也可用含氯己定的凝胶或牙膏刷牙及用氯己定涂料封闭窝沟。

氯己定能较好地抑制龈上菌斑形成和控制龈炎，平均达到 60%。使用 0.12% 或 0.2% 氯己定含漱，每天 2 次，每次 10mL，每次 1 分钟，可减少菌斑 45%～61%，牙龈炎可减少 27%～67%。

氯己定的不良反应：①使牙、修复体或舌背上发生染色，特别是树脂类修复体的周围和牙面龈 1/3 处，易染成棕黄色；②氯己定味苦；③对口腔黏膜有轻度的刺激作用。

（2）酚类化合物：又称香精油为麝香草酚、薄荷醇和甲基水杨酸盐混合而成的抗菌制剂，主要用作漱口剂。其代表商品是 Listerine(26.9%乙醇，pH 5.0)。

（3）季铵化合物：是一组阳离子表面活性剂，能杀灭革兰阳性和革兰阴性细菌，特别对革兰阳性菌有较强的杀灭作用，其机制是与细胞膜作用而影响其渗透性，最终细胞内容物丧失。季铵化合物主要包括氯化苄乙氧铵和氯化十六烷基吡啶。一般以 0.05% 的浓度作为漱口剂，可抑制菌斑的形成和牙龈炎的发生。长期使用可能出现牙染色、烧灼感等不良反应。该制剂在口腔内很快被清除，故不能保持疗效。

（4）氟化亚锡：是活性较高的抗菌药，锡离子进入细菌细胞并滞留，从而影响细胞的生长和代谢，因此，能抑制菌斑形成。用 1.64% 的 $SnF_2$ 做龈下冲洗，能抑制龈下菌斑并能延缓牙周再感染。

（5）三氯羟苯醚：能有效抑制多种革兰阳性菌与革兰阴性菌。口腔领域用于牙膏、漱口液。其抗微生物的主要作用部位是细菌的胞质膜。

## （五）控制局部相关危险因素

1.改善食物嵌塞 对明确造成食物嵌塞的病因，应及时采取相应的方法，及时矫治食物嵌塞。用选磨法矫治部分垂直食物嵌塞。对于牙面的重度磨损或不均匀磨损，可通过选磨法重建食物溢出沟，恢复牙的生理外形，调整边缘嵴，恢复外展隙，来防止食物嵌塞。对于水平食物嵌塞，可考虑做食物嵌塞矫治器，或用牙线、牙签剔除嵌塞的食物。

2.调𬌗 调𬌗是通过磨改牙外形、牙体和牙列修复、正畸方法使牙移动、正颌外科手术以至拔牙等，消除早接触，消除干扰，建立起有利于牙周组织的功能性咬合关系，减少对牙周组织的创伤，促进牙周组织的修复，改善功能。调𬌗一般适用于那些因𬌗干扰或早接触而引起了咬合创伤的病理改变者。调𬌗一般在控制了龈炎和牙周炎之后进行。

3.破除不良习惯 广泛宣传戒烟，改革烟草生产工艺，减少烟气中的有害成分；加强口腔卫生保健措施，改善吸烟者的口腔卫生状况，减少和消除吸烟对牙周组织造成的危害。

除去引起磨牙症的致病因素，制作𬌗垫矫治顽固性磨牙症，并定期复查。

4.预防、矫治错𬌗畸形

（1）预防错𬌗畸形：①宣传教育，提高母亲的预防意识；②给予儿童有利于颌面部组织正常生长发育的食物;③预防和治疗乳牙龋,保持乳牙牙体完整;④及时处理乳恒牙替换障碍;⑤处理多生牙、先天缺牙;⑥及时纠正口腔不良习惯。矫治已经发生的各种错殆畸形。

(2)在正畸治疗中的注意事项:①设计和用力要恰当,避免对牙周造成创伤;②矫治器位置安置适当,以免损伤牙龈;③随时观察矫治牙的动度,如出现咬合创伤,立即纠正;④矫治过程中实施严格的菌斑控制措施,以减少牙周病的发生。

5.制作良好的修复体  制作精良合理的修复体、重新恢复咀嚼的功能性刺激是维持牙周健康必不可少的基础。因此,在修复体制作过程中应注意以下几点。

(1)固定修复体的边缘应放在适当的位置。

(2)修复体的邻接面和殆面应有良好的外形接角区和接触点,避免食物嵌塞。

(3)桥体、卡环、基托的设计制作要尽可能减少菌斑和食物残渣的堆积,便于自洁。

(4)可用金刚石针磨除充填悬突,然后用细砂纸磨光邻面,或去除充填物重新充填。

## (六)提高宿主抵抗力

牙周病的预防不仅要消除和控制局部刺激因素,还需要提高机体的抵抗力,增强牙周组织对致病因子的抵抗力和免疫力。积极治疗和控制与牙周病发生有关的全身性疾病,如内分泌紊乱、糖尿病及遗传性疾病等。

加强对高危人群的监测。青春期和妊娠期是牙周病特别是牙龈炎发生的高危期,除了积极调整内分泌平衡外,特别要注意对高危人群的专业性口腔卫生护理,定期口腔检查,进行常规的牙周冲洗和洁治。同时加强个人的家庭口腔卫生护理,免于细菌及其毒性物质对牙龈组织的侵袭。

# 二、牙周维护治疗

## (一)牙周维护治疗的必要性和目的

对牙周维护治疗必要性的认识始于 20 世纪 70 年代。当时,Michigan 大学和 Gothenhurg 大学对各种牙周手术和袋内壁刮治术的疗效进行了评估,发现各种手术的效果之间并无很大差别,牙周治疗的成功失败,更多取决于是否积极进行牙周维护治疗,每隔 3 个月接受一次复查和预防性洁治者,牙周健康状况更为稳定,相反,不能坚持牙周维护治疗者 45% 在牙周积极治疗 5 年后牙周炎复发,其失牙率为坚持维护治疗者的 3 倍。

基于以下原因,有必要强调牙周维护治疗的重要性:牙周炎患牙部位不易彻底清除牙菌斑;积极治疗后遗留的少量牙菌斑可能定植于牙面并再度致病;深袋和根分叉病变区深部的慢性炎症可能无症状地继续发展;治疗缺陷或遗漏的逐渐暴露;以及目前缺乏可靠的诊断指标和方法预先识别将发展为牙周炎的牙龈炎。

1989 年召开的世界牙周病学研讨会上决定,将牙周维护治疗病名为"牙周支持治疗"(SPT)。SPT 强调牙周炎患者经过治疗后应定期复查,对其进行诊断性检测,及时采取必要的恰当治疗来支持患者的自我口腔保健,并根据病情确定复查的间隔期,以防止牙周再感染和牙周炎的复发,从而预防或减少牙齿和种植体的缺失,以维持其长期稳定,并及时发现和处理口腔中的其他疾病和不良状况。

## （二）牙周维护治疗的时机

目前认为，牙周基础治疗结束后即应开始牙周维护治疗，只要有牙列或种植牙存在，就应终生坚持并定期进行。在早期阶段，一般安排 2～3 个月进行复查和复治。间隔期的长短取决于患者的口腔卫生自身护理的能力，牙周病的严重程度以及复诊时的病情。需要指出的是，牙周维护在治疗后 3 年内尤为重要。牙周维护治疗阶段中监测牙周疾病状况，消除病因，它有别于牙周积极治疗期，但又与之密切相连，患者可以从积极治疗期转为牙周维护期，如果疾病复发时又转回积极治疗。此外，由于缺乏可靠的诊断方法和指标预知将发展为牙周炎的牙龈炎病例，牙龈炎患者治愈后应每隔 6～12 个月进行一次维护治疗，以防止复发或进一步发展成牙周炎。

另一方面，对于牙周病高危人群和易感个体，在自我菌斑控制的基础上，定期进行口腔保健治疗，也是有效的牙周病预防措施，资料表明，对这类人群进行每 3 个月一次的牙周维护，可以有效稳定其牙周状况。对于牙周健康牙列，每 6～12 个月进行一次牙周洁治，对维护牙周健康最为有效。

## （三）牙周维护治疗的内容

1.评估患者病情　首先通过病史询问了解患者的全身情况在近期内有无显著变化，包括糖尿病等全身性疾病的控制情况、用药情况、吸烟情况、是否有精神压力等，还应询问原来牙周治疗的重点部位近况，有无新的牙周问题出现，目前使用的口腔卫生措施，以及有无其他口腔问题等情况。

然后应通过全面的牙周视诊、探诊、松动度等检查进一步了解患者口腔卫生，菌斑控制，牙龈色、形、质的情况，牙周探诊出血情况，牙周袋的深度及附着丧失状态，以及根分叉区病变，牙齿的松动状况等情况。其中，探诊后出血（BOP）是判断有无炎症的较为简便易行的客观指标。一般认为，BOP 阳性的位点应在 20%～25% 以下，对大于 25% 的位点 BOP 阳性者，应缩短期复查间隔期，进行较为频繁的 SPT。在进行临床检查时应注意与前次随访记录进行比较。

必要时，可进行菌斑染色，观察分析患者的菌斑控制情况，找出其口腔中的难洁净区和新出现的牙石沉积区域，进行强化卫生指导。每隔半年至一年时，应进行 X 线检查，进一步了解骨质修复或破坏的动态变化，并注意与以往的 X 线片进行比较。

2.口腔卫生和菌斑控制指导　根据检查结果进行有针对性的口腔卫生指导。以菌斑染色结果计算菌斑牙面百分比，菌斑面积占 20% 以下较为理想，40% 以下为可接受。从牙周病诊疗开始，就应逐步引导患者提高对菌斑控制重要性的认识，激发其维持口腔卫生的主动愿望，建立主动保持口腔卫生的良好习惯。在维护治疗中，也应积极指导患者根据自身情况，选择合适的口腔卫生工具和方法，获得理想的菌斑控制效果。

3.必要的治疗　在维护治疗阶段，针对患者易于忽视或无法达到的牙面和区域进行洁治，这种在维护期常规进行专业的机械性菌斑控制（PMTC），也称为预防性洁治。PMTC 对维护牙周健康的有效性已经获得大量临床观察和研究的证实。

另外，根据检查结果，有出血或有渗出的龈袋，重点进行彻底的刮治和根面平整也是极为重要的措施,因为龈下洁治和根面平整可以明显改变龈下菌群的数量和成分,及时控制病情。同时,视情况进行牙面抛光和脱敏处理。其他治疗如调𬌗、充填龋齿等应视需要而定。若有较广泛的复发或加重,应重新制订全面的治疗计划,进行系统治疗,对此种病例更应尽力找出其危险因素。

4.其他危险因素的干预　根据收集的病史资料和临床检查结果,判断患者是否存在其他牙周病复发的危险因素,如吸烟、糖尿病、精神压力等,并应与患者进行充分的交流,积极干预上述可能的危险因素。

5.确定复查间隔期　结合对患者病情稳定程度及口腔卫生维护水平的评估情况结果,确定复查间隔期。如前所述,在牙周积极治疗后早期阶段,一般安排 2~3 个月进行复查和复治,待疗效稳定后,可逐步延长间隔期至 6 个月左右。若发现以下情况,应缩短复查间隔甚至需要重新进行积极治疗:口腔情况不良,有较多牙石形成;部分牙位仍存在较深的牙周袋;部分牙的牙槽骨破坏超过根长的 1/2;超过 20％的牙周袋有探诊出血;牙周组织破坏迅速,手术未能改变牙周组织状况;咬合异常;复杂病例伴有根分叉病变或冠根比例失常;有复杂的修复体;正在进行正畸治疗;有龋齿发生;吸烟;有促进牙周组织破坏的全身疾病或基因背景。

# 三、种植体周围组织的维护

种植义齿由位于颌骨内的种植体和其上部的义齿组成。种植体与牙龈界面与天然牙相似,由结合上皮和沟内上皮构成 2.5~3.5mm 的龈沟结构即上皮封口,其下方为致密成束的与种植体表面平行的环状胶原纤维包绕,形成种植体周围的结缔组织封口。种植体与骨组织界面的 30％~75％通过骨整合即光镜下种植体与周围骨组织的直接接触相结合,未与骨结合的部位与脂肪骨髓组织和纤维结缔组织接触,形成纤维-骨结合。当存在与天然牙类似的引发牙周病的始动微生物,局部因素及全身因素时,种植体周围组织也会发生软硬组织的炎症损害。炎症损害累及骨组织,造成骨吸收,进而种植体-骨界面"脱整合",最终可导致种植体松动,脱落。通过定期检查和维护处理,可以预防种植体周围组织病变,并且早期发现和处理出现的问题,提高种植体的使用时间和成功率。

## (一)种植体周围组织的生物学及炎症反应的特点

与天然牙相比较,种植体周围结合上皮的半桥粒附着较为薄弱甚至缺如,上皮有沿种植体表面移行的倾向;上皮下结缔组织胶原纤维与种植体表面平行,较放射状排列的天然牙牙龈结缔组织纤维疏松,对探针探入时的抵抗力低;种植体与周围骨组织之间骨整合部位无牙周膜结构,但电镜下可观察到 20~200μm 厚、含有糖氨多糖和蛋白多糖或未钙化胶原的无细胞层,且无血管结构,而纤维-骨结合的部位结缔组织更为疏松,一旦发生炎症,感染容易扩散而造成不良预后。

由以上组织学特征可见,种植体周围组织上皮组织和纤维结缔组织与种植体结合的致密程度,以及种植体周围的血供和防御远差于天然牙牙周组织,因而一旦有细菌突破上皮封口,即可直达骨面,因此种植体周组织破坏进展较快,但组织内炎症浸润较轻。

## （二）种植体周围组织维护时机与内容

预防种植体周围病变应始于种植修复治疗前,包括治疗和控制天然牙的牙周炎,保持良好的口腔卫生,合理设计种植义齿;在实施种植修复阶段,应注意减少体植入操作的损伤,预防术后感染;应在种植修复后第1、3、6个月时复诊,无异常者以后每半年至一年复诊一次,每年进行X线检查。

临床检查内容包括以下7个方面,可根据实际条件有选择、有重点地进行。

1.视诊　应首先观察患者口腔卫生状况,还应观察上部修复体的完整性,以及牙龈的色、形、质的情况,是否有炎症和肿胀或牙龈退缩等。对于种植义齿部位,应着重检查基台连接处。近年来,一些学者提出用于评价种植体周围组织状况的临床指标,包括种植体周围菌斑指数、出血指数、牙间乳头指数等。这些评价指数尚未得到普及。

2.触诊和叩诊检查　对于有炎症肿胀的部位,触诊了解肿胀的范围、柔软度、渗出情况以及化脓情况。有条件者可检测龈沟液量或流速。

3.种植体周围探诊　通过探诊了解种植体周围组织的健康情况,龈沟和牙周袋的深度以及附着水平。进行种植体周围组织探诊时应使用种植体周围专用探针,即钝头塑料探针。目前,种植体周围健康标准为"探诊深度小于等于3mm,且各面无探诊出血"。

应该注意,由于种植体周围的纤维组织排列方向与牙体平行,即与天然牙牙周纤维组织排列方向相反,可能造成传统探诊方法不能准确反映牙周组织的真实情况。探诊结果往往与种植体周围牙龈组织的炎症程度(而非骨吸收的程度)、探针类型、用力大小等因素有关。所以,目前对上述"种植体周围组织健康标准"尚存在争议,一些观点认为,种植体和牙龈的结合相当脆弱,不宜向袋深部探察,否则将破坏上皮和结缔组织封口甚至造成感染。另一些观点认为,可以探察,但探诊深度往往反映牙龈的炎症程度,且探诊出血可能是由于探针超过龈沟底进入结缔组织损伤上皮下血管的结果,而并非炎症牙龈。但在目前没有更好的临床参数的情况下,探诊出血和探诊深度仍是诊断种植体周围组织健康状况较为敏感的指标。

4.上部结构验关系检查　理想的咬合关系应是有稳定的正中验,前伸验及侧方运动时无验干扰。可用咬合纸或蜡片检查有无验干扰、侧向力及过大的咬合力导致生物学负载过重等现象。

5.动度/稳固度检查　目前使用的种植体动度/稳固度仪普遍具有高度的特异性,但较低的敏感性。也就是说,当检测到有动度时,说明已经发生骨丧失,但有骨丧失者,并不一定有动度。动度是目前说明种植体失败的基本标志,所以动度的检查极为重要。

非损伤的动度检查仪器包括检测种植体抵抗性的Periotest由于以及进行共振频率分析的RFA,两者在原理、测量方向和敏感度方面有所不同。Periotest可读取PTV值,PTV越小说明骨整合率越大,种植体动度越小,Periotest可以敏感地查出种植体动度3%的变化,有利于早期发现种植体周围炎,了解骨整合率的变化,并早期发现生物力负载过重的情况。

6.微生物检查　由于目前尚不明确,是否有特定微生物引起种植体周围组织炎,所以实验室微生物检查的用途仅限于在感染及骨丧失明确的情况下,为临床医生提供合适的抗生素选择。

7.放射检查　种植修复后每年应进行 X 线片检查,首选根尖片,根尖片上发现骨丧失提示种植体可能将发生种植修复失败,即种植牙的松动。尽管根尖片的参考价值极高,但能否用根尖片预测种植体失败,尚无定论,根尖片的质量和医生的经验也影响结果的判断。

根据上述检查结果,应有针对性地对患者进行口腔卫生指导,使患者明确,种植体周围组织无菌斑堆积和感染能增加种植牙长期成功的可能性。从医生角度,在种植体设计阶段,就应考虑设计利于菌斑控制的上部结构,在种植体维护阶段,应使用塑料或钛刺洁治器,以保护植入体的钛表面。塑料手器存在力度不足,而钛刺洁治器存在无法打磨的缺点。不过,由于大多数上部结构为金合金或瓷,边缘往往在龈缘下方,因而使用洁治器进行颈缘区菌斑控制一般不会损伤种植体表面。必要时,可由医生拆下上部结构进行内部清洁,去除沉积物。医生还应根据对种植体情况和患者依从性的评估,确定下次复查的间隔期。

此外,与牙周维护治疗相似,进行种植体周围维护时,也应通过病史询问和临床检查,发现吸烟等危险因素并进行积极干预。

### (三)种植体周围组织病变的临床特点、预防、治疗与疗效维持

目前认为,种植体周围炎症病变的病因是菌斑微生物的堆积,以及种植体生物负载过重。从医生的角度来说,种植体和上部义齿设计,种植体的形状和表面处理,手术技术和术后处理,上部义齿结构的固位和殆关系的平衡,会直接决定种植体的负载平衡。从患者的角度来说,种植体周围及整个牙列的菌斑控制,种植体的使用,种植体周围组织的维护依从性等,也对种植体周围组织的健康有重要影响。如果不伴有细菌感染,仅仅是种植体负载过重,不至于导致种植体周围炎和骨吸收;但当伴有感染时,负载过重会大大加速疾病的进展。因而,预防种植体周围炎症病变,应从术前控制牙周炎症,合理设计种植体及上部结构,减少外科手术损伤,以及种植后积极维护等多方面入手。

根据种植体周围病变的累及范围,可将种植体周围组织病分为仅累及种植体周围黏膜组织的种植体周围黏膜炎和已累及种植体周围骨组织的种植体周围炎。后者除有黏膜的炎症外,还有骨吸收,种植体周围袋的形成甚至种植体松动等表现。由于种植体周围组织防御能力较弱,炎症进展比牙周炎快,往往在数月内造成种植体脱落。已有的横断面流行病学研究资料表明,80%接受种植的患者的50%位点发生种植体周围黏膜炎,而28%～56%接受种植患者的12%～40%位点发生种植体周围炎。

种植体周围病变的检查内容和方法与上述种植体周围组织维护临床检查相似,只是侧重点应放在了解病情,分析病因上。

治疗种植体周围组织病变的基本原则是去除菌斑,控制感染,消除种植体周袋,制止骨丧失,诱导骨再生。目前认为,种植体周围一旦出现骨吸收,往往不可逆转,所以要强调种植术后的维护,对种植体周围炎的预防重于治疗。

种植体周围组织病变的初期治疗包括使用机械清除天然牙面和种植义齿各个部分的菌斑,并调殆去除不利的过重咬合负荷,铺以适当的局部和全身抗生素辅助治疗。然而,尽管上

述非手术治疗措施对治疗种植体周围黏膜炎有确实疗效,对于累及骨组织的种植体周围炎的治疗,尚缺乏肯定的疗效。初期治疗控制炎症后,可酌情进行进一步的切除性或再生性手术治疗,但这些治疗的疗效有限,且目前还缺乏长期的临床观察证据。

　　1998 年,Lang 和 Mombelli 提出连续干预支持治疗方案(CIST)。即在种植体维护阶段,根据种植体周围菌斑水平,探诊出血,探诊深度和骨丧失程度,决定采取以下一种或几种维护和治疗措施:①口腔卫生指导,用橡皮杯和无磨料抛光膏机械清洁,用非金属洁治器去除牙石。②氯己定制剂局部应用。③口服抗生素和(或)局部缓释抗生素。④切除性和(或)再生性手术治疗。⑤用专用器械取出种植体。临床上,我们可参考 CIST,结合具体情况,选择有针对性地个体化治疗措施。

# 参考文献

1.邱蔚六.口腔颌面-头颈外科手术学.安徽：安徽科学技术出版社,2015.

2.朱智敏.口腔修复临床实用新技术.北京：人民卫生出版社,2014.

3.薛正毅.五官科学（第3版）.北京：科学出版社,2018.

4.李新春.五官科学（第2版）.北京：科学出版社,2018.

5.王增源,高翔.五官科疾病防治.北京：人民卫生出版社,2015.

6.郑家伟.口腔颌面外科学精要.上海：上海科学技术出版社,2014.

7.胡砚平,万前程.口腔颌面外科学.北京：人民卫生出版社,2015.

8.麻健丰,郑宝玉.牙周病与口腔种植临床诊治要点.北京：人民卫生出版社,2015.

9.李上.五官科常见病诊疗学.石家庄：河北科学技术出版社,2013.

10.杨秀岭.五官科疾病用药手册.北京：人民军医出版社,2011.

11.张虹,杜蜀华.眼科疾病诊疗指南（第3版）.北京：科学出版社,2018.

12.许庚.耳鼻咽喉科疾病临床诊断与治疗方案.北京：科学技术文献出版社,2011.

13.杨仕明.耳鼻咽喉科诊疗常规.北京：中国医药科技出版社,2012.

14.陈卫民.口腔疾病诊疗指南（第3版）.北京：科学出版社,2017.

15.刘承德.口腔诊疗技术常规.长春：吉林科学技术出版社,2016.

16.李巧影,陈晶,刘攀.口腔科疾病临床诊疗技术.北京：中国医药科技出版社,2017.

17.刘丕楠.五官科疾病学.北京：高等教育出版社,2015.

18.李谊.实用五官科疾病临床诊治要点.长春：吉林科学技术出版社,2014.

19.宋俊智,卞彩玲,贺诗锋.新编五官科疾病诊疗学.长春：吉林科学技术出版社,2014.

20.苏金柱,石磊,庞秋华.五官科疾病诊疗手册.北京：第四军医大学出版社,2009.

21.徐亮,吴晓,魏文斌.同仁眼科手册（第2版）.北京：科学出版社,2018.